口腔正畸与颜面美容

朱云山 施洁珺 编 著

科学出版社
北京

内 容 简 介

本书主要探讨口腔正畸临床中颜面美容方面的问题，包括颜面部比例关系、口腔软硬组织间的协调，以及牙齿和牙周的微观美学。颜面美观的评价、正畸目标、临床治疗措施、预后评估等都离不开口腔功能性因素的影响，本书还着重探讨了口腔各组织形态结构与其固有功能之间的紧密关系。

本书适合口腔及口腔正畸医师、美容科医师及相关专业医学生阅读参考。

图书在版编目（CIP）数据

口腔正畸与颜面美容/朱云山，施洁珺编著.—北京：科学出版社，2019.6
ISBN 978-7-03-061643-2

Ⅰ.①口… Ⅱ.①朱… ②施… Ⅲ.①口腔正畸学 Ⅳ.① R783.5

中国版本图书馆 CIP 数据核字（2019）第 116499 号

责任编辑：盛　立 / 责任校对：杨　赛
责任印制：赵　博 / 封面设计：陈　敬

科　学　出　版　社 出版
北京东黄城根北街16号
邮政编码：100717
http://www.sciencep.com

涿州市般润文化传播有限公司印刷
科学出版社发行　各地新华书店经销

*

2019年6月第　一　版　开本：787×1092　1/16
2025年1月第二次印刷　印张：12 1/2
字数：256 000
定价：88.00 元
（如有印装质量问题，我社负责调换）

前　言

早在公元前1000年，人们就制作了口腔正畸矫治器，试图改变牙齿拥挤、排列不齐及前突等问题，但在现代口腔正畸学"殆"的概念提出以前，牙齿的咬合关系还不受关注，口腔正畸的主要目标是改善个体的颜面美观度。

随着"Angle理想正常殆"概念的提出，口腔正畸的目标产生了一些转变，人们更加关注牙齿的咬合关系，从理论上说，咬合关系是提供最佳咀嚼功能的基础。然而，更多的临床实践表明，这样的口腔正畸理念经常会带来无法忍受的颜面美观问题和复发问题。后来有学者发现，出现此类问题很大部分源于颜面部骨骼组织与牙齿和牙列的不协调，人们试图通过调控颜面骨骼组织的发育或改变牙齿的数量来调整它们之间的不协调状态。

当今的口腔正畸理念认为，人体颜面部的骨骼组织、牙齿和软组织共同构成了一个结构整体，这种结构赋予口腔行使相应的功能：咀嚼、呼吸、语音、吞咽及传达情感（表情）。整个功能和结构体系随着个体的生长和发育相互促进、相互影响，经过长期和渐进的过程，达到平衡状态。

结构与结构、结构与功能、功能与功能之间的协调成为口腔正畸的终极目标。而颜面美观是这种协调性的集中体现，于是，颜面部美观的塑造重新成为口腔正畸的首要目标，与以往不一样的是，颜面美观是建立在理想功能状态基础上的，其功能不仅包括牙齿的咀嚼功能，也包括口腔所有的固有功能。

这种口腔正畸理念，要求我们的医生了解更多相关的知识，提出更多探索性的问题：

颜面部这些结构特征是如何形成的？为什么会存在？

它们中某个部分的变化，如我们经常改变的牙齿排列位置，会怎样影响其他部分的结构变化？

是什么样的调控机制让它们能够互相适应、互为代偿？这种适应和代偿与口腔固有功能之间有什么关系？

类似的问题非常多，每一种回答可能都不是绝对的，但无论如何，我们需要为解答这样的问题不懈探索。

本书首先从颜面部组织结构的生长发育入手，总结颜面部特别是上下颌骨组织的发育规律，结合口腔功能性运动的发育规律，试图在它们之间找出内在联系的证据。这种结构与功能之间关系的探索，有助于更好地为临床治疗找到一些理论依据，在努力达成颜面美观效果的临床行为中，能够尽量选择合适的措施。

咀嚼功能的研究一直是口腔医学重点探索的内容，经过前人的探索，已经逐渐形成一个比较庞大的体系，建立了一门专业的学科——殆学。近年来，殆学逐渐成为口腔各个学科的基础，同样，也成为口腔正畸学领域必不可少的部分。笔者特意用较大的篇幅来描绘咀嚼功能，其基本目的同样是探索咀嚼功能性运动与颜面部结构形态之间的内在联系。在正畸治疗中，一个恰当、协调的咀嚼行为，在很大程度上有利于提升颜面美观度。

口腔正畸在三个层面上改善颜面美观度：①纠正颜面部整体比例关系不协调；②治疗软硬组织间不协调；③解决牙齿、牙周微观美学方面的问题。具体内容包括引导颜面部生长发育、用常规正畸手段改善颜面部外观、重塑微笑面容，以及牙体和牙周美容。本书的第三篇着重介绍了为改善颜面美观度采取的一些临床治疗措施。

作为一名临床医生，研究条件和手段都比较局限，水平也十分有限，其中难免有不足之处，真诚地希望广大读者能够不吝指正。

朱云山
2018年12月

目 录

绪论　口腔正畸的目标 ………………………………………………………………… 1

第一篇　颜面部结构与功能的形成

第一章　颜面部结构 ………………………………………………………………… 7
　第一节　面型 …………………………………………………………………………… 7
　第二节　颌面部组织形态特征 ………………………………………………………… 10
第二章　颌面骨骼与牙齿的生长发育特点 ………………………………………… 22
　第一节　研究颌骨生长发育的手段 …………………………………………………… 24
　第二节　上下颌骨的发育特点 ………………………………………………………… 30
　第三节　牙齿的萌出和发育 …………………………………………………………… 37
第三章　口面部功能性运动的发育特点 …………………………………………… 44
　第一节　吞咽功能的发育特点 ………………………………………………………… 44
　第二节　发音功能的发育特点 ………………………………………………………… 49
第四章　口面部功能性运动与颌面骨骼发育 ……………………………………… 54
　第一节　生长部位 ……………………………………………………………………… 54
　第二节　功能性因素对颌骨发育的影响 ……………………………………………… 58

第二篇　咀嚼功能

第五章　咀嚼器官的功能要求、结构形成、发育特点及组成 …………………… 65
　第一节　颞下颌关节 …………………………………………………………………… 68
　第二节　颌骨和咀嚼肌群 ……………………………………………………………… 78
　第三节　牙齿和牙列 …………………………………………………………………… 79
第六章　咀嚼功能的评价 …………………………………………………………… 83
　第一节　正中𬌗位 ……………………………………………………………………… 83
　第二节　不依赖于牙齿咬合的正中关系 ……………………………………………… 88
　第三节　下颌姿势位 …………………………………………………………………… 90
　第四节　纵𬌗曲线和横𬌗曲线 ………………………………………………………… 91
　第五节　垂直距离和中性区 …………………………………………………………… 93

第七章　咀嚼的调控和𬌗关系 · 97
- 第一节　牙齿感受器和咀嚼调控 · 97
- 第二节　临床实践中的咀嚼调控现象 · 100
- 第三节　颞下颌关节和𬌗关系 · 103
- 第四节　基于完善咀嚼效能的口腔正畸目标 · 110

第三篇　口腔正畸的美学考量

第八章　口腔正畸的目标和措施 · 115
- 第一节　口腔正畸的目标 · 115
- 第二节　引导颜面部生长发育的正畸措施 · 122
- 第三节　功能矫正 · 123
- 第四节　改变功能性习惯 · 136
- 第五节　早期干预治疗 · 144

第九章　常规正畸手段改善颜面部外观 · 156
- 第一节　上下前牙的突度和侧面面型 · 156
- 第二节　瘦脸 · 161
- 第三节　颏部塑形 · 171

第十章　微笑面容和微观美学 · 175
- 第一节　微笑面容 · 175
- 第二节　微观美学 · 182

绪论

口腔正畸的目标

很多年以来，口腔正畸医生理解的口腔正畸，是针对"错𬌗畸形"进行整复治疗。对"错𬌗畸形"描绘和分类，然后针对不同的错𬌗畸形进行治疗，以达到一个"完美"或"不那么完美"的结果，这是口腔正畸的意义所在。然而，所谓的错𬌗畸形是人类根据正常人标准定义的一种牙齿异常状态，这种异常状态有什么弊端？会给我们带来什么"伤害"？

如果抛开"错𬌗畸形"这个概念，我们又能怎样理解"口腔正畸"的意义？

在口腔正畸过程中，可以移动牙齿，改变牙齿排列结构关系，一定程度上改变颜面骨骼结构状态，甚至改变整个颜面部包括软组织的形态特征。这种结构形态的改变势必影响口腔固有的功能状态，咀嚼、吞咽、呼吸、语音、面部表情功能多多少少都会有所变化。

很多时候，口腔功能状态也影响着颜面部的形态结构。有些人甚至大胆地推测，正是这样的功能需要，才最终形成人类特有的颌面形态结构特征，也正是每个人不同、细微的功能行使特点，决定着每个人不一样的颜面部形态特征。

我们还不能了解人体很多内在的联系，但有一点认识却越来越清晰，颜面部所有的结构关系与功能是一个整体，它们互为影响，任何局部的改变都会作用于整个整体，这个整体通过相互适应、协调和代偿，最终达成一个新的平衡状态。正畸医生做的任何干预治疗措施，不能只着眼于局部，必须充分考虑到整体平衡。

要确定真正意义上的口腔正畸目标，需要更多地了解颜面部各形态结构之间的关系，以及形态结构与功能之间的关系。而口腔正畸目标无外乎三点：

（1）更加符合审美的颜面部形态结构特征。

（2）更加完善的功能状态。

（3）更加稳定的结构与功能统一协调状态。

一、符合审美的颜面部形态结构特征

目前为止，进行口腔正畸后带给人的最直观感受就是牙齿及整个面部的美观度得到了提升，这也是大部分正畸者选择正畸治疗最重要的目标和诉求。

1. 宏观美学——纠正颜面部总体比例失调

颜面部软硬组织，在高度、宽度、长度三个方向，具有一定的比例关系。这种比例关系不协调，会产生一些背离审美标准的异常状态，评价和改善这样的状况，一直是口腔正畸医生面临的很大挑战。

1）准确评价颜面部发育状况

颜面部各个组分之间的发育状况及它们之间的位置关系，可以理解为是由遗传和偶发因素形成的，与个体行使的口腔功能也密切相关。

利用完善的X线头影测量技术和临床检查，可以帮助矫正医生评估面部硬组织在长、高、宽三个维度的位置关系，包括颅骨和颅底、骨性上颌、骨性下颌、上牙列和牙槽突、下牙列和牙槽突，这些硬组织部分构造了颜面部的总体框架。

要了解口腔颜面部的整体发育状况，软组织评价也必不可少。同时，也需要对口腔固有的功能状态，如吞咽和呼吸功能、语音功能、咀嚼功能发育状态做一个比较完善的评估。

2）预测软硬组织生长发育的趋势

对于未发育完全的青少年来说，口腔正畸的任何措施都要考虑颜面部生长发育趋势。临床上，这种发育趋势经常把口腔正畸完成的牙殆平衡彻底打乱，最终导致正畸的失败。

有两种预测青少年生长发育趋势的方法。

第一种方法是依赖于人群大数据，如按照不同性别、种族、类别等进行归纳总结，从而为预判个体的生长发育趋势提供依据。例如，顺时针旋转伴有反殆的生长型个例，有开殆、复发的大概率趋势。

第二种方法是针对个体的数据进行综合分析，结合口腔咀嚼吞咽习惯、呼吸、语音特征等功能因素，以及遗传因素和个体生长型特征，预判其生长发育趋势。这要求我们理清各个数据间的内在联系，分析判断目前的颜面部特征是怎么形成的，有怎样的正畸预后。

3）生长发育高峰期前的干预治疗

在颜面部结构生长发育期间，通过采取各种干预措施，往往可以得到更加理想的颜面部各组成部分协调的比例关系。包括一些功能矫正、前方牵引、不良习惯矫正、语音训练、舌肌训练等。在生长发育高峰期以后，这样的干预措施效果会变得很差，或者没有效果。

4）常规正畸治疗

改变牙齿位置和牙列结构是口腔正畸的常规手段。

一般观点认为，发育高峰期结束以后，常规正畸移动牙齿、重排牙列对整体面貌和结构影响有限，有些常规正畸以后，整体面型、颜面部比例关系产生一定程度的改变，被认为是牙齿补偿的结果，是一种掩饰性治疗。

但很多时候，通过常规正畸治疗，结合一些功能性训练，对生长型还是会有一定程度的控制，一些局部面型结构会得到比较好的改善。这些颜面部形态结构的改变，已经远远超过了掩饰性治疗的范畴。

5）决定是否需要结合手术治疗

上下颌骨严重比例失调的个体，无论用怎样的手段，还是不能达成一个相对协调的颜面部比例结构，应该求助于除了正畸以外的其余手段，如局部整形手术、微整形、正颌手术等。是否需要额外的治疗手段，是一个比较艰难的选择，不同的整体设计方案，正畸治疗的目标往往有大的区别。

2. 直观美学——治疗软硬组织间不协调

颜面部美观度的下降有可能是整体颜面部比例不协调的结果，在很多情况下，一些牙齿排列状态和咬合因素，也在很大程度上影响颜面美观度。

牙齿排列结构和咬合状态，与嘴唇、面颊部软组织之间所处的状态，会影响一些微笑时的动态指标，如微笑弧、微笑的横向宽度、颊间隙宽度、微笑的对称性等。软硬组织间的协调性，与口腔功能，如咀嚼、语音、呼吸及表情肌的功能息息相关。

3. 微观美学——解决牙齿和牙周微观美学方面的问题

一些牙齿和牙龈的细微结构，同样会在很大程度上影响美观度。例如，牙齿的形态、牙齿的色泽、牙龈龈缘外观、牙齿之间的"黑三角"等。

二、完善的功能状态

1. 提高咀嚼效能

良好的咀嚼效能是指应用最少的力量、最短的时间来达到嚼碎食物的目的，并且提供最佳的咀嚼感受。我们期望这样的咀嚼效能能够帮助我们降低牙齿的磨耗，提高牙齿的寿命，也希望降低牙齿出现龋齿、牙周病等疾病的概率。我们甚至期望咀嚼效能的提高可以增强整个消化系统的能力，提升人的健康度。

为达到良好的咀嚼效能，我们需要建立一个牙齿咬合功能的完善评价体系。

2. 治疗和预防咬合病

𬌗关系的异常和紊乱会导致一些症状，近年来，越来越多的医生认识到，牙齿的很多疾病，包括常见的牙周疾病，都与𬌗关系的紊乱密切相关，以前我们把这样的情况简单地理解为"𬌗创伤"，现在很多人把这种疾病统称为"咬合病"。咬合病是指：

（1）最常见的破坏性牙科疾病，如磨耗、腐蚀、崩裂。

（2）是导致牙齿缺失的重要因素之一。

（3）会引起咀嚼不适，以及颞下颌关节紊乱综合征。

（4）引起牙齿酸痛、敏感的首要原因。

（5）引起牙髓病的一个重要原因。

（6）是最难诊断，但后果很严重的牙科疾病。

咬合病与牙齿的相对排列位置息息相关，本质上是一种牙齿位置结构和功能之间的不协调。要做到预防和治疗"咬合病"，需要我们对咬合关系进行整体考量和评价，包括颞下颌关节、颌骨和牙槽骨结构关系、上下牙列的排列和关系、咀嚼肌，所有这些结构需要结合口腔的功能状态进行综合评价和分析。

3. 适应及良好地行使语音、吞咽、呼吸等功能

现代很多学者认为，在牙齿、骨骼、肌肉的相互影响和较量中，肌肉的力量会永远占据"上风"，起主导作用。

所谓肌肉的力量，是建立在一些口腔固有功能基础上的。我们所有对牙齿和硬组织的结构改变，需要让这些功能状态产生适应性变化，如舌的位置、咀嚼习惯、口呼吸的习惯等，如果这些功能状态没有得到相应的改变，口腔正畸治疗中所做的很多努力有可能付之东流，即使持续戴用保持器，也改变不了复发的趋势。

三、结构与功能的协调——稳定性

现代正畸学的奠基人Angle医生认为,上下牙齿完整无缺,排列成理想的Ⅰ类𬌗关系能达到最佳的咀嚼效能,这种良好的咀嚼效能应该也能达成最佳的审美外观。所以,他将正畸目标严格地界定为:理想Ⅰ类。

即使具有一副理想Ⅰ类𬌗关系、完整无缺的牙齿,很多时候颌骨与牙槽骨并不一定相协调,常会导致正畸后的复发。有些时候也不能获得良好的颜面外观,Begg医师认为,这是因为人类颌骨与牙槽骨进化的结果,而这种进化可能源于饮食结构的变化。

一位伴有口呼吸习惯的患者,如果不纠正口呼吸习惯,很难取得美观的面型和排列完美的牙齿。口腔正畸以后,通常也控制不了复发的趋势。

颜面部组织结构之间,以及结构与功能之间,如果不能通过一定代偿和协调机制,达成一种新的平衡状态,正畸结果将会变得很不稳定。口腔正畸医生如果忽视这种结构与结构之间、结构与功能之间的协调代偿机制,临床上将会遇到很多令人沮丧的结果。而相反,如果正畸治疗让结构与功能得到很好的协调,经常会取得令人意想不到的效果,让人显得年轻、自信,笑起来的时候更加迷人。

> 结构与结构、结构与功能、功能与功能之间的协调成为口腔正畸的终极目标。那么,怎样才能帮助我们更好地达成这个目标?
>
> 整个功能和结构体系随着个体的生长与发育,相互促进,相互影响,经过长期和渐进的过程,才最终形成平衡状态。探索口腔颌面部结构功能联合体的生长、发育,了解它们是怎样一步步形成的,可以让我们更多地了解它们之间是怎样紧密地联系在一起的。

第一篇

颜面部结构与功能的形成

第一章

第一章

颜面部结构

第一节 面 型

上下颌骨、颧骨、鼻骨,以及附着在其上的牙齿、肌肉、黏膜和皮肤,口腔内部的舌头,口腔其他组织器官共同组成人类的颌面部结构,形成独特的面型特征。每个人的颌面部结构特征都会有些不同。

将颌面部与颅部、眶部等结构整合起来,组成整个颜面部结构。颌面部结构的探索是本书的重点,更多的时候,我们需要把它放在整体颜面的框架下来观察,局部结构需要与整体结构相协调。

一、正面面型

人的面型各种各样,不同的研究者采用不同的分类方法将整个颜面部结构正面的形态分成不同的类型。

1. 按照不同图形形态特征分类(玻契分类)

将面型按不同的图形形态特征分类,可分为10种,分别为椭圆形、卵圆形、倒卵圆形、圆形、方形、长方形、菱形、梯形、倒梯形、五角形(图1-1)。

2. 按照不同中文字形态分类

将面型按不同的中文字形态分类,可分成8种,分别为田字形、由字形、国字形、用字形、目字形、甲字形、风字形、申字形(图1-2)。

3. 按照面高与面宽不同的比例关系分型

左右颧点之间的距离为面宽,鼻根至颏下点的距离代表面高,面高与面宽的比例为形态指数(形态指数=面高÷面宽×100)(图1-3)。

按不同的形态指数,将面型分为5种,超阔面型(形态指数≤78.9)、阔面型(形态指数79～83.9)、中面型(形态指数84～87.9)、狭面型(形态指数88～92.9)、超狭面型(形态指数≥93)。

将人体的面部结构进行细分,颅顶部、额部和颞部组成面上1/3,即颅面部;上颌骨和颧骨、鼻骨组成面中1/3,下颌、上下牙槽骨和牙齿组成面下1/3。通常将面中1/3和面下1/3称为颌面部(图1-4)。

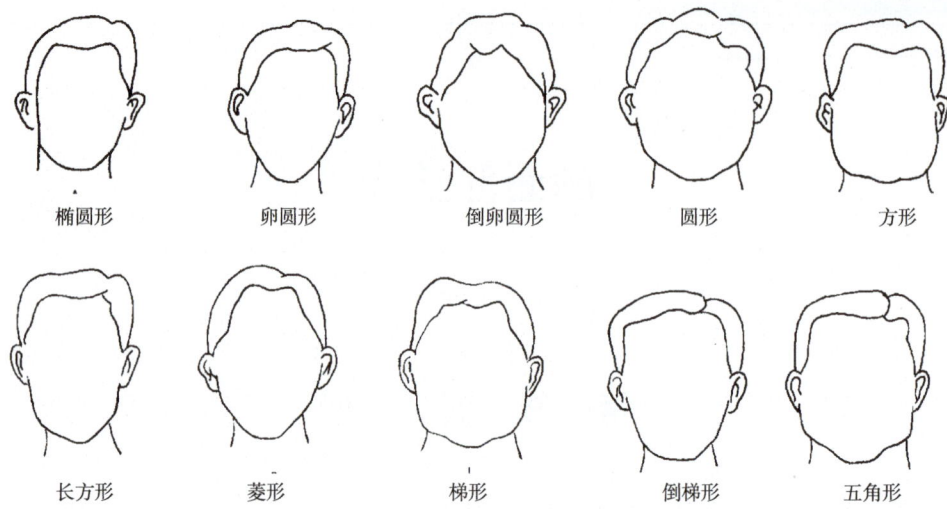

图1-1 按不同图形形态特征分类

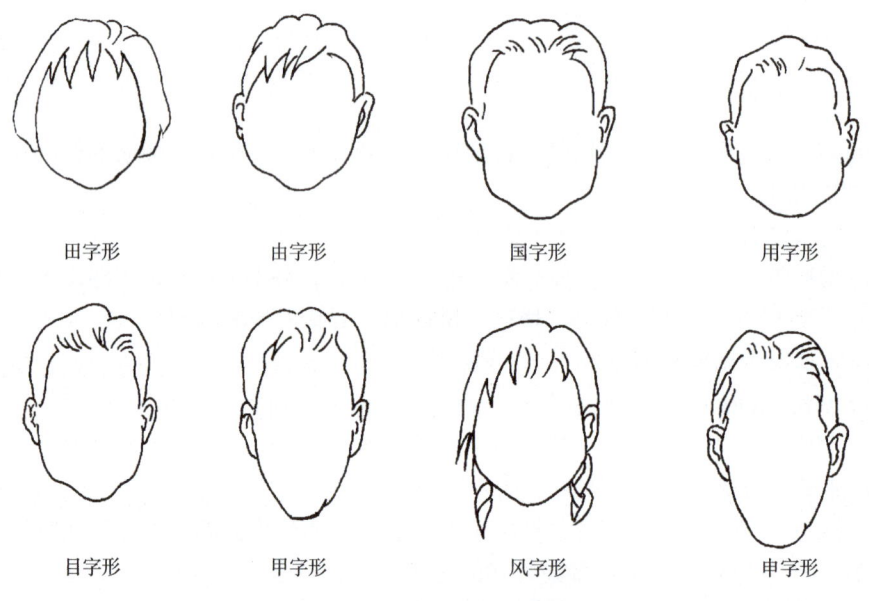

图1-2 按不同中文字形态分类

第一章 颜面部结构

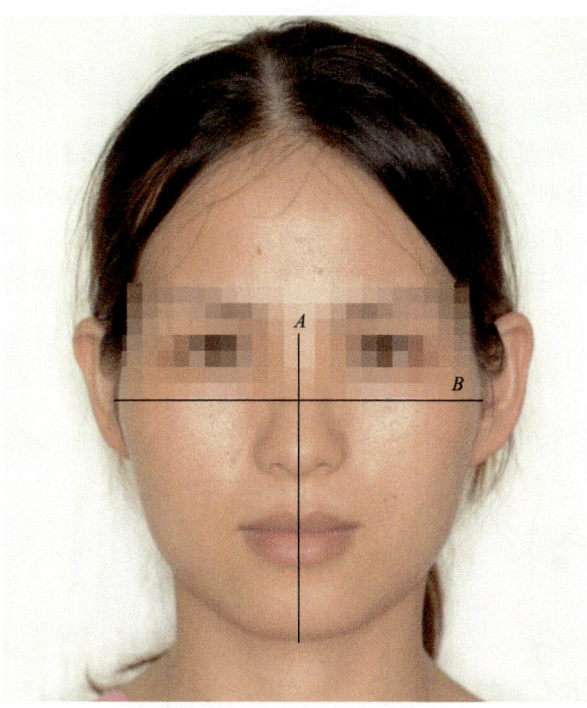

形态指数=$A÷B×100$（面高÷面宽×100）
超阔面型（形态指数≤78.9）
阔面型（形态指数79～83.9）
中面型（形态指数84～87.9）
狭面型（形态指数88～92.9）
超狭面型（形态指数≥93）

图1-3 形态指数

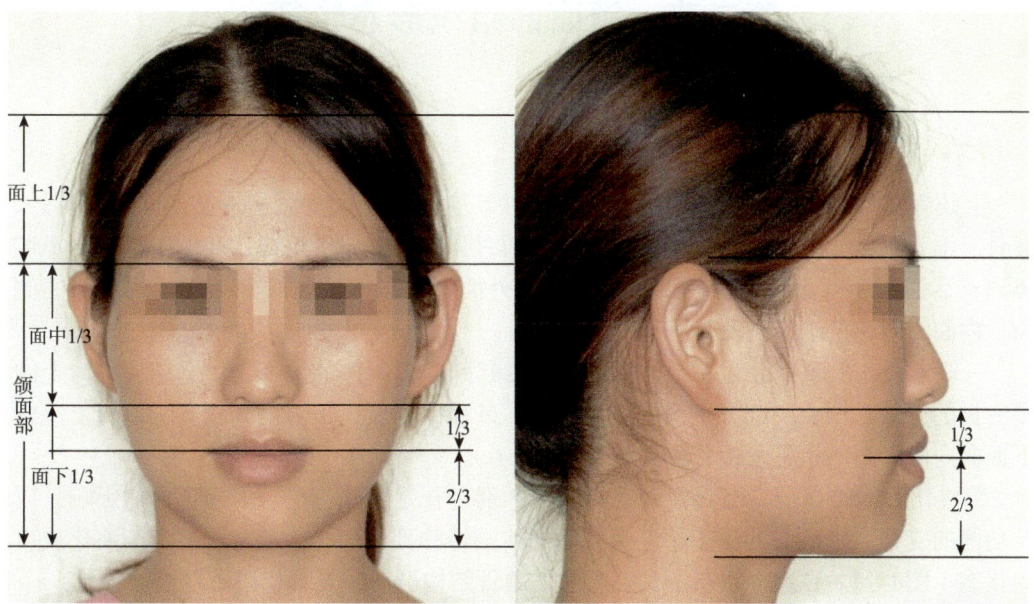

图1-4 颜面部垂直方向的三等分：面上、面中、面下，一般将面中1/3和面下1/3称为颌面部；面上1/3称为颅面部

二、侧面面型

通常将颌面部的侧面轮廓分成3种类型。

从侧面轮廓看，分别从鼻根到上唇基部、上唇基部到颏部画出两条线，如果呈一条直线，称之为"直面型"，预示着上下颌骨发育比较协调；如果两条线成角过大，呈向前的凸角，称之为"凸面型"，预示着上颌的发育相对过度或下颌相对发育不足；如果两条线成角过小，呈向前的凹角，称之为"凹面型"，预示着上颌的发育相对不足或者下颌相对发育过度（图1-5）。

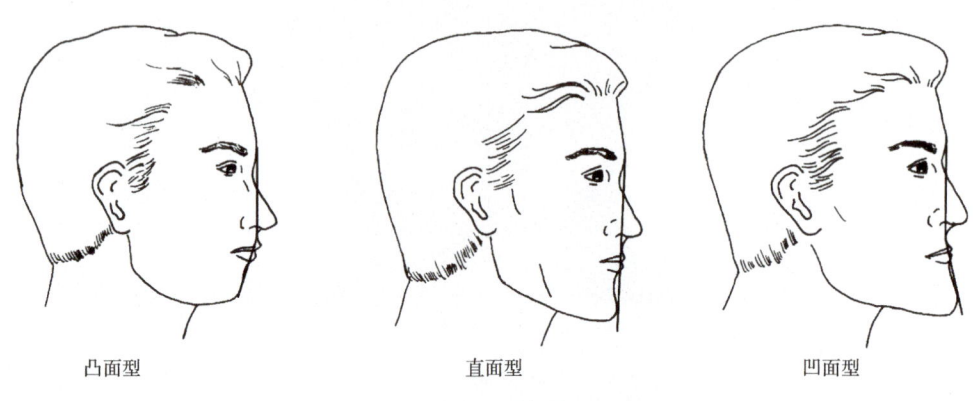

凸面型　　　　　　　　直面型　　　　　　　　凹面型

图1-5　凸面型、直面型和凹面型

第二节　颌面部组织形态特征

一、上颌骨的形态功能特征

上颌骨是颜面中部最大的骨，左右各一块。它上面与颅骨紧密连结，同时与蝶骨、额骨、泪骨和筛骨共同构成眶部结构；下面通过牙槽突和腭突组成口腔的上部，与鼻腔隔离；后面为腭咽部；前面是面部的正面；外面伸出颧突，与颧骨一起构成面部的侧面；内面与对侧的上颌骨及鼻骨一起构成鼻腔。

一般来说，上颌骨分为一个体部和四个突起部。上颌体的内部为中空结构，为上颌窦占据的空间。四个突起分别为上方的额突，外面的颧突，下方的牙槽突，以及上颌骨下面向内侧移行的水平骨板，称为腭突（图1-6）。

猿进化为人类以后，与其他动物的典型区别是开始直立行走。由于重力的影响，以及功能的变化，上颌骨的形态逐渐从颜面的前端转移到下面，由前突状态渐渐演化成直立状态（图1-7）。在这个状态下，人类的上颌骨结构形态主要承担以下功能：

1. 大脑与咀嚼器官的缓冲地带

因为大脑大部分结构位于咀嚼器官的上部，强烈的咀嚼行为和咀嚼力产生的冲击，

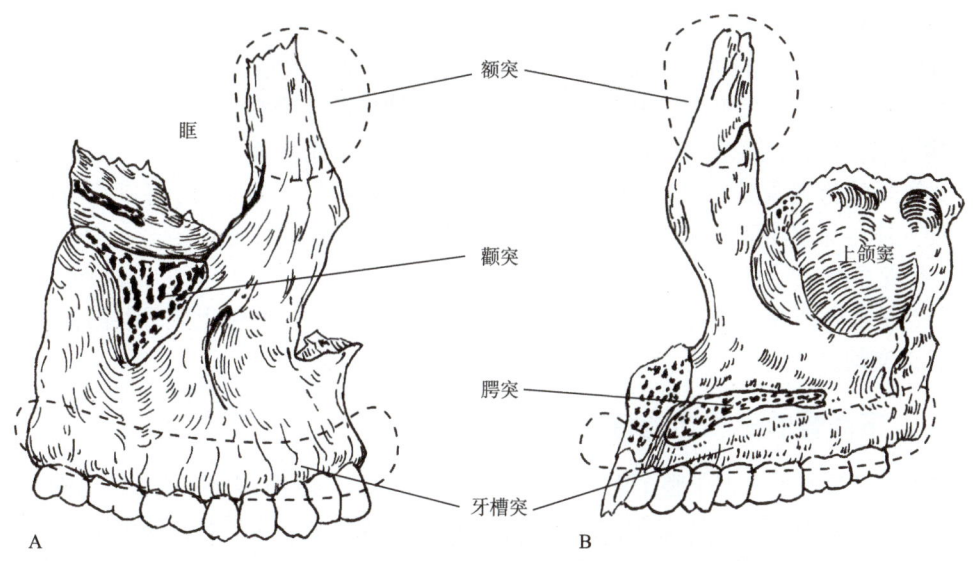

图1-6 上颌骨解剖
A.上颌骨外面观；B.上颌骨内面观

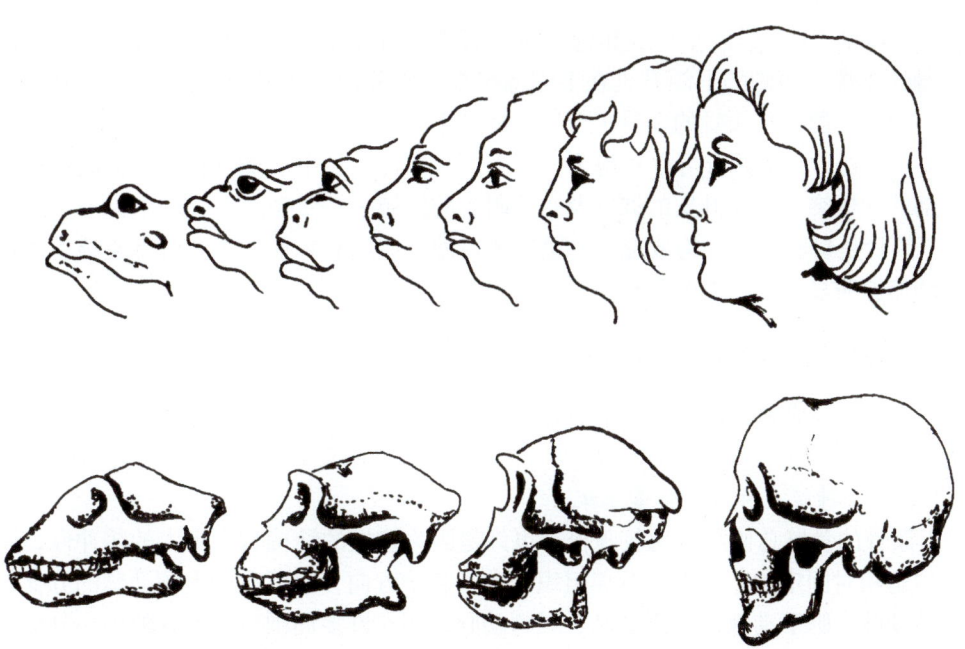

图1-7 上颌骨形态位置的进化：颌面部结构逐渐从颜面的前端位置转移到下面位置

需要有个比较好的缓冲，才不至于对脑内神经组织产生损害，上颌骨中空、框架性结构很好地起到这个缓冲作用。

2.组成眶部，是视觉功能体系的一部分

上颌骨的上缘与其他一些骨骼共同围成眶部结构，眶部结构和眼睛是完成人类的视觉观察的重要器官。上颌骨的缓冲特性同样能很好地保护视觉系统不受到强烈的冲击。

3. 口腔组织的一部分

口腔是人类主要的进食器官，其独特的结构可以完成咀嚼、吞咽、吸吮等功能行为；口腔也是重要的发音器官和呼吸器官。上颌骨伸出的牙槽突、腭突与口腔内其余组织结构协同作用，直接成为咀嚼器官和发音器官的重要组成部分。

上颌骨的腭突及其后缘作为腭咽闭合的骨性附着区域，可以同时将口腔与鼻腔隔开，使人体口鼻腔功能区域得到有效的划分，从而完成各自的任务。

4. 构成鼻腔

鼻腔是重要的呼吸器官，也是人体嗅觉体系的附着器官。两侧上颌骨共同构成大部分的鼻部空间。

二、下颌骨的形态功能特征

整块下颌骨几乎占据了整个面下1/3的大部分空间，是颜面部唯一能够活动的大骨。

下颌骨可分为体部和升支部，体部的结构走向大致水平，从后到前略偏下，其中有一条管道，内有下牙槽神经、血管，从升支内侧穿入、下颌体前缘部位的外侧（颏孔）穿出，称为下颌管。升支结构走向大致垂直，从上到下。下颌体和升支之间形成一定的角度，其结合部为下颌角，大部分的咀嚼肌附着在该处（图1-8）。

下颌体呈"U"形，左右拱起构成面下部侧面的骨性支撑，前面顶端构成面下部前端的骨性支撑。两侧的下颌升支在上端像树杈一样分开，构成两个突起，前面为喙突，后面为髁突，髁突与颅骨的颞骨关节窝构成颞下颌关节。

按功能划分，下颌骨可以理解为一个下颌骨本体、三个功能性突起，突起包括下颌体上部的牙槽突、下颌升支的髁突及咀嚼附着的区域——肌突。

下颌骨是口腔的重要构成部分，是完成口腔一些固有功能的主要骨性支撑。其构成结构和形态明显受到功能的影响。

三、颌面部软组织的结构特征

上下颌骨构成颌面部大致框架后，需要很多软组织参与其中，才能完成所有的功能行为。

1. 血管、神经、淋巴等脉管系统

上颌骨的骨骼总体结构比较疏松，也许是因为疏松的结构具有更大的缓冲性，同时其位置是相对固定的。其血管营养组织来自于各个方向，主要包括上颌动脉的分支：上牙槽后动脉、眶下动脉、腭降动脉、蝶腭动脉，还有许多周围组织流入的细小分支，它们在颌骨内部吻合、交错，组成强大的血管网络，代偿性极强。

下颌骨的骨骼较上颌骨更加致密一些，也许是活动范围比较大、肌肉附着比较多的缘故。其血流供应主要来自下牙槽管内的下牙槽动脉，也发自上颌动脉（图1-9）。

颌面部的神经支配都来源于脑桥发出的脑神经（图1-10），神经支配十分丰富，脑神经与脊神经有相似之处，也有一些固有特点，其传导的神经纤维要完成一些特殊的使命，如味觉、嗅觉、视觉、听觉，咀嚼肌、咽喉肌也是由一种特殊的内脏传出纤维支配。支配上颌部位的神经主要来自三叉神经的上颌神经、下颌神经的一部分及面神经。支配下颌及颌下部位的神经主要源自三叉神经的下颌神经、面神经、舌下神经、舌咽神经。

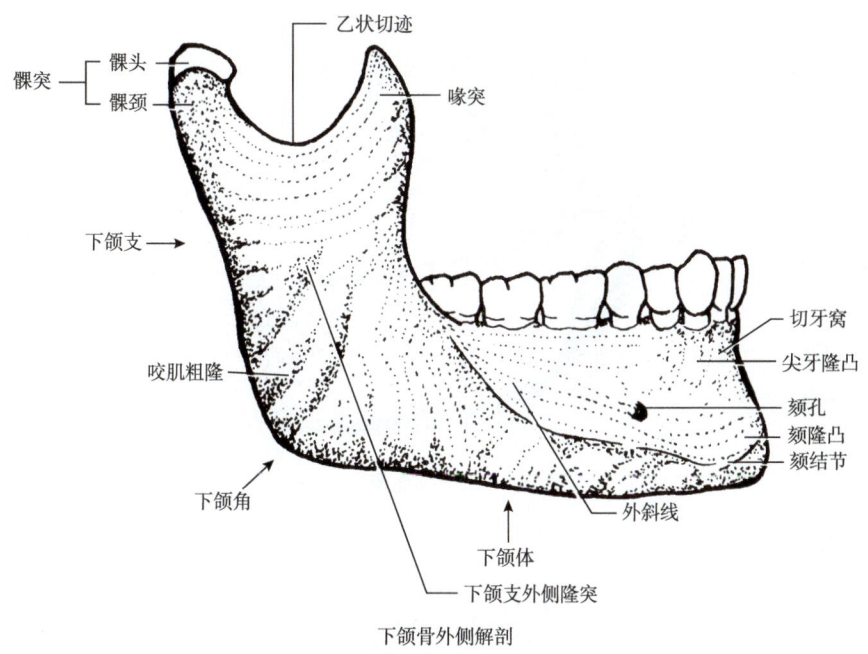

下颌骨外侧解剖

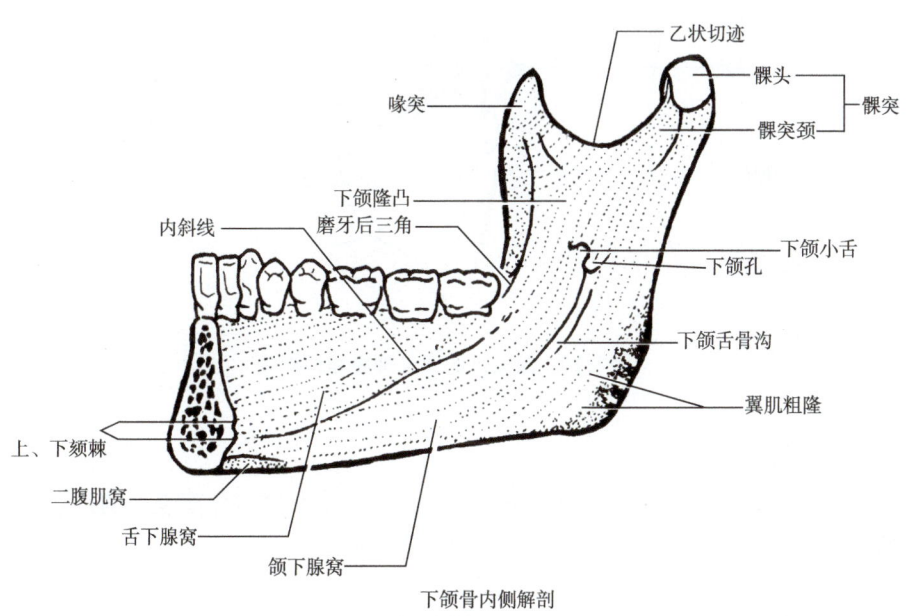

下颌骨内侧解剖

图1-8　下颌骨解剖

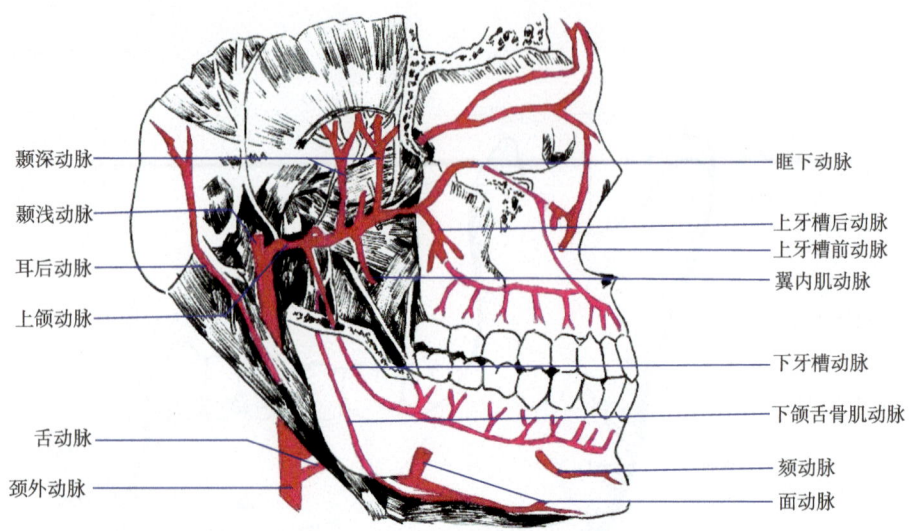

图 1-9　颌面部血管（动脉）

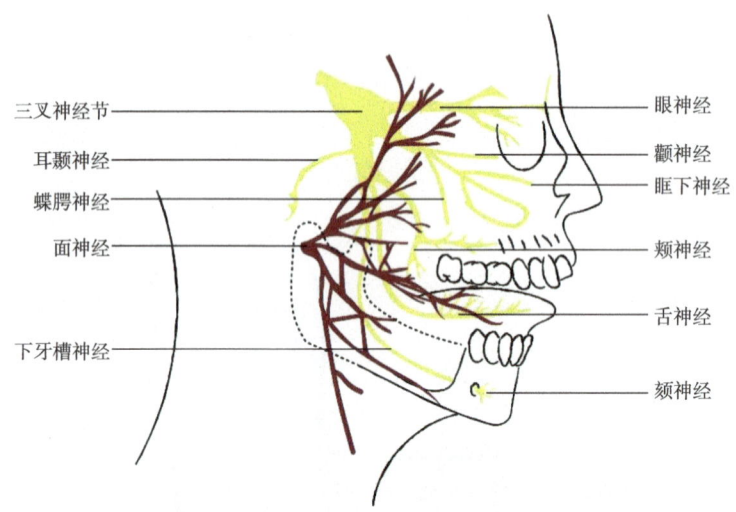

图 1-10　颌面部的三叉神经和面神经

2. 肌肉组织

颌面部的肌肉主要分为表情肌、咀嚼肌、舌骨上下肌群，颈部表面的颈阔肌和胸锁乳突肌，颈深部的一些肌肉也参与组成颌面部肌肉群。

1）面部表情肌

面部表情肌又称面肌，位置表浅，一般来说，一端始于颅骨和其他骨骼，或者坚韧的筋膜；另一端止于面部皮肤和黏膜，主要功能是体现面部的表情，表达情绪，全部由面神经支配。除了眼部和额面部分的表情肌，还有颌面部表情肌，一般将其分为三个组分：上面部分的颧肌、提上唇肌、笑肌；下面部分的降口角肌、降下唇肌等；中间部分的颊肌和口轮匝肌(图 1-11)。

第一章　颜面部结构

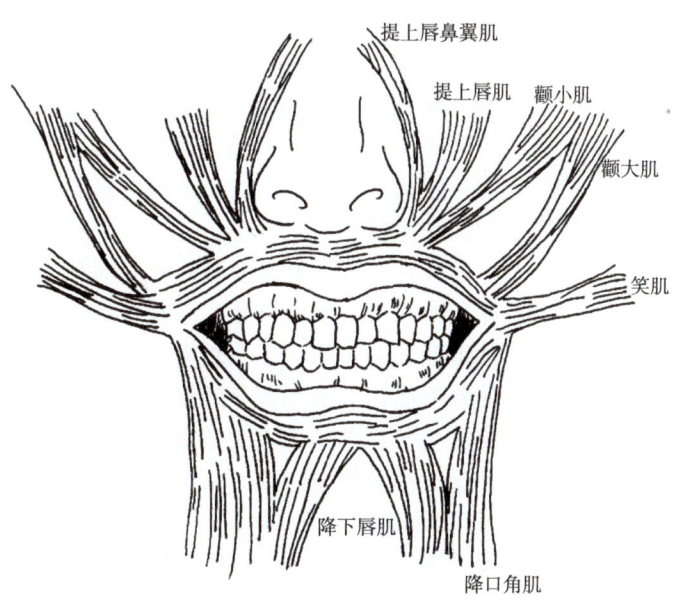
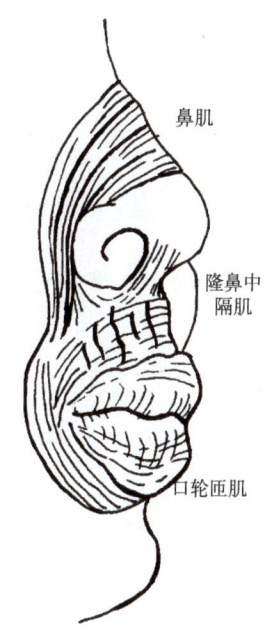

图 1-11　颌面部表情肌

2）咀嚼肌

咀嚼肌是行使咀嚼功能的主要肌肉，很大部分止于下颌骨的下颌角部位。

（1）咬肌起于颧弓下缘和内侧，止于下颌角外侧，其走向为垂直，偏向前成一定角度。其主要功能是拉下颌骨向前向上，让上下颌牙槽突上的牙齿接触。咬肌可以分成很多层肌束，走向也有一些区别（图1-12）。

（2）颞肌起于颞窝，止于喙突，保持下颌姿势位，参与咬合，上下颌咬合时能感觉出颞部肌肉的活动。颞窝是个广泛的区域，所以颞肌的走向可以有很大的区别，不同位置肌肉的收缩可以产生不同方向的力量，有利于下颌多个方向的自由运动调节（图1-13）。

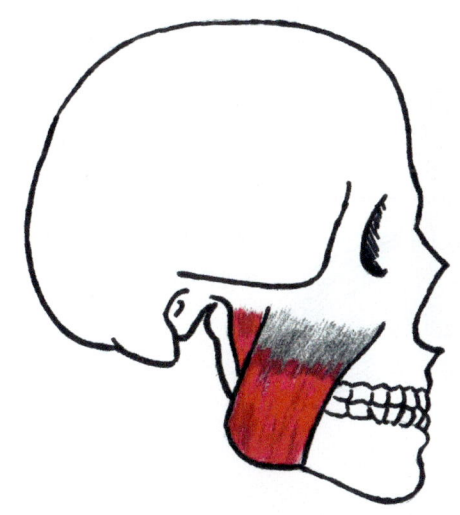
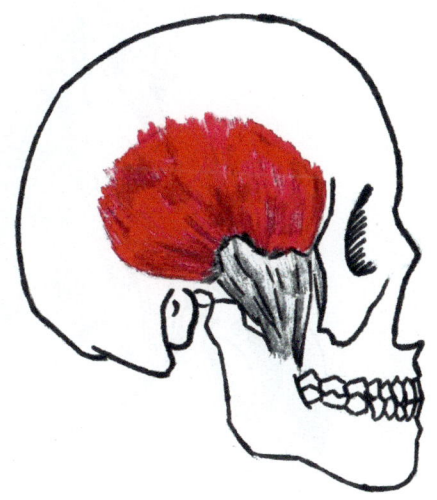

图 1-12　咬肌　　　　　　　　　图 1-13　颞肌

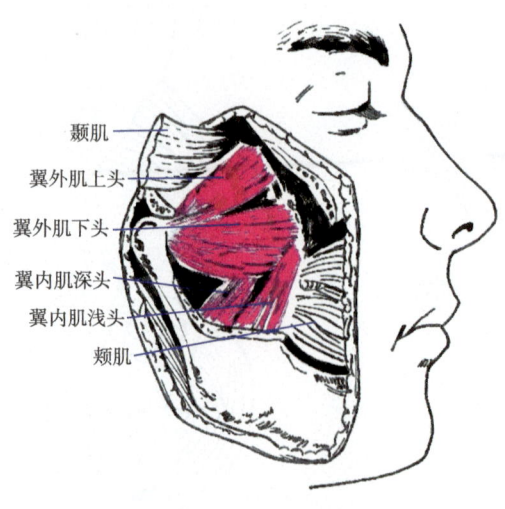

图1-14 翼外肌和翼内肌

（3）翼内肌深头起自翼外板的内面和腭骨椎突，浅头起自上颌结节和腭骨椎突，深浅两层翼内肌环抱翼外肌的下头，共同止于下颌角的内侧。翼内肌具有内外侧一定角度的走向，对于下颌左右侧和侧向运动比较有利。

（4）翼外肌为翼内肌的上面部分，走向相对水平。上头略小，起自蝶骨大翼的颞下面和颞下嵴；下头较大，起自翼外板的外侧面，上头小部分纤维止于颞下颌关节的关节囊前内面及关节盘的前缘，上头其余大部分纤维连同下头的纤维止于髁突颈部和颧弓（图1-14）。翼外肌被认为是关节活动的主要力量来源，止点位于关节盘、关节囊和髁突颈部，可以牵拉髁突和关节盘向前移位。在对颞下颌关节进行功能研究时，翼外肌的肌力活动是重点关注的对象，翼外肌的功能不协调被认为是关节疾病的重要表征，也是关节疾病的重要诱导因素[1]。

3）舌骨上下肌群

舌骨位于下颌骨的下后方，是一块相对独立的骨骼组织，依靠茎突舌骨韧带连接于颞骨的茎突，具有一定的活动度。整块骨头相当于一个中继站，将舌骨上面的肌群和下面的肌群分成两半，舌骨上面的肌群很大程度上托起了整个口腔的内容组织（图1-15）。

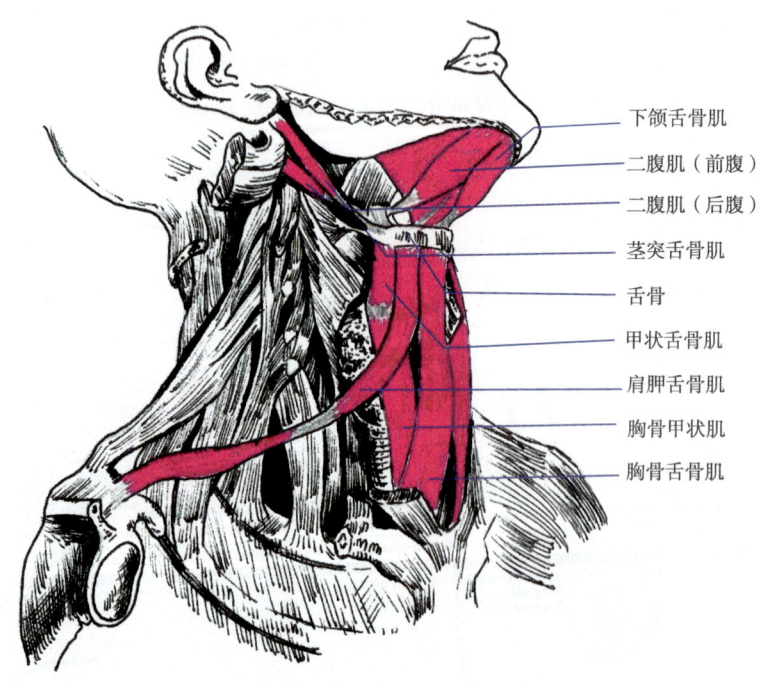

图1-15 舌骨上下肌群

舌骨上肌群位于舌骨与下颌骨及颅底之间，主要有下颌舌骨肌、颏舌骨肌、茎突舌骨肌，还有一条肌肉起自下颌骨，用中间肌腱的形式附着于舌骨，然后止于颞骨乳突，舌骨与下颌之间、舌骨与颞骨乳突之间各有一条肌腹，分别称为前腹和后腹，总称为二腹肌。舌骨上肌群具有拉下颌向下的功能，是降颌肌群的重要组成部分，这些肌肉同样有拉舌骨向上的功能，上提口底和舌。

舌骨下肌群有肩胛舌骨肌、胸骨舌骨肌、甲状舌骨肌、胸骨甲状肌。这些肌肉有固定舌骨或下降舌骨的功能，可调控舌与口底的上下位置，与其他组织合作，完成语音、吞咽、呼吸、咀嚼等功能。

3. 舌

舌是口腔内重要的器官，几乎所有口腔内固有功能都离不开舌的作用。舌的运动极其复杂，也极其灵活，这得益于其丰富的肌肉组织。舌的肌肉分为舌内肌和舌外肌，舌内肌起止点都位于舌体内部，呈纵向、横向、垂直向、水平向旋转性分布，其收缩和舒张使舌体呈现不同的形状。止于舌的舌外肌有颏舌肌、茎突舌肌、舌骨舌肌和腭舌肌，分别起始于下颌颏部内侧、颞骨茎突、舌骨和腭腱膜，这些舌外肌控制舌的整体位置（图1-16）。

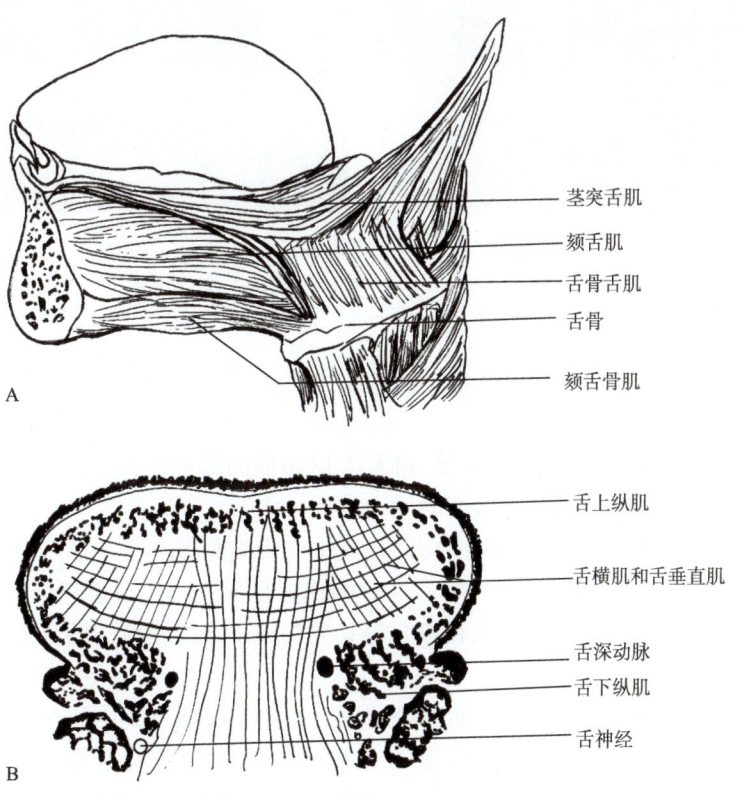

图1-16　舌外肌（A）、舌内肌（B）

在研究舌的进化过程中发现，脊椎动物舌的运动很大程度上取决于舌骨体的运动，哺乳动物舌的结构和功能运动同样与舌骨有很大的关系[2]。Linvingston（1956）认为[3]，人类舌的运动大部分取决于舌骨的运动；舌的位置和形态的变化大部分受舌外肌的影响；舌的活动程度取决于舌内肌。我们怀疑其内部有些肌肉组织具有其他普通骨骼肌不一样的性状，如伸舌运动，很多人解释为横向肌肉收缩，导致舌体变长，在颏舌肌等舌外肌的辅助下，使舌头伸出口外，这样的解释其实有些牵强，从解剖结构看，似乎不大现实，是否有可能舌内肌纵向肌肉的拉长，就像普通骨骼肌的收缩本身就是一种主动运动呢？这种怀疑有待于一些更加基础的研究证实。

舌下部位的舌系带控制舌体运动过度，舌系带附丽过短，常常导致舌体特别是舌尖运动受限，从而产生一些语音、咀嚼功能问题，也间接影响颌面部尤其是下颌骨整体结构的适应性变化，不能忽视（图1-17）。

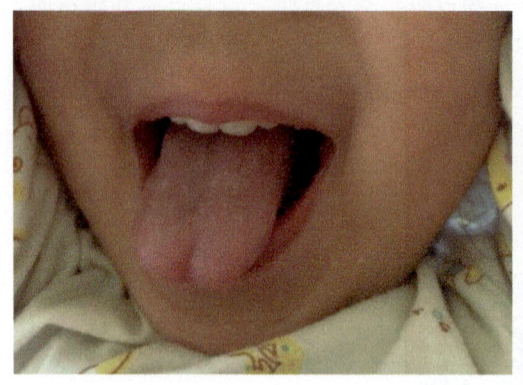 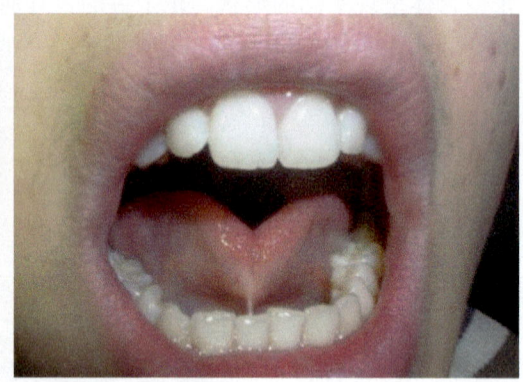

图1-17 舌系带过短

舌尖部位呈"M"形，常导致舌体特别是舌尖运动受限

舌表面黏膜有味蕾和味觉感受器，是进食体系不可缺少的一环。

4.唇颊

控制上下唇运动的肌肉是口轮匝肌和多达13块的面部表情肌，这样的肌肉复合体结构相当复杂，使上下唇极其丰富多变的运动成为可能。

口轮匝肌的肌纤维从两侧移向中央，在人中沟中线附近交叉，插入人中沟的外侧皮肤，而在人中沟下方只有少量肌纤维，这种结构是形成人中沟形态特征的主要原因[2]。口轮匝肌周围的表情肌如上唇提肌和鼻肌等共同构成了人类独特的唇部形态特征：人中沟、人中嵴、唇红缘Cupid弓。

颊肌被认为是内脏肌肉，也是面部表情肌，起始于咬肌、翼内肌的深层，止于表浅的口轮匝肌，两侧颊肌通过口轮匝肌形成一个闭环。颊肌的三束纤维分别称为上带、中带和下带[4]，上带起自上颌第一磨牙上方牙槽突，延伸至上颌骨与腭骨之间的联合区，向下通过一短的韧带连结到翼突的尖端；中带起于翼突下颌缝；下带起自下颌第一磨牙牙槽突下方、下颌骨内斜线及下颌骨外斜线。颊肌三束纤维进入口轮匝肌，上带和下带纤维从一侧连续到另外一侧，中间没有交叉，中间纤维交叉进入口轮匝肌（图1-18）。

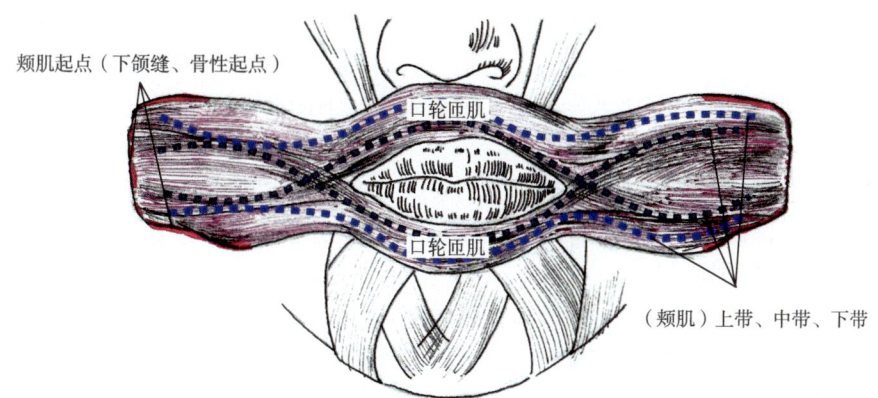

图 1-18 颊肌纤维和口轮匝肌

在外型上,鼻唇沟是唇颊之间很好的分界线,这条沟的形状、特征一定程度上可以侧面反映一个人的性格特征,向下、向内表示内向,不喜笑,向上、向外说明性格开朗,从某种意义上说,可以理解为面部表情作用的集中体现[2]。其内在原理和解剖形成机制很值得研究,Mits 和 Peyronie 认为鼻唇沟是一条皮下浅筋膜终止线[5]。也有人认为鼻唇沟的形成是因为唇颊部皮下脂肪及其他组织结构不同,因为新生儿皮下脂肪层普遍较厚,所以鼻唇沟显得不明显[6]。

5. 面部皮肤皱纹线和 Langer 皮肤裂线

面部皱纹的产生有两种原因,重力性原因和动力性原因。

1)重力性皱纹线

随着年龄增长,皮下脂肪逐渐减少、肌肉松弛、骨萎缩、皮肤弹性减弱,导致皮肤松弛下垂。在上睑部形成肿眼泡;在下睑部,眶隔萎缩,眶内脂肪溢出,使皮肤臃肿下垂,形成眼袋(图 1-19)。

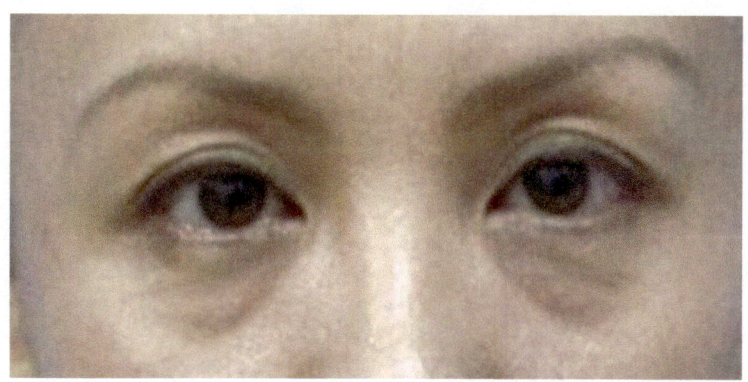

图 1-19 重力性皱纹线、肿眼泡和眼袋

2)动力性皱纹线

正常情况下,面部表情肌收缩时,牵动皮肤也相应收缩,皮肤会形成与肌纤维长轴垂直的一条皱纹,表情肌放松以后,皮肤靠弹性回复到原来的样子。随着年龄的增长,

皮肤不能恢复原状，形成一条条不消失的皮肤皱纹线，颜面部主要的皱纹线见图1-20。

额纹（抬头纹）：在前额发迹与眉之间，横向排列，为额肌作用的结果。

眉间纹：两眉之间，呈"八"字形，上面垂直，下面向两侧分开，为眉间肌作用的结果。

鼻根纹：横向，为纵行降眉肌作用的结果。

眼睑纹：上眼睑中部垂直，内外侧分别向内外上方辐射，下眼睑垂直，微向外下，为眼轮匝肌作用的结果。

鱼尾纹：位于眼外眦部位，呈放射状鱼尾形，为眼轮匝肌作用的结果。

鼻唇沟纹：构成鼻唇沟外侧缘，为唇上方表情肌共同作用的结果。

颊纹：鼻唇沟纹外侧部位，略与之平齐，为颊肌作用的结果。

唇纹：唇中部垂直，上下两侧分别向外上、外下斜行，到口角附近呈放射状，为口轮匝肌作用的结果。

3) Langer皮肤裂线（朗氏线）

此线应该是皮肤组织真皮内胶原和弹性纤维的排列方向，为终身固定的线，与皮肤老化、骨和肌肉、年龄都无关，甚至在尸体上仍存在（此线正是在解剖尸体时发现的）。皮肤创伤裂口与此线平齐时，瘢痕会减轻；如与此线垂直，瘢痕会加重。在整形手术时需要充分考虑这些线（图1-21）。

Langer皮肤裂线与皱纹线基本吻合，只是在眉间皮肤皱纹线垂直，Langer皮肤裂线水平；外眦部皮肤皱纹线呈放射状，Langer皮肤裂线为斜行。

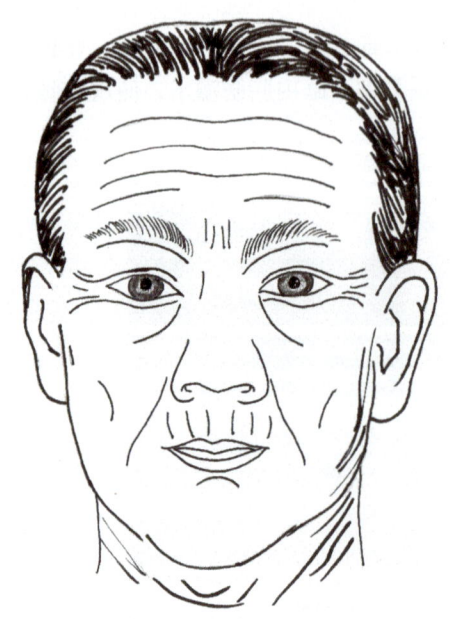

图1-20 动力性皱纹线

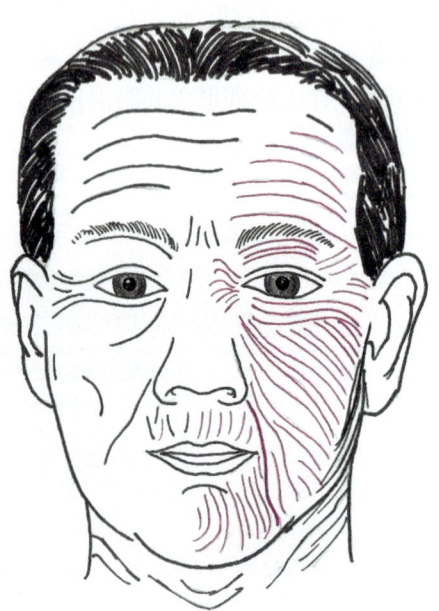

图1-21 Langer皮肤裂线（朗氏线）

参 考 文 献

[1] 皮昕. 口腔解剖生理学. 第7版. 北京：人民卫生出版社，2007.
[2] 王兴，张志愿. 口腔颌面外科临床解剖学. 济南：山东科学技术出版社，2013.
[3] Livingston RM. Some observations on the natural history of the tongue. Ann R Coll Surg Enql，1956，19(3)：185-200.
[4] Peter ED. 功能殆学. 张豪，陈俊译. 沈阳：辽宁科学技术出版社，2015.
[5] Mitz V，Peyronie M. The superficial musculo-aponeurotic system (SMAS) in the parotid and cheek area. Plastic and reconstructive surgery，1976，58(1)：80-88.
[6] Bubin B，Jackson IT，Halim A，et al. The anotomy of the nasolabial fold：The keystone of the smiling mechanism. Plastic and Reconstructive surgery，1989，83(1)：1.

第二章

颌面骨骼与牙齿的生长发育特点

从细胞层面来看,骨骼的生长发育无外乎三种形式[1]:
(1)骨骼细胞量的增长,称为增生。
(2)骨骼细胞体积的增大,称为肥大。
(3)细胞外基质的分泌,随后钙化。

一般来说,细胞外基质能够钙化的称为硬组织,包括骨骼、牙齿及部分软骨。细胞外基质钙化以后,骨骼便丧失了生长能力,如果需要改变骨骼形态,人体需要一边吸收钙化的骨骼组织,一边增生新的骨骼细胞,称为"骨骼重建"。

具体到人类颌面部骨骼,其生长发育来源于三种方式[2]:
(1)硬组织钙化以后,增生、肥大和细胞外基质分泌发生在覆盖骨表面的骨膜,骨膜内细胞增生、分泌基质,再进化形成新骨,这个过程称为表面成骨。
(2)骨缝间质增生,骨与骨之间的间隙生成新骨。
(3)软骨生长,并逐渐被骨取代。骨与骨之间(骨缝)和软骨通过细胞的增生和肥大进行生长发育,此种生长称为间质生长,通过这种间质生长和再钙化是颌骨生长的一种主要形式。

胚胎第三周,前脑的下端出现一个突起,称为"额鼻突",它最终形成人类的上下颌部分。额鼻突向两侧分化出一些突起,最后这些突起在中线处融合,包绕形成口腔。

正常生长发育状态下,胎儿3个月时,头部几乎占据全身长度的50%,其中颅部占据整个头部的一半以上,此时,四肢和躯干基本上还未发育。新生儿时,四肢和躯干的生长比头面部的生长速度相对更快,头部占全身的比例下降为30%左右,这样的趋势持续到成人阶段。在成人阶段,头部占据全身的比例下降为全身的12%左右(图2-1)。

在颅颌面内部,人的颅脑结构又是最优先发育的,在出生时颅脑部分占据头面部的大部分,面颅之比能达到1:7。随着年龄的增长,上下颌骨逐次发育,形成"成人面型",成人的面颅比达到1:2。以眼耳平面划分头颅和面部。两者在高度上的变化也很明显,1岁时眼耳平面上下比例是3:1,到成人时达到1:1(图2-2)。

在6岁以前,上颌骨部分的发育主要依赖于颅部的生长,颅底骨骼的生长带动上颌骨生长。在一些颅骨发育异常的儿童,如软骨发育不全或者先天性综合征,颅底长度没有生长,或者生长减弱,会形成明显的面中部发育不全。在此阶段,下颌骨与颅骨在颞下颌关节处连结,除了带动下颌在高度上产生位移,不太可能在长度方面对下颌骨发育产生显著影响。

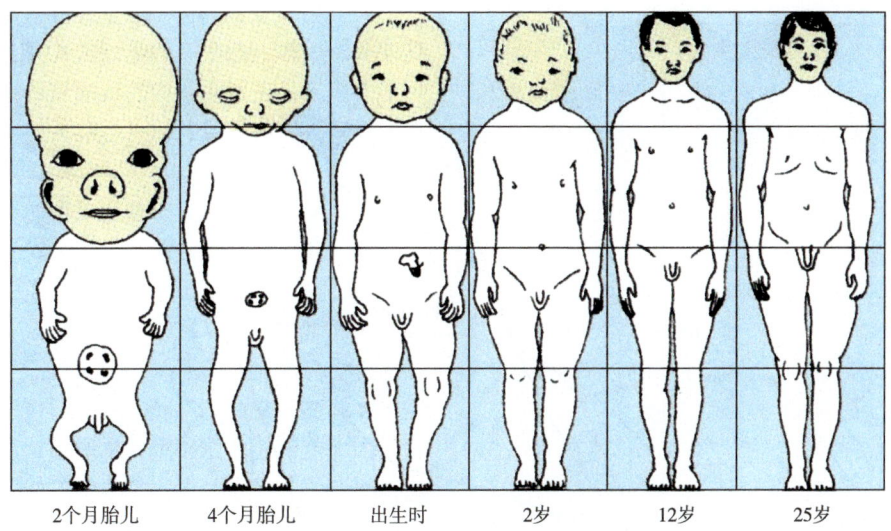

图2-1 颜面部与全身比例随年龄产生的变化（重绘自Robbins WJ，Brody S，Greene CW，et al. Growth. New Haven：Yale University Press，1928）

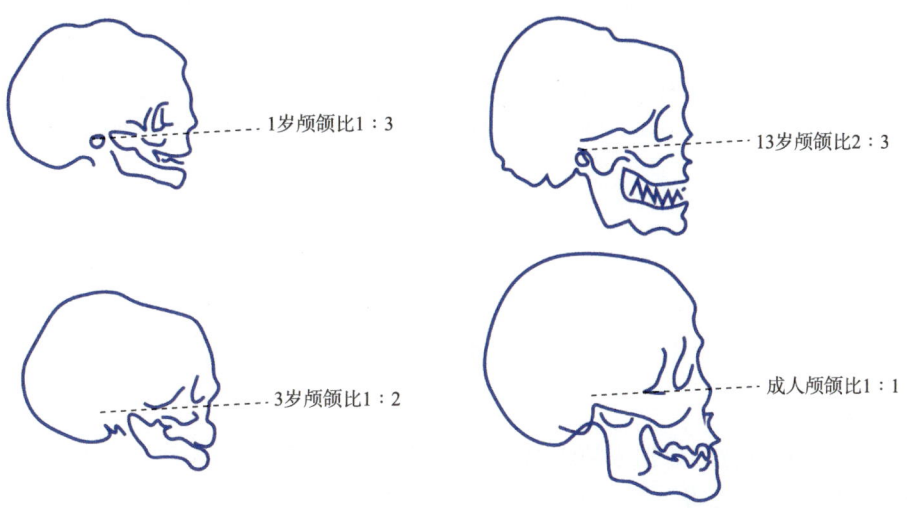

图2-2 颅面部和颌面部比例随年龄产生的变化

这种组织器官发育的先后顺序，符合全身各组织器官总体的发育趋势。在全身各个组织发育中，神经组织最先发育，性组织最晚发育，淋巴组织在12岁左右达到高峰以后，逐渐衰退[3]（图2-3）。因为更靠近大脑中枢神经组织，上颌骨比下颌骨发育相对更早一些，上下颌骨的发育比其他全身的普通组织器官又更加早一些。

出生以后，上下颌骨有四个发育高峰期，分别是出生3周至17个月、4～7岁、11～13岁、16～19岁。仔细分析这些生长发育高峰，似乎对应于乳牙的萌出、恒牙第一磨牙的萌出、恒牙替牙期的完成及第二磨牙和第三磨牙的萌出。因为，所有的数据都来源于大数据的横向研究，常常掩盖住个体青春期的生长迸发，同时，会掩盖牙齿萌出与上下颌骨生长发育之间的联系。

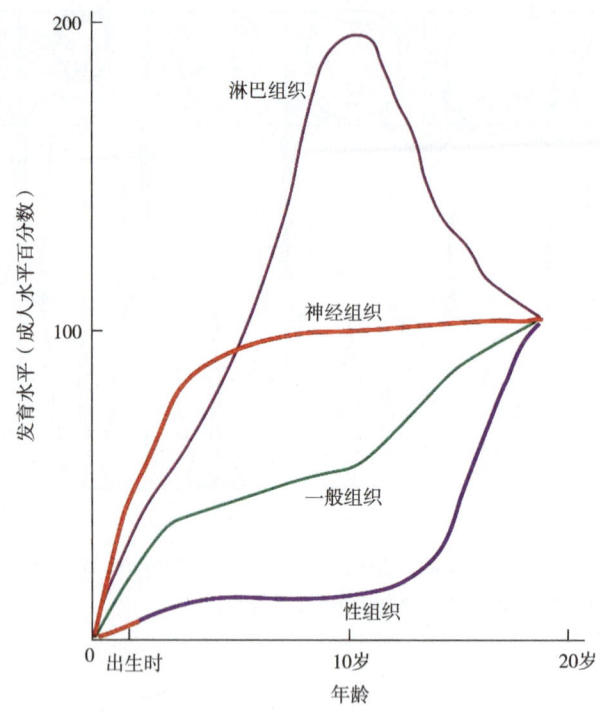

图2-3 全身各组织器官生长曲线(引自Scammon RD. The measurement of the body in childhood//Harris JA.The measurement of man. Minnepolis：University of Minnesota Press，1930)

第一节 研究颌骨生长发育的手段

关于颌骨生长发育的数据来源于两个方面，第一种来源于活体标本，对人类来说，这些数据的采集必须无害。第二种通过调控生长发育，利用一些实验方法获得相关数据，当然，这类方法往往不大可能来自于人类。

一、直接观测颅骨

研究头面部骨骼发育特点，最简单的是对人体颅骨进行直接测量，这样的数据准确性最高。当然，这种方法的实验材料只能来源于人类尸体，是一次性的监测，并不能在一个样本身上观测到其发育趋势和特点。

二、人体测量

在活体上也可以进行直接测量，因为软组织的原因，其精确性受到一定的限制。但是，这种测量可以在不同时间进行重复，在同一个个体身上得到一组纵向的数据，有利于总结其生长发育特点。

三、X线头影测量及三维影像测量

这项技术对研究生长发育具有极大的作用,也广泛地应用于临床,指导个体的临床实践。

1895年伦琴发现了X线,被广泛应用于医学领域,很多人也用X线拍摄头颅的骨骼影像。X线是一个二维影像,通过不同的拍照角度、不同的颅面位置、不同的拍摄技巧来反映一个相同的头面部结构,取得的结果却是不一样的。所以这种技术需要订立一个"规范性"标准,保证每个人不同时间拍摄的X线具有可比性。1931年,Broadbent和Horvath提出头颅定位的概念[4],比较好地解决了这个问题,成为X线头影测量技术的创立者。

头影测量以正中矢状面,也就是头颅侧位定位片最为常见(图2-4)。X线片可以获取头颅、上颌及上牙槽骨、下颌及下牙槽骨长度和高度的数据;也可以获得上下切牙、上下磨牙侧面相对关系,以及它们在头面部骨骼中侧面的相对位置关系;还可以对同一个个体进行长期跟踪观察,通过X线片重叠,直接观察到生长部位和生长数量。目前来说,这是运用最广泛的颌面骨生长发育研究手段。

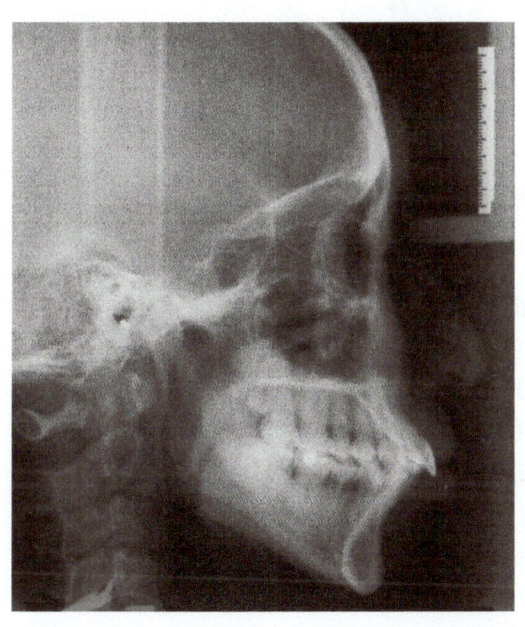 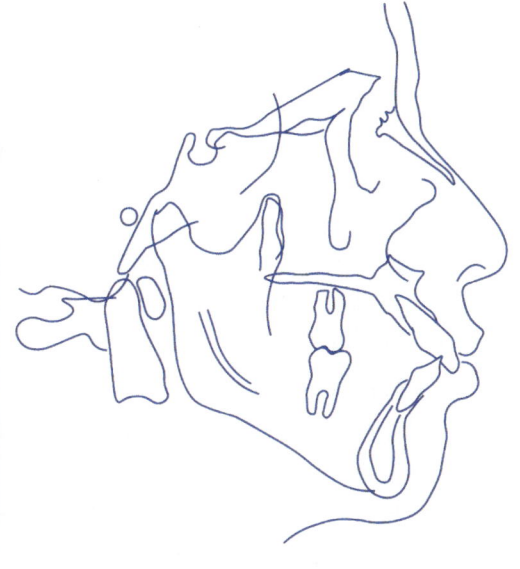

图2-4　X线头颅侧位定位片及其描计图

1.头影测量中的点

对头影测量X线片进行测量分析,一般需要选取一些特定的"点"和"线",将这些点和线描记出来,画出面部轮廓,以利于进行数据的分析。标志点一般是一些骨质与骨质之间的交界点,或者骨质的边缘,或者把这个点当成某一处组织的代表。选取标志点一般遵循两个原则。

(1)图像上清晰可辨。

（2）能够代表一定的意义。

按照这样的要求，我们所能选取的常规标志点其实并不多，X线片上从上到下，依次是颅底、上颌骨、上牙槽骨、牙齿、下牙槽骨、下颌骨的标志点（图2-5）。

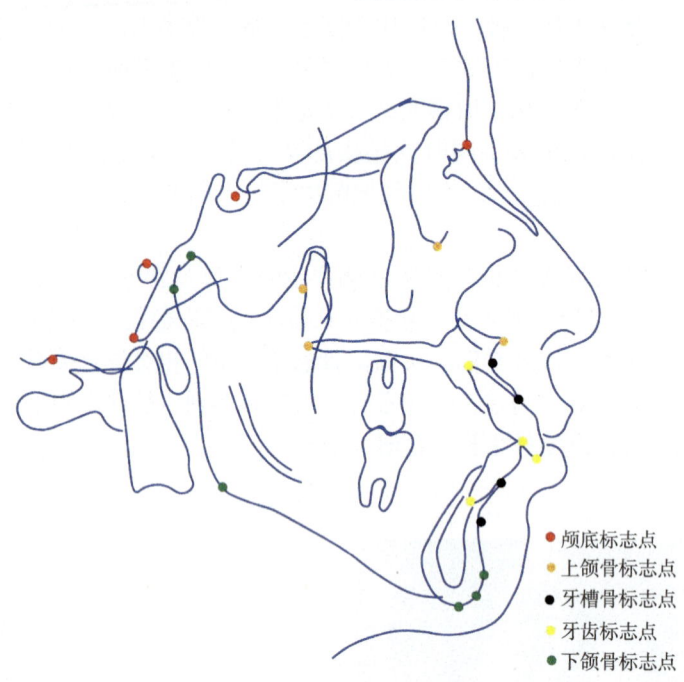

图2-5　X线头颅侧位定位片定位点

1）颅底

颅底是颅颌面的交界，因为颅骨在很早的时候就基本停滞发育，我们经常以颅底作为基准点或基准平面。颅底的标志相对比较多，从前到后一般有五个标志点。

（1）鼻根点（nasion，N）：鼻骨和颅骨的交界，鼻额缝阴影的最前点。

（2）蝶鞍点（sella，S）：属颅内组织，在脑垂体部位，大致位于颅骨中部。

（3）耳点（P，porion）：外耳道阴影的最上点，如果以定位装置的耳点来表示则称为"机械耳点"。

（4）颅底点（basion，Ba）：枕骨基部和蝶骨斜坡的交界点，可以假定为后颅底的标志。

（5）Bolton点：Bolton家族设立了X线头影测量的研究基金，为纪念其对该领域的贡献而以Bolton命名此点。其为枕骨髁突后切迹的最凹点。

2）上颌骨上部

上颌骨上部按照前后缘位置，常规选取两个标志点。

（1）眶点（orbitale，Or）：眶下缘的最低点，表示上颌骨上部的前缘。

（2）翼上颌裂点(pterygomaxillary fissure，Ptm)：翼上颌轮廓的最下点，表示上颌骨上部的后缘。上颌骨后缘与蝶骨翼板之间围成一个窝状结构，也叫翼腭窝。这个窝的前缘就是上颌结节或上颌的后部组织。

3）上颌骨下部

上颌骨下部按照前后缘位置，也常规选取两个标志点。

（1）前鼻棘点（anterior nasal spine，ANS）：前鼻棘的顶端，代表上颌骨下部的前缘。

（2）后鼻棘点（posterior nasal spine，PNS）：硬腭后部骨棘的顶端，代表上颌骨下部的后缘。

4）上牙槽骨

上牙槽骨按照上下缘位置，常规选取两个标志点。

（1）上牙槽座点（subspinale，A）：前鼻棘点与上牙槽缘点间骨部最凹点，表示上牙槽骨上缘。

（2）上牙槽缘点（superior prosthion，SPr）：唇侧上牙槽突的最前下，表示上牙槽骨下缘。

5）上中切牙

上中切牙按照上下缘位置，常规选取两个标志点。

（1）上中切牙根尖点（upper incisor apex，UIA）：上中切牙根尖点，上中切牙的上缘。

（2）上中切牙点（upper incisor，UI）：上中切牙切点，上中切牙的下缘。

6）下中切牙

下中切牙按照上下缘位置，常规选取两个标志点。

（1）下切牙根尖点（lower incisor apex，LIA）：下切牙根尖点，下切牙的下缘。

（2）下切牙点（lower incisor，LI）：下中切牙切点，下切牙的上缘。

7）下牙槽骨

下牙槽骨按照上下缘位置，常规选取两个标志点。

（1）下牙槽缘点（infradentale，Id）：唇侧下牙槽突的最前上点下缘，下牙槽骨的上缘。

（2）下牙槽座点（superamental，B）：颏前点与下牙槽缘点间骨部最凹点，下牙槽骨的下缘。

8）下颌骨前端

下颌骨前端按照最前、最下和最前下，有三个标记点。

（1）颏前点（pognion，Pog）：下颌骨在前后向上的最前点。

（2）颏下点（menton，Me）：下颌骨在上下向上的最下点。

（3）颏顶点（gnathion，Gn）：上颏前点和颏下点中间的一个点，本意是描绘下颌骨向前下方向发育的趋势，很多时候用于判断下颌骨的旋转趋势。

9）下颌骨后端

下颌骨后端的上部常规取两个点，下部常规取一个点。

（1）下颌角点（gonion，Go）：下颌角的后下点，表示下颌骨后部下端。

（2）髁突点（condylion，Co）：髁突头的后上点，下颌骨后部的上端，是下颌骨上下垂直向的最高点，该点可以描述下颌骨后部的高度。

（3）关节点（articulare，Ar）：枕骨基部和下颌髁突颈后缘的交点，是下颌骨前后向的最后点，该点可以表达下颌骨整体的长度。

任意两个点连接起来就是一条线，因为X线片只是一个二维平面，一条线很多时候代表的是一个平面的意义。所以我们经常称为"××平面"。

2. 头影测量中的数据分析

通过描计头影测量中的点，以及点与点之间的连线，可以计算点与点之间的距离，点与线之间的距离，线与线之间的距离，也可以计算线与线之间的角度。这些距离和角度的数据通常可以代表一定的意义。例如，我们判断上颌骨的长度，可以计算上颌骨前后端标志点之间的距离，如 ANS-PNS。判断上颌骨与下颌骨长度发育方面是否协调，可以计算上下颌骨前面的标志点之间形成的角度，如∠ANB（图2-6）。

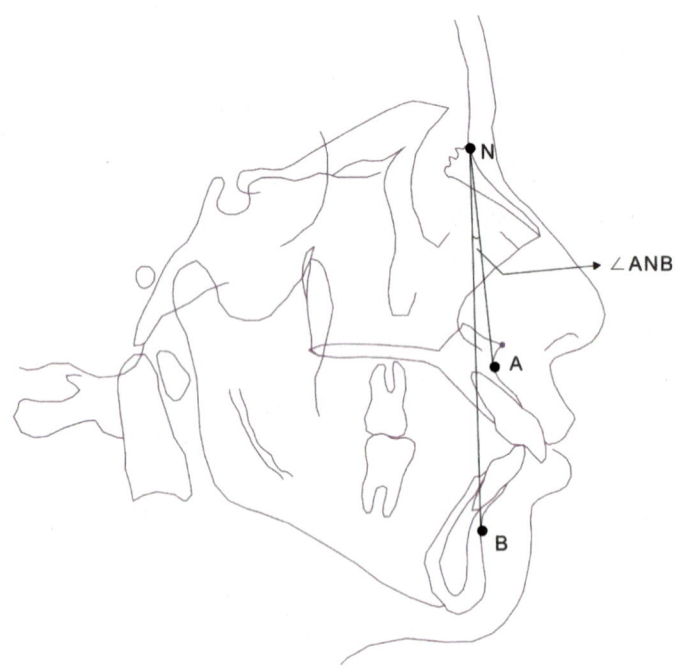

图 2-6　X 线头影测量描记图

∠ANB 比较大，表示上颌前缘在下颌前缘更靠前的位置，上颌相对下颌发育过度。∠ANB 小或呈负角，表示上颌前缘在下颌前缘更靠后的位置，上颌相对下颌发育不足

在数据的测量中，尤其是长度的测量，两点之间的实际距离往往包括长度和高度两个方面，需要对这些长度进行分解，以明确这两点之间的距离多大程度上反映实际情况。如 PNS 与 ANS 之间的实际距离表示上颌骨长度方面的发育程度，也包括高度方面的发育程度，我们通常以眶耳平面作为标准，平行于这个平面上的发育长度反映上颌骨长度方面的发育（图2-7），在这里，眶耳平面就成为一个基准平面。

这样的基准平面还有几个，如前颅底平面、Bolton 平面，在垂直方向上也有面平面和下颌升支平面等（图2-8）。

在这些庞杂的数据中，提取哪些数据进行有效的分析？这些数据结果可以判定怎样的结论？数据分析怎样指导临床？每个学者可能会提出不一样的观点，也产生了各种不同的分析方法，主要有 Downs 分析方法、Bjork 分析方法、Wilie 分析方法、Tweed 分析方法、Tweed-Merrifield 分析方法、Steiner 分析方法、Ricketts 分析方法、Wits 分析方法、

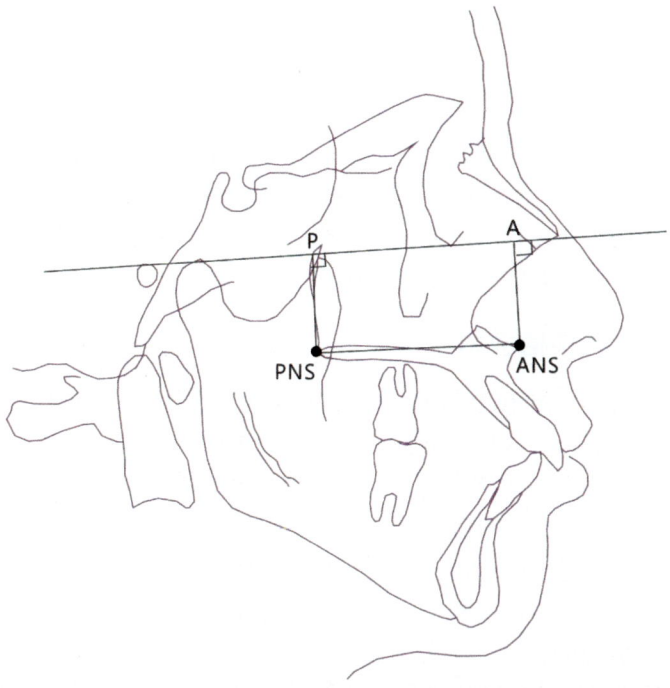

图2-7 以眶耳平面作为标准,平行于这个平面上的PNS与ANS的垂线距离表达上颌骨长度方面的发育

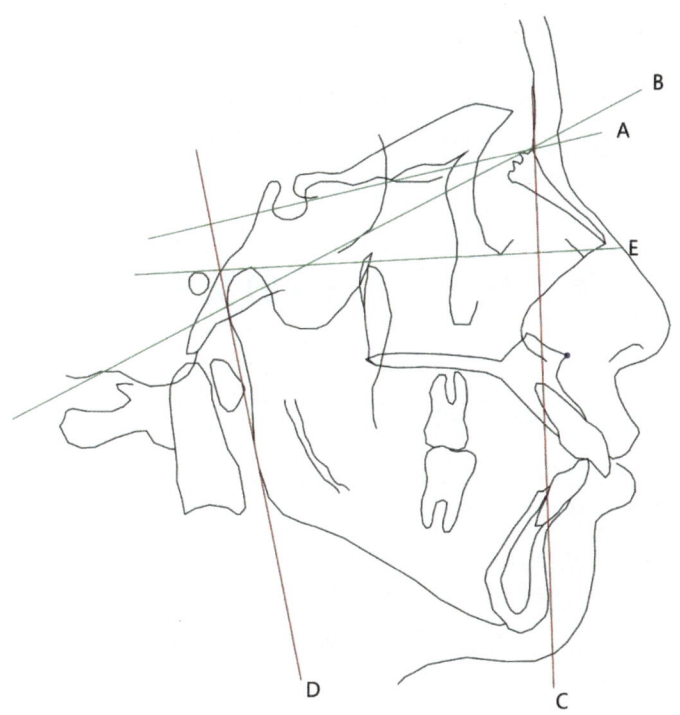

图2-8 常规的基准平面
A.前颅底平面;B.Bolton平面;C.面平面;D.下颌升支平面;E.眶耳平面

Riedl 分析方法、四边形分析法等。

所有的分析方法都希望回答所有的问题，当然，在实际工作中，这样的做法可能不是很现实。

3. 三维影像

计算机技术和放射技术的发展让我们有条件对颌面部骨骼影像进行三维重建，甚至将软组织影像及牙齿模型影像进行计算机的重叠，从而可以得到一个最接近真实的数据。这种三维影像的重建在很多时候可以取得很多动态的数据，将使我们以后的研究数据达到海量的水平。这方面的研究和工作应该是我们的一个重要方向。

四、活体染色和种植放射

我们不但需要人体局部和整体的生长发育数据，人体内部特定部位的生长发育状况，也是我们关注的焦点，这样的数据可以让我们更加清晰地认识到，人体各组织器官是怎样一步步发育到特定形状结构的，如下颌骨的内部结构哪部分是生长的，生长量有什么规律，哪部分是吸收的，吸收到什么程度。

在人体内部放置一定的标志物，是了解组织结构内部生长发育的最有效方法，很显然，在正常情况下，这是不现实的。有两种方法可以完成这样的数据采集。

1. 动物实验中的活体染色

将染色材料注入动物体内特定部位，一般是硬组织，也可以是软组织，之后处死这些动物，或者对这些动物进行 X 线影像观察。

四环素其实也是一种染色剂，四环素可以与其他染色剂一样与钙离子结合，导致牙齿变色。

2. 种植放射

随着人类种植技术的发展，越来越多的人接受种植手术，有些人因为疾病也需要放置植入材料，如钛钉和钛板，这些种植材料可以很好地标记位置。采集这样的数据对研究人体的生长发育趋势十分有帮助。

第二节 上下颌骨的发育特点

一、上颌骨的生长和发育特点

出生以后上颌骨的发育大部分是骨膜内成骨。

鼻中隔位置有部分软骨，此部分软骨增生对上颌骨最终形态的构建有多少关系，目前没有明确的结论，有病例显示，鼻中隔软骨在 8 岁被切除以后，可出现严重的面中部凹陷和发育不足[2]，但这种面中部发育不足是软骨缺失导致的，还是手术创伤以后的后遗症，无法贸然下结论。少数的动物实验表明，鼻中隔软骨的缺失，会导致上颌骨生长潜力受到一定的抑制。

上颌骨的膜内成骨主要表现在两方面：

1）通过与颅骨或颅底骨之间骨缝的骨沉积。

2）表面骨膜下增生或吸收，称为表面骨改建。

出生以后，上颌骨在高度、宽度、前后向三维方向都有生长，根据目前的研究结论，这些生长主要包含以下几个方面。

（一）上颌骨生长发育部位

1. 颅底骨的生长发育

组成颅底的枕骨、蝶骨、筛骨之间有软骨联合，这些软骨联合同大多数长骨发育一样，是一种软骨生长。这种颅底骨的生长，推动上颌骨向前被动移位。从出生到6岁左右，这种颅底生长移位一直是上颌骨生长的主导力量。

2. 骨缝间双向骨生长

一般到7岁左右，颅底停止生长。上颌骨后上方与颅底骨缝间双向骨生长，促使上颌骨向前下方移位（图2-5）。上颌骨与颅骨之间的骨缝处于比较好的位置，骨缝生长，新骨形成，骨缝的宽度一直保持固定的间隙，直到发育基本停滞（图2-9）。

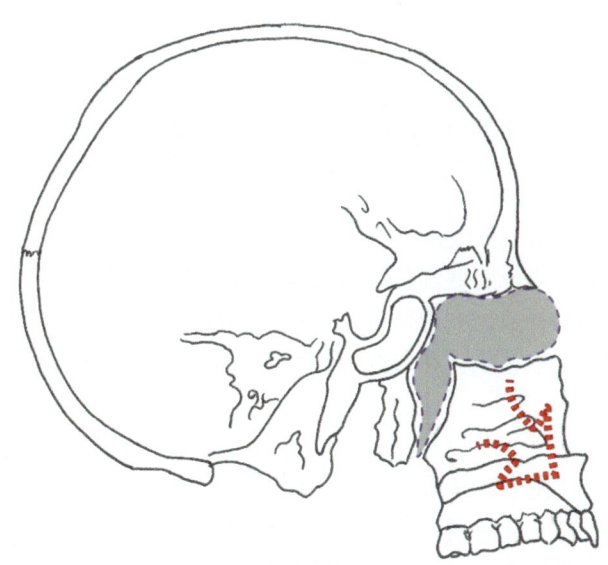

图2-9　上颌骨骨缝生长

上颌与颅底之间、骨缝间双向骨生长，导致上颌骨向前下方移位

腭中缝处也为双向骨生长，新骨形成，致使上颌宽度增加。

3. 上颌骨结节后缘增生

上颌骨后缘上颌结节新骨沉积。上颌骨后缘是游离的，骨在此沉积，为牙齿的萌出提供空间，同时使上颌骨的前后向长度增加。长久以来，上颌结节被认为是上颌的一处重要的生长中心。

4. 上颌骨前面骨吸收、表面骨改建

在同一时期，上颌骨的前表面几乎全是骨吸收区，而不是骨沉积区，这样的骨吸收已经被很多研究所证实[5]。显而易见，整个上颌骨一直以来呈现向前、向下的发育趋势。对于这种现象，只有一种解释，导致上颌骨向前、向下的力量远远大于上颌骨的

前面骨吸收。由于上颌骨骨缝间增生量比较大，上颌骨总体趋势还是向前、向下。这种现象有个形象的比喻，就像一辆小车在向前行驶，虽然小车上的物体相对小车在向后移动，但整体在往前挪动（图2-10）。

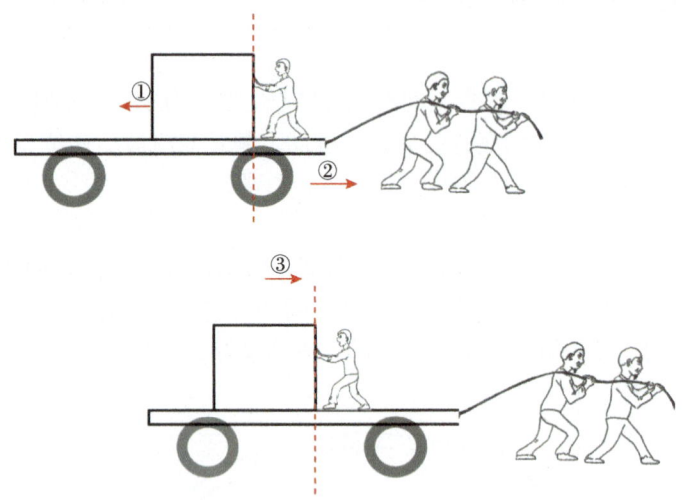

图2-10　上颌总体向前、向下生长示意图
①前牙吸收；②骨缝生长，推动整体向前生长；③前牙总体向前生长

上颌骨在发育过程中，骨改建过程具有不同的形式，有些骨改建方向一致、相互协同，共同起到一定的效果，有些部位的骨改建相互拮抗、方向相反，几种不同的方向共同促成一定结构形态的形成。在腭顶部位，通常情况下，口腔侧上颌骨沉积，鼻腔侧骨吸收，致使上颌腭顶向下移位，在口腔前表面却有骨吸收，部分抵消其向前的移位（图2-11）。

5.上颌牙槽突成骨

上颌牙槽突成骨促使上颌牙槽突高度增加，又间接导致腭穹隆逐渐升高。颊侧骨增生，腭侧骨吸收，促使上颌牙槽骨和牙弓宽度增加。

牙弓的宽度，特别是前牙尖牙区牙弓宽度在12岁以后会停止，随着年龄的增长，甚至会减小。后牙段牙弓继续增宽，在长度停止增加以前，两侧磨牙之间的宽度及髁突之间的宽度都会有少量增长。

（二）上颌骨的发育量和生长时间

在整个青春生长迸发期中，上颌骨向前、向下持续生长，女性会在月经初潮之后的两三年仍缓慢地向前生长。

上颌骨垂直方向的生长持续时间最长，甚至可以持续一生。似乎女性的第一次妊娠时期，上颌骨在垂直方向还会发生一定程度的生长。宽度的生长最先停止，尤其是上颌骨前端宽度的发育在早期就会基本停滞，在上颌骨的后端，宽度方向的生长量会持续比较长的时间。

上颌骨长度方面的生长，很大部分源于上颌结节部位骨质的增生，颅颌之间骨缝间增生也是导致上颌骨长度方面生长的重要因素。临床上，上颌前方牵引促进上颌骨长度和高度方面的发育，很有可能是作用于颅颌之间的骨缝。

二、下颌骨的生长和发育特点

下颌骨在出生以后的发育为骨膜内成骨，还有很大部分源于下颌骨髁突软骨的生长，下颌髁突软骨生长很早就被认为是下颌生长的一个主导力量。髁突骨折和受损经常会导致下颌发育中的小颌畸形。

（一）下颌骨生长发育部位

1. 颅底生长对下颌骨的影响

下颌骨的生长发育略晚于上颌骨，因为颅底与下颌在髁状突处为分离状态，早期颅底长度的增加很少会影响到下颌。所以，一般情况下，下颌的生长发育要滞后于上颌骨的发育。

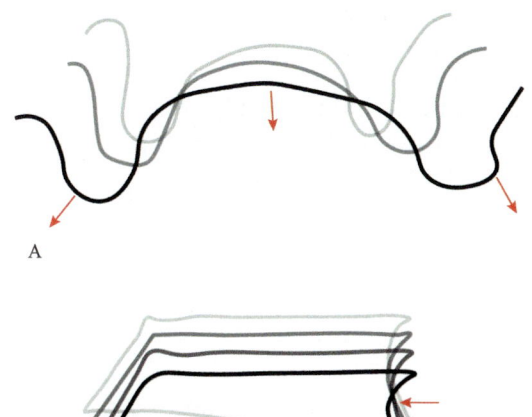

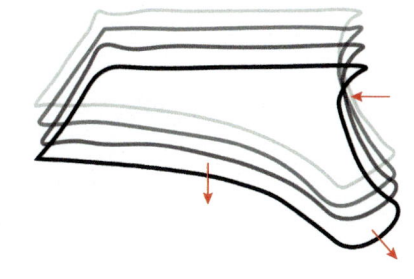

图 2-11 腭部及牙槽突发育（冠状面）（A）：口腔侧上颌骨增生、鼻腔侧骨吸收、内侧牙槽突骨吸收、外侧牙槽突增生，综合结果导致上颌腭顶向下移位；前部牙槽突发育（矢状面）（B）：前牙部牙槽突及骨表面吸收，部分抵消因为骨缝间生长导致的上颌骨整体向前向下移位

2. 髁突生长

下颌髁突包绕一层软骨，是一个很重要的生长部位，髁突软骨的生长促使下颌多数向下生长，少数向前生长。髁突软骨的生长是下颌体高度发育的主导力量。

3. 下颌骨后缘生长

下颌支后缘骨质增生，前缘大量的骨吸收，导致下颌体变长。这样的发育趋势也为后牙的萌出提供了空间。

4. 颏部吸收

颏部随着年龄的增长，尤其是一些伴有下颌骨逆时针旋转发育趋势的个体，下颌骨颏部会产生一定形状的改型，一般来说，颏部会显得更加突出。以前的观点认为，随着年龄增长，颏部有一个生长中心，颏部骨质的沉积导致颏部突出。

更多的研究显示[1]，年龄增长导致颏部突出是下颌骨两种发育趋势共同作用的结果：①在下颌骨前端，随着年龄的增长产生表面骨吸收。②在下颌体后缘，骨质增生导致整体下颌骨长度的伸长，推动下颌骨向前移动。这两种发育趋势共同导致颏部改型，颏部突度增加。

当然，目前的研究证据无法排除颏下部随着年龄增长产生骨质沉积，尤其是颏舌肌、颏舌骨肌的牵拉作用增强，需要下颌体前端颏部更强的骨质。

5. 下颌骨体部垂直方向的生长量

下颌骨各部位，包括下颌骨升支和体部，也包括下颌骨体部前后、上下不同位置，生长发育的趋势都是不一样的。这种各部位生长发育的不同状态，导致下颌骨不同的发育趋势和结构特征。其中下颌骨体部垂直方向上的生长特点，关系到下颌平面角、面下1/3高度，是正畸临床中很重要的一个指征。

在下颌骨体部，下牙槽神经是一个很好的基准部位，通常以下牙槽神经周围的骨质作为下颌骨的中心。随着年龄的增长，这个中心相对于颅底平面大多数呈现前部向上、后部向下的趋势，很多人称这种旋转为后旋转，少部分呈现前部向下、后部向上的趋势，称为前旋转（图2-12）。

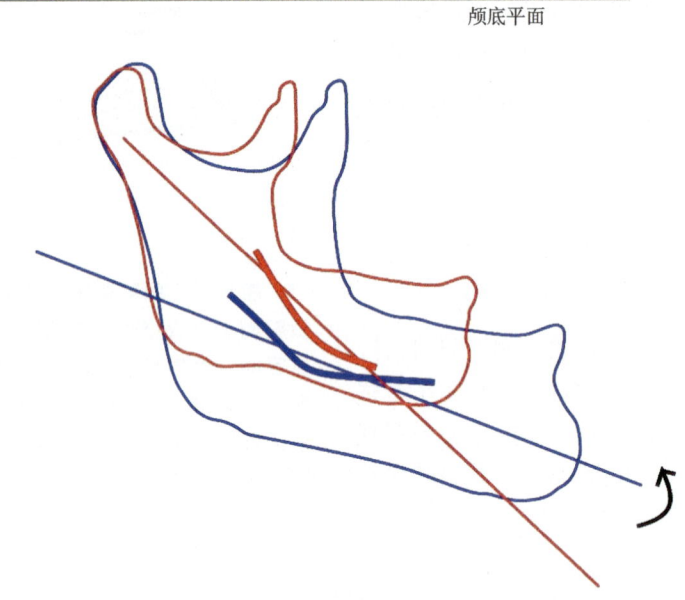

图2-12　下颌中心的旋转

随着下颌生长发育，下颌中心（下牙槽神经管位置）很多情况下呈现逆时针方向旋转趋势

如果以下颌下缘作为基准线，这个基准线与颅底平面随着年龄增长也会产生这样的旋转趋势。研究数据证实[6]，以下颌下缘为基准，前旋转和后旋转发生的概率大致相等。即使下颌中心的旋转为前旋转，下颌下缘相对于颅底平面也可能是后旋转（图2-13），这样的旋转，尤其是下颌体中心的旋转，小部分来自髁突的旋转，而大部分来源于下颌体自身不同部位不一样的生长趋势。

总结下颌骨体部各部分的发育趋势，以下牙槽神经为分界线，分为下颌骨体部的下部和上部。

（1）整体来说，下颌骨体部垂直方向的生长量前部区域明显少于后部区域。

（2）在下颌骨体部的前端，上部生长量少于下部生长量。在下颌体后端，下部生长量少于上部生长量。

（3）在下颌骨体部的下端，后部生长量要大于前部生长量。

用一张图能够形象地显示上面所述的生长趋势（图2-14）。

每一位学者基于不同的理解将这些旋转称为不同的名称（表2-1）。不同的表述都基于对下颌生长发育的不同认识。

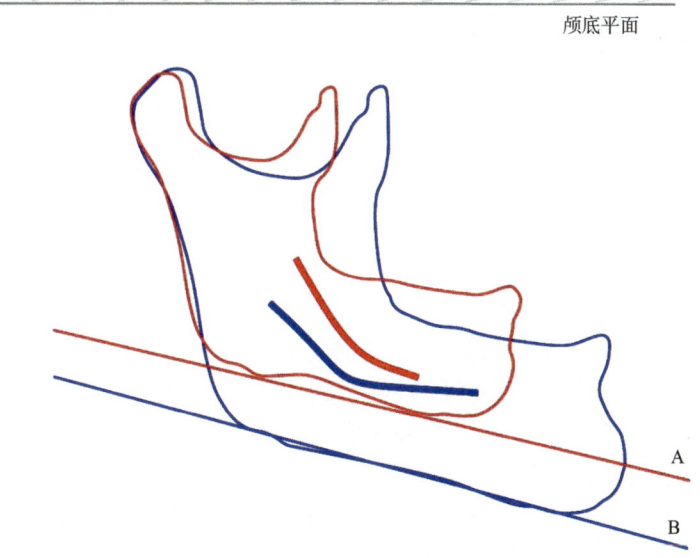

图2-13　下颌下缘的旋转，与下颌中心的旋转方向不一致

A.发育前的下颌下缘；B.发育后的下颌下缘。虽然下颌中心随着下颌骨的发育相对颅底平面通常产生一定的旋转，但下颌下缘平面常常没有大的旋转变化

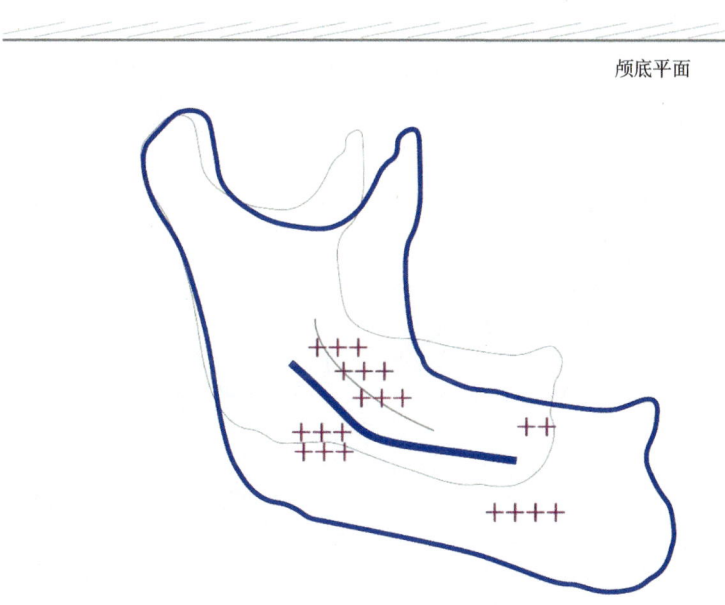

图2-14　下颌骨体部的生长趋势

下颌骨体部以下颌管（下牙槽神经管）为界，分为上部和下部。将下颌骨体分成前、后、上、下各个部分，可以总结出一些下颌骨体部垂直方向的生长发育趋势：①总体来说，前部区域明显少于后部区域；②在前部区域，上部区域生长量较下部区域少；③在后部区域，上部区域生长量较下部区域多；④在下部区域，前部区域略微少于后部区域，在上部区域，前部区域显著少于后部区域

表2-1 下颌旋转的不同称谓

状况	Bjork	Solow, Houston	Proffit
后部生长大于前部	前旋转		
前部生长大于后部	后旋转		
下颌中心相对于颅底的旋转	总旋转	真性旋转	内旋转
下颌平面相对于颅底的旋转	基质旋转	表观旋转	总旋转
下颌平面相对于下颌中心的旋转	基质内旋转	下颌边缘角度改型	外旋转

在国内，更多地称这种旋转为顺时针旋转或逆时针旋转。顺时针旋转者下颌升支垂直向生长速度，跟不上下颌后牙及其牙槽骨垂直向的生长速度，前牙及其牙槽骨垂直向的生长速度同时大于后牙牙槽骨的垂直向生长速度（我们怀疑，因为建𬌗的需要，前牙及牙槽骨呈代偿性生长趋势），下颌平面角增加，面下1/3拉长，常常伴有颏部后缩。逆时针旋转生长型正好相反，其下颌升支垂直向生长速度较多，上下颌后牙及其牙槽骨垂直向的生长速度较少，前牙及其牙槽骨垂直向的生长速度更少，下颌平面角减小，面下1/3缩短，常常伴有颏部突出明显（图2-15）。

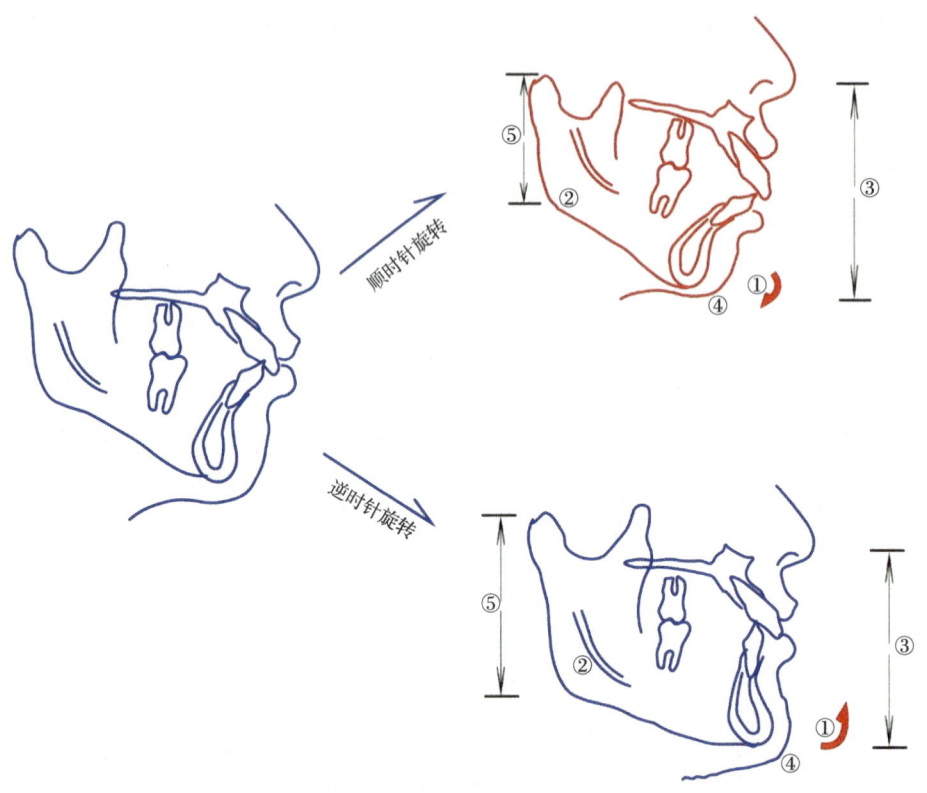

图2-15 顺时针旋转生长型：下颌升支垂直向生长少，前牙区代偿性生长；下颌平面角大；面下1/3长；颏部后缩。逆时针旋转生长型：下颌升支垂直向生长多，前牙区生长少；下颌平面角小；面下1/3短；颏部突出
①旋转方向；②下颌角大（顺时针）、下颌角小（逆时针）；③面下1/3长（顺时针）、面下1/3短（逆时针）；④颏部后缩（顺时针）、颏部突出（逆时针）；⑤下颌升支短（顺时针）、下颌升支长（逆时针）

之所以对不同的生长发育趋势做这么多的研究，是因为这种旋转趋势基本上确定了矫正者面下1/3的高度、不同的唇部和颏部形态及不同的下颌角形态，还常常反映牙列的咀嚼效能、牙齿的覆𬌗和覆盖趋势，以及口腔正畸过程中不同的支抗强度等，在正畸临床中十分重要。

（二）下颌骨的发育量和生长时间

下颌骨长、宽、高三个方向生长停止时间同样遵循一定的顺序，宽度的生长最先停止，然后是长度的生长，高度的生长会一直持续至20岁左右。

依照以前的研究数据看，下颌骨的生长持续稳定，下颌升支和下颌体平均每年生长2mm左右（表2-2）。一直到16岁，生长量还持续存在。

表2-2 下颌骨的生长量

年龄（岁）	下颌体部生长量（Co-Go，mm）		下颌支生长量（Co-Go，mm）	
	男	女	男	女
7	2.8	1.7	0.8	1.2
8	1.7	2.5	1.4	1.4
9	1.9	1.1	1.5	0.3
10	2.0	2.5	1.2	0.7
11	2.2	1.7	1.8	0.9
12	1.3	0.8	1.4	2.2
13	2.0	1.8	2.2	0.5
14	2.5	1.1	2.2	1.7
15	1.6	1.1	2.2	2.3
16	2.3	1.0	3.4	1.6

引自Riolo ML. An atlas of craniofacial growth. Ann Arbor, Mich: University of Michigan Center Human Growth and Development, 1974

进入成年后，下颌骨随着年龄的增长而增长，虽然很少，但其旋转趋势还会持续存在。女性表现为后旋转（顺时针）的趋势，下颌平面角增大。男性相反，呈现前旋转（逆时针），下颌平面角减少。在这期间，同时存在着牙齿的代偿，总体结果看，𬌗关系和咬合平面会基本保持不变。

第三节 牙齿的萌出和发育

人类的牙齿在胚胎3个月时开始形成，出生以前，所有的乳牙和第一恒磨牙的发育已见雏形。在出生以后，有1周以上的生长停滞期，牙齿上会有一些釉质发育过程的痕迹，称为"新生线"，这一标记的位置取决于出生时牙齿所处的发育阶段（图2-16）。其实，在婴儿期和儿童早期，身体出现严重的疾病、发热或创伤，也经常会在牙冠表面留下一条形状不规则并伴有色素沉着的区域，或者出现带状的釉质钙化不良区块。

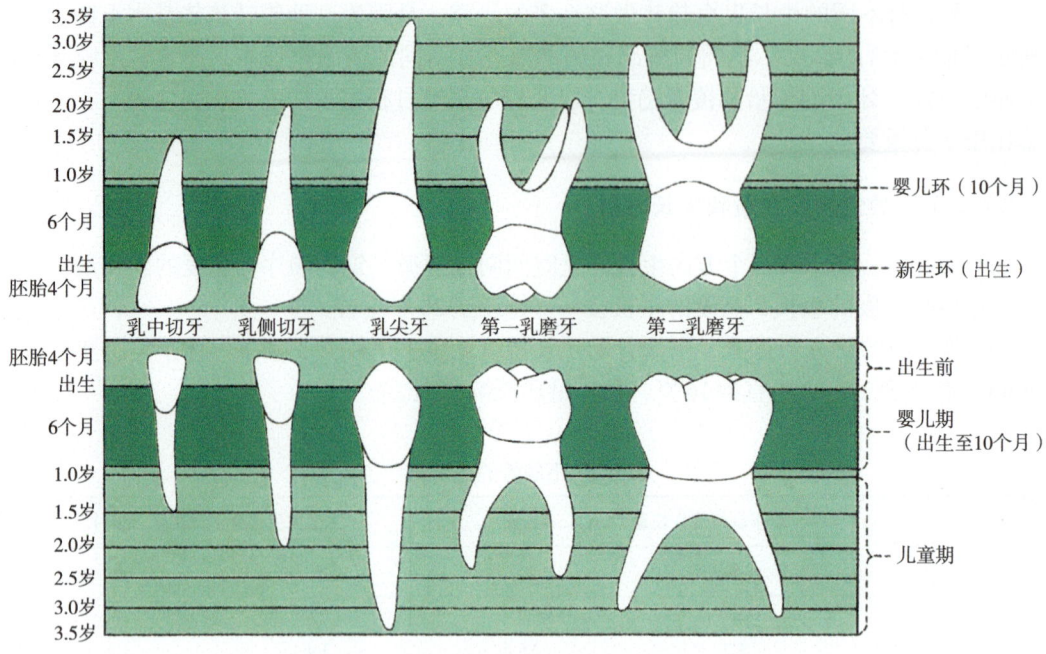

图2-16 乳牙不同发育阶段新生线所处的位置

一、牙齿萌出的年龄和顺序

1. 乳牙萌出

很多乳牙在出生后6个月开始萌出,到24～30个月完成萌出。萌出顺序一般为:下颌中切牙——其他切牙——第一乳磨牙——尖牙——第二乳磨牙(表2-3)。

表2-3 乳牙发育年表

牙齿	钙化开始		牙冠形成完毕(个月)		萌出(个月)		根部形成完毕(岁)	
	上颌	下颌	上颌	下颌	上颌	下颌	上颌	下颌
中切牙	胚胎14周	胚胎14周	1.5	2.5	10.0	8.0	1.50	1.50
侧切牙	胚胎16周	胚胎16周	2.5	3.0	11.0	13.0	2.00	1.50
尖牙	胚胎17周	胚胎17周	9.0	9.0	19.0	20.0	3.25	3.25
第一磨牙	胚胎15周	胚胎15周	6.0	5.5	16.0	16.0	2.50	2.25
第二磨牙	胚胎19周	胚胎18周	11.0	10.0	29.0	27.0	3.00	3.00

乳牙萌出的时间和顺序会有很大的差异,临床上偶尔会出现所谓"新生牙"现象,在出生的时候就伴随着1～2颗萌出的牙齿,很多时候,这样的乳牙是牙板发育异常所形成的多生牙,有时这些新生牙是正常的乳中切牙,虽然会严重妨碍正常的母乳吸吮和喂养,但不能轻易拔除。

婴儿一般最早萌出下颌中切牙,然后在很短的时间萌出其他乳切牙。乳尖牙一般会晚于第一乳磨牙的萌出,一般间隔3～4个月,乳尖牙正好介于乳切牙和第一乳磨牙之间，填补了两颗牙齿之间的间隙，第二颗乳磨牙一般会在2岁或2.5岁的时候萌出。

前端乳牙列出现散在间隙是非常正常的现象，这种间隙的存在往往预示着恒牙能够正常替换。在上颌侧切牙和尖牙之间，以及下颌尖牙与第一乳磨牙之间，经常会留下少量间隙，并且随着生长发育逐渐增大，称为"灵长间隙"，这也是恒牙正常萌出的需要。

2. 恒牙萌出和替牙

人类的第一颗恒牙——第一磨牙萌出时间在6岁左右，之后进入替牙期。所有乳牙替换完成在11～12岁（表2-4），替牙期牙齿萌出的顺序可能比萌出时间更能影响牙齿的排列。

表2-4 恒牙发育年表

牙齿	钙化开始		牙冠形成完毕（岁）		萌出（岁）		根部形成完毕（岁）	
	上颌	下颌	上颌	下颌	上颌	下颌	上颌	下颌
中切牙	3个月	3个月	6.50	3.50	7.25	6.25	10.50	9.50
侧切牙	11个月	3个月	5.50	4.00	8.25	7.50	11.00	10.00
尖牙	4个月	4个月	6.00	5.75	11.50	10.50	13.50	12.75
第一前磨牙	20个月	22个月	7.00	6.75	10.25	10.50	13.50	13.50
第二前磨牙	27个月	28个月	7.75	7.50	11.00	11.25	14.50	15.00
第一磨牙	胚胎32周	胚胎32周	4.25	3.75	6.25	6.00	10.50	10.50
第二磨牙	27个月	27个月	7.75	7.50	12.50	12.00	15.75	16.00
第三磨牙	8岁	9岁	14.00	14.00	20.00	20.00	22.00	22.00

恒牙萌出顺序：下中切牙——上中切牙、下侧切牙——上侧切牙——两年左右替牙停滞期——下尖牙、下第一前磨牙、上第一前磨牙——第二前磨牙、上尖牙——第二磨牙——第三磨牙。

在进入替牙期之前，第一磨牙（六龄牙）的萌出至关重要。在7岁左右，神经系统的发育已经基本完成，脑和颅骨的发育已经基本停滞，全身生长速度在这之后有所减缓，随后进入一种相对稳定的生长发育阶段。

替牙期间，上下颌的前半部分颌骨一般不会生长，恒切牙大于乳切牙，会出现拥挤的状况，一般通过以下手段可减少拥挤的产生：

（1）充分利用灵长间隙，尖牙少量移位，获得一些间隙。

（2）两侧尖牙间距增加，尖牙牙弓宽度增加，获取间隙。

（3）恒切牙更加偏向唇向，增加恒牙排列空间。

乳前牙替换完成以后，会出现2～3年的停顿期，切牙之间形成相对稳定的殆关系以后，乳磨牙和乳尖牙继续行使咬合功能，后牙的咀嚼逐渐过渡到第一恒磨牙。下颌乳尖牙与上下第一乳磨牙基本会在同一时间进行替换，紧接着，替换上颌乳尖牙和第二乳磨牙。

很多临床证据显示，第二恒磨牙的萌出应该晚于第二乳磨牙的替换，如果第二乳磨牙的替换晚于第二恒磨牙的萌出，经常会导致不正常咬合关系的产生。

相比于前牙，恒前磨牙比乳磨牙要小，下颌第二乳磨牙比第二前磨牙平均大2.0mm左右，上颌第二乳磨牙比第二前磨牙平均大1.5mm左右。乳磨牙与恒前磨牙之间的差距称为"Leeway"间隙，这个间隙上颌大约为1.5mm，下颌大约为2.5mm。在正常萌出过程中，乳磨牙被前磨牙替换后，多余的间隙一般会被第一恒磨牙的前移占据。正常情况下，这些间隙对减少前牙的拥挤没有帮助，除非我们进行矫正治疗人为地移动前牙占据这些间隙。第二乳磨牙替换时期是后牙第一磨牙关键的建𬌗时期，下颌的颌骨发育速度快于上颌骨，下颌第一磨牙因为"Leeway"间隙的缘故，更多地前移。乳牙时期第一磨牙尖对尖的关系，可能更加利于恒牙期Ⅰ类𬌗关系的确立（图2-17）。

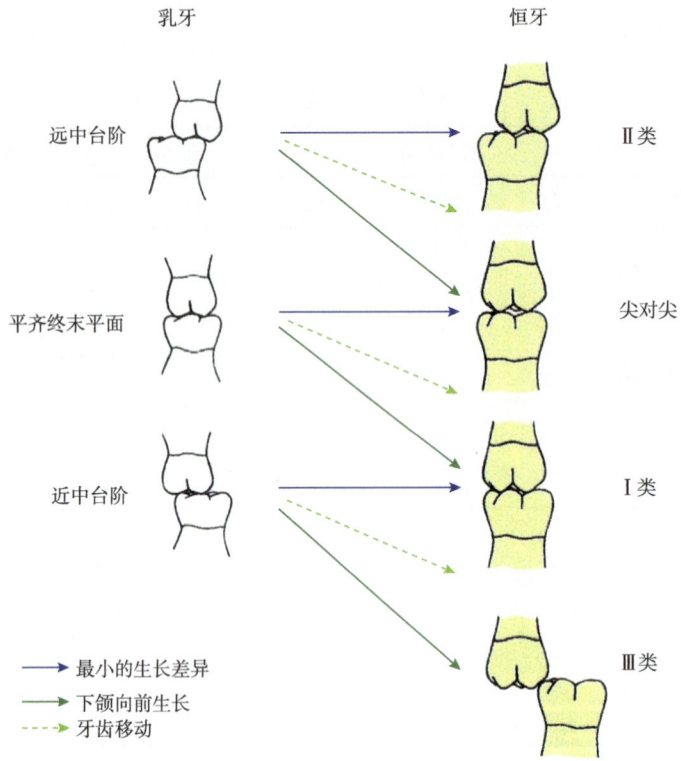

图2-17　Leeway间隙，乳牙时期第一磨牙尖对尖的关系，可能更加利于恒牙期Ⅰ类𬌗关系的确立

二、牙齿萌出的调节机制

即使在成人，牙齿似乎都有一种力量向𬌗向生长，直到与对𬌗产生接触。临床上一些拔牙的病例，如果不对其进行修复，一段时间以后，对𬌗牙会一直伸长。我们似乎可以这样描述这种现象：任何牙齿都天然具有自发萌出的源动力，咬合接触后，机体会发出一个信号，让这种萌出的源动力消失。

1. 牙齿萌出的真正源动力

牙齿萌出的真正源动力来自何方，又是哪些因素导致这些源动力消失，具体是什么样的调控机制，目前没有一个明确的结论。

目前的证据显示，恒牙的正常萌出一般需要具备两个条件：

1）牙根正常发育生长

当恒牙牙冠形成时,其牙囊似乎在骨内会缓慢地向唇颊侧移动,但这种移动十分微弱,很难被观察到,基本上所有的牙齿萌出都伴随着牙齿牙根的形成。

牙齿的萌出一般出现在牙根开始形成以后,我们有时候理解为,牙周韧带内部的新陈代谢活动对于牙齿的萌出十分重要。一些动物实验显示[7],用机械的方法控制牙根的形成,会致使牙齿无法正常萌出,即使在牙齿上方骨质开始吸收,形成一个特有的萌出空间(萌出道),甚至形成一个较大的囊腔,牙齿照样不能萌出。

临床上有一种罕见的综合征,为"原发性萌出障碍",有一些基因突变(甲状旁腺激素受体基因)可能与这种病有关,这样的牙齿牙根常常不能正常形成,正畸力对这样的牙齿不能产生作用。

种种迹象表明,牙根的形成似乎是牙齿正常萌出的先决条件,而牙根是否形成受基因的控制,很少情况下会受到外界的影响。

2)产生一个正常的萌出道

正常情况下,牙齿萌出时乳牙牙根吸收,上方骨吸收,形成萌出道。同时,恒牙牙根也逐步形成,牙根根尖位置基本保持不变,伴随着牙根的形成,牙冠做𬌗向移动。

牙齿萌出时,其上方的骨质需要被吸收,甚至一些肉芽组织的阻挡也会影响牙齿的正常萌出。因为正常情况下,萌出道的形成与牙根的形成经常相辅相成、同时发生,所以很多人认为,萌出道的形成也是牙根形成的一种介导因素。当然,更多的时候,牙根的形成和生长并不是取决于萌出道的形成,如果牙齿牙根开始形成,而牙齿上方的萌出道并没有形成,牙根会向相反方向也就是向下方生长,这种情况下,牙根经常会出现弯曲和变异,产生弯根牙。

种种迹象表明,牙根的形成似乎才是介导牙齿上方萌出道形成的关键因素。

2. 牙齿建𬌗的源动力

一旦牙齿萌出进入口腔,一般会比较快地迅速建𬌗,并在咬合力的作用下停止生长。牙齿建𬌗以后,牙齿的生长其实并没有停滞,会继续缓慢地生长,并不会被轻易地观察到。

控制牙齿建𬌗的动力源自何方,为什么建𬌗以后牙齿会基本上生长停滞,似乎比较难以得到较好的解答。

1)牙根形成的力量

牙齿建𬌗以后,牙周韧带中胶原蛋白交联更加明显,牙根形成中牙周韧带的牵拉有可能是主导牙齿萌出和牙齿建𬌗的一个因素,当然,这样的猜测并没有得到有效的证实。

2)牙齿萌出后的生长速度,以及生物钟现象

跟踪牙齿𬌗向移动(萌出速度)的速度,会发现一个规律,牙齿𬌗向移动仅仅出现在20时至1时,而在白天,这种生长会停滞,甚至出现少量的降低,这种昼夜差别反映了潜在的生长规律[8]。有人解释其与体内生长激素的释放周期有关,有人觉得这种萌出机制与牙根尖的血流速度有关。

牙齿萌出生物钟现象与一种普遍认为的牙齿萌出调节机制相冲突。一般人认为,牙齿建𬌗的源动力很可能与咀嚼和咬合力有关。很多临床现象提示,咀嚼功能的正常发育往往是牙齿正常萌出的重要影响因素。第二磨牙如果早于第二前磨牙萌出,咀嚼功能往

往会向第二磨牙部位转移,第二前磨牙的萌出会受到明显限制。

然而,牙齿萌出的生物钟现象似乎否决这样的观点,很明显,只有在白天咀嚼的时候,咀嚼力才能传导到牙齿上,这段时间,牙齿萌出速度降低,甚至有少量压低。同时,咀嚼力量与牙齿萌出的方向相反,这样的情况似乎提示咀嚼力量是阻滞牙齿萌出的力量,而不是促进牙齿建殆的力量。

3)垂直关系与牙齿萌出

有些研究者认为[9],牙齿在萌出过程中,以升颌肌群相对稳定的重复收缩长度所建立的上下颌关系决定了咬合垂直距离。有研究证实,升颌肌群处于最大收缩力量时,其收缩长度几乎保持固定不变,升颌肌群这个固有的最大力量收缩长度,确定了牙齿萌出的最终位置。牙齿如果不与对颌牙发生接触,会持续不断地萌出,当上下牙齿处于正中殆位时,正好处于升颌肌群固有的最大力量收缩长度,就会停止萌出。

来自于软组织的压力如睡眠时舌体的位置所产生的力量、颊肌的力量,是否是导致牙齿建殆的力量源泉?在正畸实践中,笔者更多的体会是,持续的轻力是移动牙齿最佳的力量,持续的颊肌和舌头的力量控制牙齿的生长,似乎更加符合逻辑。垂直距离与牙齿萌出之间的关系,似乎更好地在另一个侧面说明了这种口腔软组织力量对建殆的调控。

三、牙齿萌出和颌骨发育

1. 牙齿周围牙槽骨和颌骨的伴随发育

很多的证据显示,牙齿正常的萌出是颌骨牙槽骨增长的一种很好的促进因素。某些粘连牙因为局部因素停止了生长和萌出,其伴随的这块区域牙槽骨就会停止增长,而周边的牙槽骨连同牙齿继续生长,久而久之,粘连的牙齿就会出现"下沉"状态。第一磨牙的萌出道总长约为2.5mm,其中有一半左右发生在牙齿建殆和行使功能以后,这种下沉的状态有时候甚至让牙齿重新被牙龈和牙槽骨所覆盖(图2-18)。

低位的牙齿常常伴随着牙槽骨水平的降低,在做正畸导萌措施以后,在牙齿萌出道正常位置,只要正畸力量控制得合理,牙槽骨水平也能得到相应的抬高。

牙齿在正常萌出过程中,牙根尖部位基本保持不动,随着牙齿的萌出、牙根的伸长,牙槽骨也伴随着生长。

2. 下颌升支的伴随发育

牙齿的萌出伴随着颌骨和牙槽骨的发育,牙与骨的生长速度需要互相匹配,骨与骨之间的生长速度也要相互匹配。下颌升支垂直方向的生长量一般与上下牙齿建颌所需的空间相匹配。如果下颌升支垂直方向的生长量跟不上颌骨和牙槽骨的生长量,下颌平面角会变大,下颌骨呈顺时针生长型。反之,如果下颌

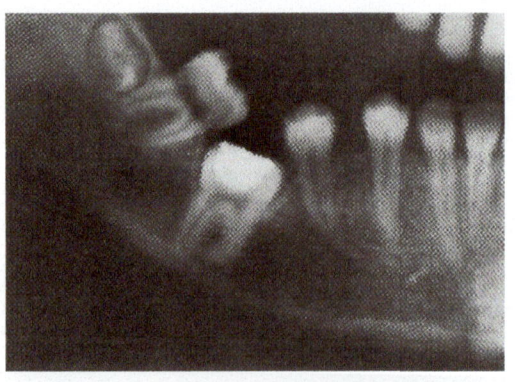

图2-18 牙齿的下沉:随着牙齿的萌出,牙槽骨伴随生长,没有牙齿萌出的部位随着周边牙齿萌出和牙槽骨的生长,逐渐出现牙齿"下沉"状态

升支垂直方向的生长量超过颌骨和牙槽骨的生长量，下颌平面角会变小，下颌骨处于逆时针生长型。

参 考 文 献

［1］William RP，Henry WF，David MS. 当代口腔正畸学.第5版. 王林译.北京：人民军医出版社，2014.
［2］林珠，段银钟，丁寅. 口腔正畸治疗学. 西安：世界图书出版公司，1997.
［3］Scammon RD. The measurement of the body in childhood//Harris JA. The measurement of man. Minneapolis：University of Minnesota Press，1930.
［4］Broadbent BH.A new x-ray technique and its application to orthodontics.Angle orthod，1931，1：45.
［5］Enlow DH，Hans MG. Essentials of facial growth. Philadelphia：W.B.Saundrs，1996.
［6］Björk A，Skieller V.Normal and abnormal growth of the mandible. A synthesis of longitudinal cephalometric implant studies over a period of 25 years.Eur J Orthod，1983，5（1）：1-46.
［7］Marks SC Jr，Schroeder HE. Tooth eruption：theories and facts. Anat Rec，1996，245：374-393.
［8］Risinger RK，Proffit WR. Continuous overnight observation of human premolar eruption.Arch Oral Biol，1996，41：779-789.
［9］Gross MD，Ormianer Z.A preliminary study on the effect of occlusal vertical dimension increase on mandibular postural rest position. Int J Prosthodont，1994，7(3)：216-226.

第三章

口面部功能性运动的发育特点

第一节 吞咽功能的发育特点

一、吞咽活动和吸吮的发育

吸吮将食物置入口腔，吞咽将口腔内的食物置入食管，无论哪种活动，都需要克服重力的影响，运用口腔内的肌肉力量，将食物从某一个可能相对低的位置置入一个相对高的位置。

吞咽活动在胎儿后期开始出现，可以发现胎儿在子宫内吞咽羊水，有些人认为这种吞咽活动可以激发胎儿的自身免疫能力。

1. 婴儿期的吸吮和吞咽

婴儿进食乳汁，起初并不伴有吸吮动作，婴儿口唇轻咬，刺激母乳乳腺导管平滑肌收缩，使乳汁排出。如果体位产生相应改变，将乳汁置入口腔就会显得比较困难，因为刚出生的婴儿没有办法通过肌肉相应的运动控制口腔内气压的变化。

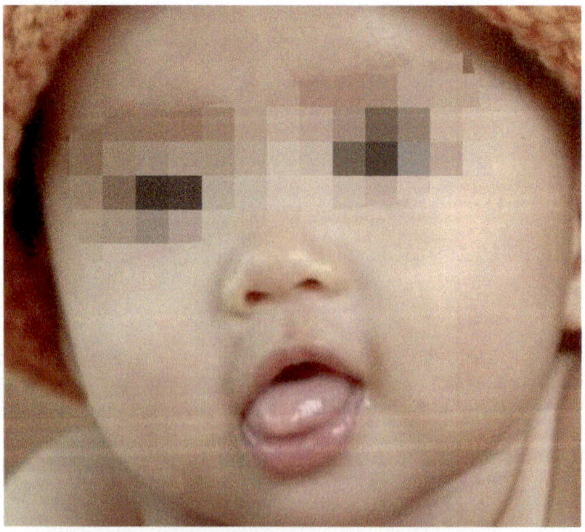

乳汁进入口中后，婴儿舌部的运动也是相对比较简单的，只需要将舌体卷成沟槽状，使乳汁向后流入咽部和食管，在完成该过程中，舌体还需要完成一个关键的动作，让舌尖与下唇紧密接触，以便乳汁能够顺利聚集在舌部，而不是从其余部位任意流动。完成这个动作时，下唇收缩，舌尖前伸，轻轻摇动婴儿时，经常会发现婴儿的舌尖靠着下唇，随着下唇左右移动，就像两者被粘在一起的感觉（图3-1）。这时候舌体后部和咽部肌肉基本不需要更多地活动，不需要在口腔内形成一定的负压。

图3-1 婴儿习惯将舌置于下唇上，好像粘在一起的感觉

第三章 口面部功能性运动的发育特点

2. 吸吮和吞咽的发育趋势

随着婴儿的生长发育，舌部和颊部的运动越来越丰富，咽部肌肉、下颌升颌肌群也要参与活动。

1）形成一定程度的负压

口腔内要形成一定的负压状态，食物才能从低处流向高处，极大地控制不同状态下的吸吮和吞咽运动。要形成一定程度的负压，必须联合多种肌肉运动，形成一个密闭的空间，颊肌、舌肌、咽肌及下颌的运动需要相互协调。

2）肌肉运动产生一定的推力

舌体的肌肉运动，使食物能够沿着比较合理的轨道，用相对合理的速度经过口腔进入食管，像是在蠕动。一般来说，舌尖的运动控制最先发达起来，后部舌体的运动和控制到后期才逐渐成熟。在婴儿期和幼儿期，更多的是将半流质和固体食物卷成食团，将其置于舌体的中部，并且将其向后推送进入食管。婴儿的吞咽活动很少涉及口腔后部，包括舌体后部和腭咽部位，基本依靠舌体前部的运动，以及配合上下唇的活动来完成吞咽活动。

3. 成人型的吞咽

仔细分析成人型的吞咽模式会发现，整个过程相当富有技巧。与婴幼儿吞咽完全相反，成人做吞咽动作时，具备一些固有的特点：

1）唇部肌肉完全放松

完成吸吮动作和啜取食物的动作以后，在做吞咽动作时，唇部肌肉会处于放松的状态，唇部肌肉与婴幼儿时期不同，基本不加入吞咽活动过程中。

2）舌尖抵住上前牙后方的牙槽嵴

成人吞咽时，舌尖不是放在下唇，或者伸出口外，而是大部分抵住上前牙后方，一方面舌尖前顶，给吞咽提供一定空间；另一方面，后牙保持在咬合状态，通常处于最大牙尖交错位，这样的状况可以促使口腔处于一个相对密闭的状态，以利于口腔内负压的形成。

3）依靠舌后部的运动

舌部运动有舌外肌的作用，也有舌内肌的作用，将食物由前向后推送，同时，在腭咽部肌肉的协同作用下，配合气管关闭，咽肌松弛，使咽腔处于负压状态。食物进入咽腔以后，舌和咽部继续合作，关闭口咽腔和气管，由咽部和食管肌肉完成整个吞咽动作（图3-2）。

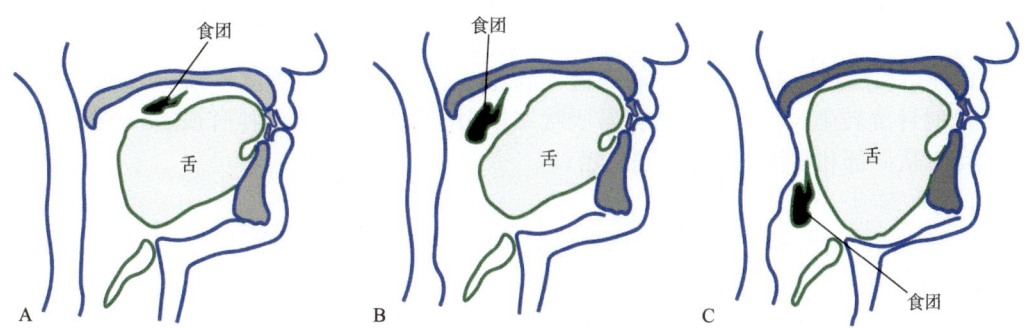

图3-2 吞咽动作

A.吞咽准备阶段：上下唇关闭，正中咬合，气管关闭；B.吞咽口腔阶段：舌外肌收缩，抬高舌背，舌内肌、咽肌松弛，形成负压，将食团向后方挤压、推送、吸引；C.吞咽咽腔阶段：关闭口咽腔，暂停呼吸，喉上升、前移，食管上口张开，食物进入食管

成人型的吸吮与婴儿期吸吮也有一些不同，主要区别在于口腔后部，尤其是与舌体后部的参与程度有关。成人型吸吮负压形成主要依赖舌部位置的变换，以及颊肌的配合运动。婴儿型吸吮主要依赖唇部的力量，也许吸吮拇指、手指或其他类似物体等不良习惯的养成，也是某种唇部肌肉训练的需要。

4.成人型吞咽活动转变异常

一般在7～8岁，婴儿型吞咽活动会逐渐过渡到成人型吞咽活动。

成人型吞咽活动习惯的养成，与吸吮习惯，尤其是不良吸吮习惯密切相关[1]。几乎所有的婴儿都有非营养性吸吮习惯，如吸吮拇指、手指或其他类似物体。随着母乳喂养习惯的逐渐减少，非营养性吸吮习惯会有所减少。吸吮习惯结束后，婴儿型吞咽活动会逐渐过渡到成人型吞咽活动。不良吸吮习惯没有退化之前，幼儿似乎很难转变为成人型吞咽习惯。这可能是因为过多的吸吮习惯使舌体后部肌肉得不到功能刺激，才导致成人型吞咽活动迟迟不能正常建立。

二、异常吸吮习惯与牙𬌗畸形

吸吮拇指或奶嘴的习惯如果发生在乳牙期，很少会发生严重的错𬌗畸形。但如果持续存在，一直延续到替牙期甚至恒牙期，临床上我们观察到的非营养性吸吮习惯，如咬拇指、手指、铅笔，或者咬上下唇（图3-3），引起不同程度的颌骨和牙𬌗发育异常，是引起错𬌗畸形的一个重大因素。

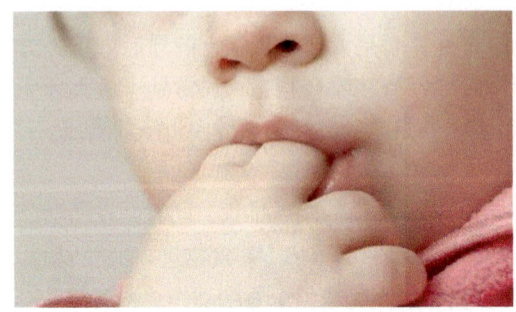
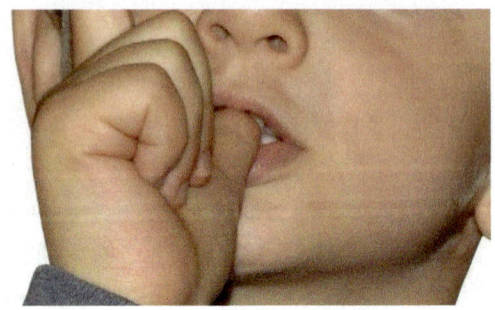

图3-3 异常吸吮习惯

这种错𬌗畸形一般表现为上颌中切牙散开、下切牙舌倾、前牙开𬌗、上牙弓狭窄，以及顺时针旋转生长型。对这种异常吸吮习惯引起错𬌗畸形的解释有很多。一般来说，我们可以从局部和整体两个方面进行解读。

1.局部影响

从局部角度看，异常的吸吮动作容易引起牙弓狭窄和牙齿错位。

1）牙弓狭窄

在吸吮动作时，口腔内长期保持负压状态，颊肌收缩，颊肌的力量导致上颌牙弓狭窄，这是不良吸吮习惯导致上牙弓狭窄的一种解释。

还有一种上牙弓狭窄的解释：在吸吮动作时要求舌体拉直，将拇指或其他物体置于口腔内，舌体被动地压低。根据平衡理论，在上牙弓部位，舌体被压低，颊肌的力量没有衰弱反而增强，上牙弓丧失了舌与颊肌之间的平衡，于是产生狭窄。

异常吸吮习惯导致的上牙弓狭窄，常常呈现在前牙区域，后牙区域的狭窄很多时候并不是很明显。肌肉"平衡"理论的解释能够比较好地解释这种现象。因为异常吸吮时，拇指只挡住了舌头前端部分，并不会影响牙齿的后半部分。

2）牙齿错位

当儿童把拇指或其他东西置于牙齿之间时，通常定位在一个相对固定的位置上，把下切牙压向舌侧，并把上切牙压向唇侧，牙齿的位置能够产生相当大的变化，导致前牙散开和下切牙舌倾。

对前牙开𬌗的解释可能更加复杂一些，当物体置入上下牙之间时，下颌必须保持打开的位置，下颌骨必须向下旋转。这种下颌打开和上下颌分离的状态使后牙过度萌出。后牙的过度萌出使咬合高度抬高，一般会产生开𬌗趋势，因为下颌骨的解剖形态，后牙抬高1mm，前牙咬合打开会达到2mm左右。同时，物体置于上下前牙之间，前牙的萌出应该受到一定的限制，在两者共同作用下，导致前牙开𬌗状态的发生。

2. 整体影响

除局部因素外，我们不能排除一些整体因素对脸型的影响。异常吸吮习惯是整体口腔功能的反映，或者至少会影响整体口腔功能性运动，如咀嚼行为、吞咽行为、呼吸和语音功能，也包括唇部肌肉的运动功能，这些功能的变化，不可能对面部的颌骨发育没有丝毫影响。

因为异常吸吮习惯常常伴随着成人型吞咽活动迟迟无法形成，舌体和口腔后部的功能性活动迟迟无法建立，成熟的咀嚼习惯、相对完善的语音习惯也滞后于同期孩子，导致对颌骨后部的功能性刺激大大减少。在这样的状况下，上下颌骨的后部发育滞后于前部发育，下颌平面角抬高，前牙开𬌗趋势更加明显，伴随着下颌骨呈现顺时针旋转生长趋势。另外，下颌骨后部下颌升支后缘骨质增生减少，前牙骨吸收减少，常常伴随着颏部发育的后缩。

三、异常吞咽习惯和错𬌗畸形

在正畸临床中，人们通常会比较关注舌习惯和舌运动，因为舌的习惯和运动直接影响到口腔各个部分的相关功能性运动，如咀嚼、吞咽、呼吸、语音。舌体的运动和习惯及形态特征，常常是很多口腔错𬌗畸形的诱发因素。吞咽习惯中的"吐舌吞咽"就是一种典型的临床现象，是引起很多错𬌗畸形的始发因素。

在正常成人型吞咽活动中，前文已经述及，舌尖一般会紧靠上颌牙齿内侧，舌头与牙弓、颊肌等同时作用，在口腔局部形成一定的负压。随后，舌体尤其是舌后部的运动将食物推向食管。在这个运动过程中，舌部运动尤其是舌后部的相关运动是整个行为的关键部分。如果舌后部的运动不协调，这样的运动将不能完成。如果不能完成正常的吞咽动作，个体必须形成一定的代偿性运动形式，以完成吞咽动作，这个动作就是所谓的"吐舌吞咽"动作，在婴儿期，因为同样的原因，这样的吞咽习惯大量存在。吐舌吞咽习惯的形成更多的时候只是婴儿期吞咽习惯的延续没有转化为成人型吞咽的一种结果。

舌体后置的情况下，如果舌部肌肉不够灵活，舌后部的组织对食物的吞咽没有帮助，反而会阻碍食物向食管方向运动，很多时候只能通过舌体前伸，解除舌后部组织对食物运动的阻碍。有研究证实[2]，在舌体前伸过程中，舌与牙齿之间并没有压力性的接触，没有这种压力性接触，似乎在口腔内不能形成负压，吞咽效能应该会大大降低。

吐舌吞咽习惯引致的错𬌗畸形，一般会表现为颏部后缩、开𬌗、上下唇松弛、肥厚。大部分时候伴随有颌骨的顺时针旋转（图3-4）。

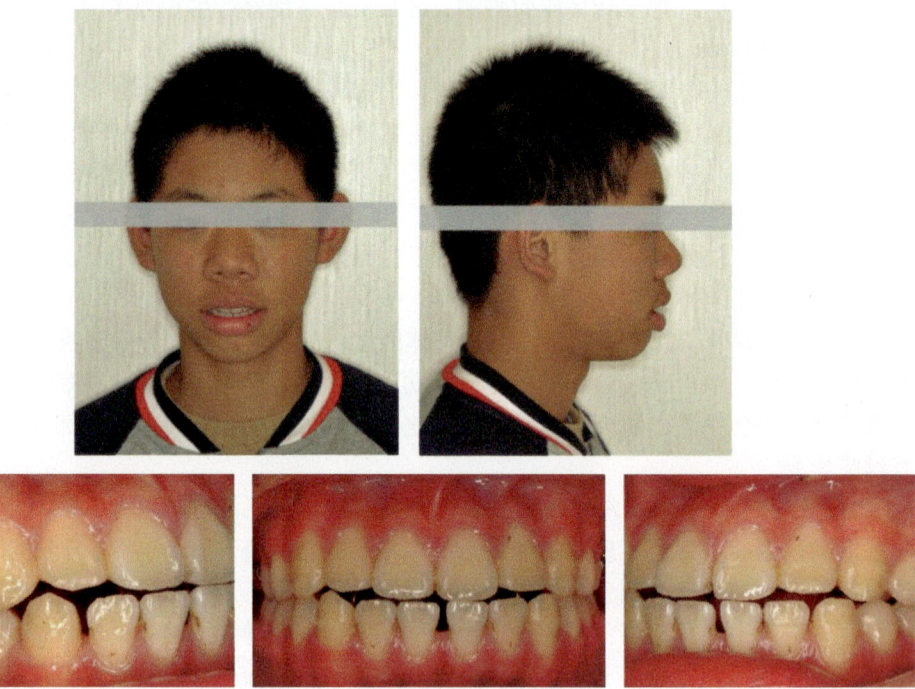

图3-4　吐舌吞咽引起的牙𬌗畸形

上下唇松弛和肥厚可以解释为颊肌的松弛，吐舌吞咽应该是一种非压力性吞咽动作，这样的动作不需要也不能产生口腔内负压，造成颊肌很少参与整个吞咽活动，颊肌的松弛应该是上下唇松弛、肥厚的主要原因所在。

有研究者解释，舌肌的力量破坏了上下牙的肌力平衡，导致开𬌗的产生，但舌体在吞咽运动时与上下牙齿做非压力性接触，好像不能影响到肌力平衡，应该比较不容易解释。将开𬌗更多地解释为一种吐舌习惯的需要，是吐舌习惯的代偿性反应，似乎更加合理，因为只有在开𬌗状况下，舌头的吐出才会比较顺利。

与异常吸吮习惯导致的错𬌗畸形一样。吐舌吞咽同样使舌体和口腔后部的功能性活动迟迟无法建立，成熟的咀嚼习惯减少，颌骨后部的功能性刺激大大减少，上下颌骨后部发育滞后于前部发育，下颌平面角抬高，前牙开𬌗趋势更加明显，伴随着下颌骨呈现顺时针旋转趋势。

第二节　发音功能的发育特点

一、人类的语音发音系统

人类的发音器官可以简单分成三个部分：
（1）气流的形成。
（2）声带的振动。
（3）口腔和鼻腔的共振、口鼻腔阻滞部位的振动。

气流从肺部经过支气管、气管，再到声门。在发音时，声门缩窄，气流穿过声带形成一定的阻碍，导致一定频率的声带振动。这个振动的某些频率，通过口鼻腔的共振后放大，形成我们听觉系统能够感知的声音。

（一）元音

声带发出的声波没有经过口鼻腔的阻滞而发出的声音，则为所谓的元音。气流穿过口鼻腔的通道不同，产生不同的口鼻共振腔，人体就会发出不一样的元音。口鼻腔共振腔结构形态主要包含三方面内容：
（1）舌部和腭咽部肌肉运动，导致不同的舌部形态和位置。
（2）下颌张开的幅度。
（3）嘴唇的形态。

其中，舌部形态位置最为关键，通常来说，按照不同的舌部形态和位置，可以来定义不同的国际元音音标（图3-5，图3-6）。各国语言中有些元音发音模式缺如，如英语中的［ae］在中文发音就不存在。

（二）鼻音

有时腭垂打开，腭咽不能完全闭合，气流通过鼻腔溢出，就会形成鼻腔共振模式，形成鼻音。

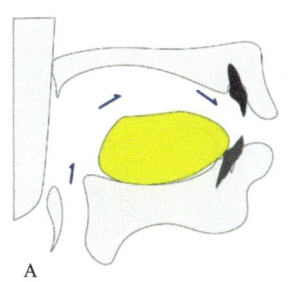 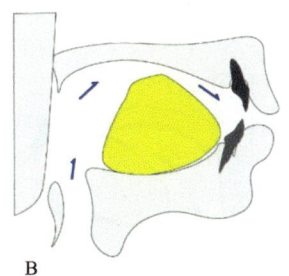 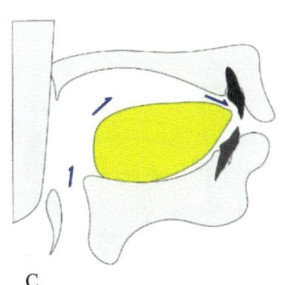

图3-5　发不同元音时，舌位处于不同的位置
A. "a"音；B. "e"音；C. "i"音

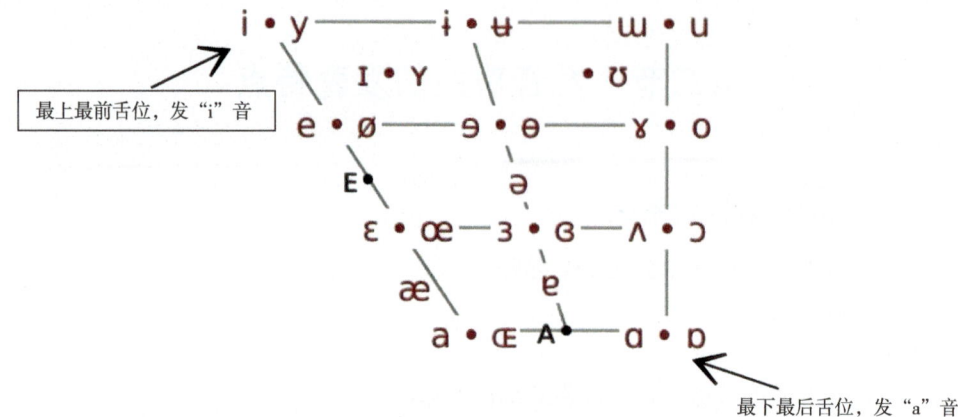

图 3-6　国际音标舌位图：不同舌位和形态定义不同的元音
根据发音时舌位的区别，区别不同的元音

（三）辅音

如果气流在穿过口鼻腔时，口鼻腔在一定部位形成一些阻碍，如上下嘴唇闭合、嘴唇与牙齿接触、舌部与牙齿接触、舌部与腭骨接触，气流在穿过这些阻碍时会形成一定的振动。这些振动的声波释放出来被听觉系统感受到，则为辅音。

1. 阻滞部位

辅音根据口鼻腔组织不同的阻滞部位可以分为唇音、唇齿音、舌齿音、舌腭音、舌根音等（图 3-7）。有时候又以舌接触部位的不同分为舌前音和舌后音。在一些腭咽闭合不全的患者，为了在气流穿过腭咽闭合之前发出声音，会在腭咽部位或更靠后的部位进行气流阻滞，形成典型的腭裂"代偿性发音"习惯。

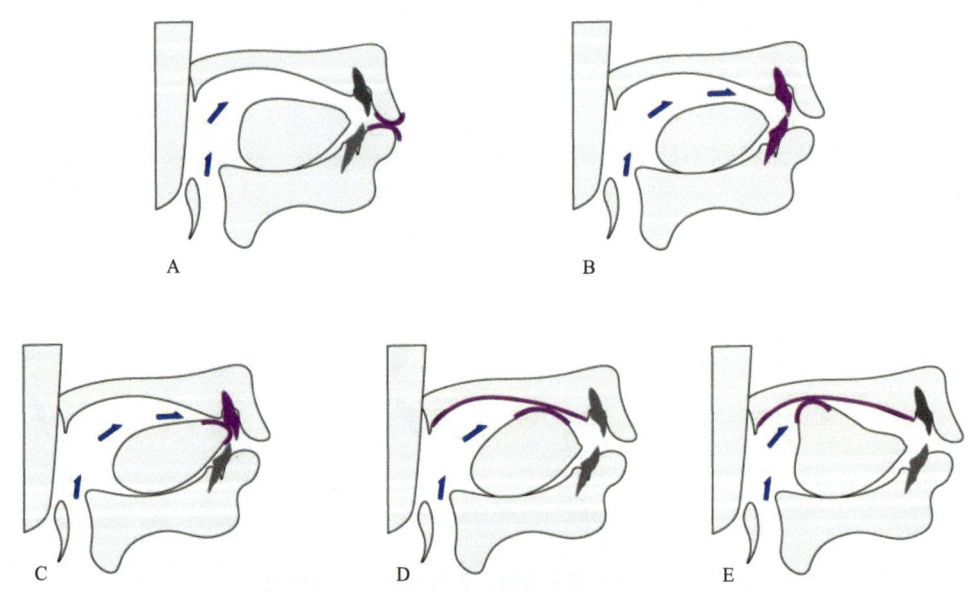

图 3-7　因为气流阻滞部位的不同，分出不同的辅音：唇音、齿音、舌齿音、舌腭音、舌根音
A. 唇音（b、p、m、f）；B. 齿音（s、z、c 等）；C. 舌齿音（d、t、n、l）；D. 舌腭音（j、q、x）；E. 舌根音（g、k、h）

2. 清辅音和浊辅音

声音在口鼻腔形成阻滞时，声带打开，不参与振动，发出来的声音称为"清辅音"；如果合并有声带振动，就称为"浊辅音"。

3. 送气音和不送气音

在发辅音时，气流可以喷出，也可以不伴有气流的喷出，称为"送气音"或"不送气音"，如"b""p"。有时没有气流通过，口鼻腔形成一定的接触，单纯的口腔组织的相互运动也能产生一定的振动，发出一些声音，如舌尖后部与腭前部快速接触以后，马上松开，就能发出"哒哒"的声音。

4. 塞音和擦音

在发辅音时，口鼻腔形成阻滞，如果进行短时间的接触后快速分开，称为"塞音"或"爆破音"，如"b""p"。如果这种接触时间相对较长，形成一定时间的阻滞，气流持续通过，称为"擦音"，如"z""s"。介于它们之间的为"塞擦音"，如"g""h"。

在整个语音发音过程中，神经中枢参与"指挥"，听觉系统发挥反馈、监控、调节的功能，各个发音器官，包括肺、声带、口鼻腔协同作用，形成人类独有的"发音"系统，非常复杂。但这样的发音系统，甚至包括整个语言功能，基本上在6岁以前就能发育完成。

二、声音发育的一般规律

（一）前语音行为

0～3个月：简单发音，发简单的元音，少量韵母。
4～8个月：重复连续音节。
9～12个月：不同音节发育。

（二）不同音节发育顺序

1. 元音

从发音器官层面来说，最关联婴幼儿元音发育的发音器官是舌头，不同的舌部运动的位置和状态构成不同的元音发音模式。婴幼儿会在很短的时间内首先掌握元音的发音，但不同元音的发育都有先后顺序，很有规律。

1）舌面元音早于舌尖元音的发育

舌面元音早于舌尖元音的发育表明舌尖部位的活动晚于舌面部位。舌内肌不需要过多地参与很多舌面元音，主要依靠舌体位置和下颌位置的变化来达成发音，这样位置的移动很多是由舌骨上下肌群来完成的。而舌尖的活动需要舌内肌的参与。

2）低位元音早于高位元音

低位元音是指发音时舌的位置，舌位靠下，与腭部较远。高位元音是指发音时舌位靠上，与腭部较近，需要将舌位上抬。在舌的进化过程中，脊椎动物已经掌握了舌骨体的运动，舌部位置降低大部分取决于舌骨体的下降，将舌位抬高需要更多舌外肌的配合。

3）前元音早于后元音

前元音早于后元音表明婴幼儿较早的时候就能掌握前部舌位上抬的动作，较晚时期才能掌握后部舌位上抬的动作。

4）不卷舌元音早于卷舌元音

卷舌动作需要更多舌内肌的参与，发育较晚。

5）不圆唇元音早于圆唇元音

在起始发音过程中，通过降低舌骨体的位置来改变舌位，并不需要上下唇肌肉的配合，上下唇并不参与发音过程。

2. 辅音

幼儿在相较元音发音稍晚的时候，才掌握辅音的发音方式，几乎所有的辅音发音都需要发挥舌内肌的功能，舌部运动、唇部运动，配合下颌和舌骨体运动，在口腔组织器官中形成气流阻滞部位，才能发出辅音。辅音的发育顺序也遵循一定的规律。

1）塞音和擦音的区别

婴幼儿在更早的时候可以将口音和鼻音分别开来，在较晚的时候才能区别塞音和擦音

塞音和擦音的区别关键在于器官组织形成阻滞的时间长短。婴幼儿在较早的时候就能发挥悬雍垂和咽肌的功能，掌握腭咽闭合。

2）先掌握塞音，然后掌握塞擦音和擦音

婴幼儿通过舌部运动和嘴唇运动，起初不能形成长时间的阻滞。较晚的时候才能自如控制阻滞时间，形成较长的阻滞时间。表现在发音上，就是塞音先于擦音发育。

3）前辅音先于后辅音

婴幼儿首先通过嘴唇的运动，在嘴唇部位形成阻滞，发出唇音，如"b""m"，继而发出舌齿音或唇齿音，最后才能掌控舌腭音，尤其是后部的舌根音，如"g""k"等辅音。但在发育过程中，舌根部经常会与腭咽部形成不完全的阻滞，来代替一些舌腭音，表明婴幼儿会在很早的时候掌握舌根部向后运动，这种舌根部的运动应该来源于舌外肌的作用。

4）婴幼儿经常会用不送气音来代替送气辅音

这种现象也许表明气流控制与阻滞部位的控制需要一定的时间才能协调。

三、语音发育和构音模式与口面部形态结构

人类的发声系统与口腔组织内器官组织的发育相辅相成，尤其是舌部运动和嘴唇运动。颊部肌肉的运动也能参与气流的聚集和释放，在发音系统构成中发挥相应的作用。

很早的时候，我们就发现，舌系带和唇系带异常通常会影响语音发育。舌系带和唇系带应该是舌唇部运动的控制组织，这些控制组织发育异常导致运动受限，会影响舌与唇的正常运动，从而影响发音。

人类发音过程中，如果有些音"发声"困难，经常会产生一些代偿性发音，大部分的代偿性发音会被听觉系统鉴别出来，通过纠正发音，逐步趋向正常的发音。但有些代偿性发音并不会产生严重的"发音障碍"，听觉系统可能区别不出来。这样，每个人会形成自己独特的发声"构音"模式。例如"f"音，可以发为纯粹的唇音，也可以发为"唇齿音"，在听觉上不会产生明显的区别。但这种不同的发音习惯模式，应该能影响口唇的发育，特别是上唇，将"f"音发为唇齿音的人嘴唇经常上翘，上唇缩短（图3-8）。而将"f"音发为纯粹唇音的人，通常会有正常的上唇结构。

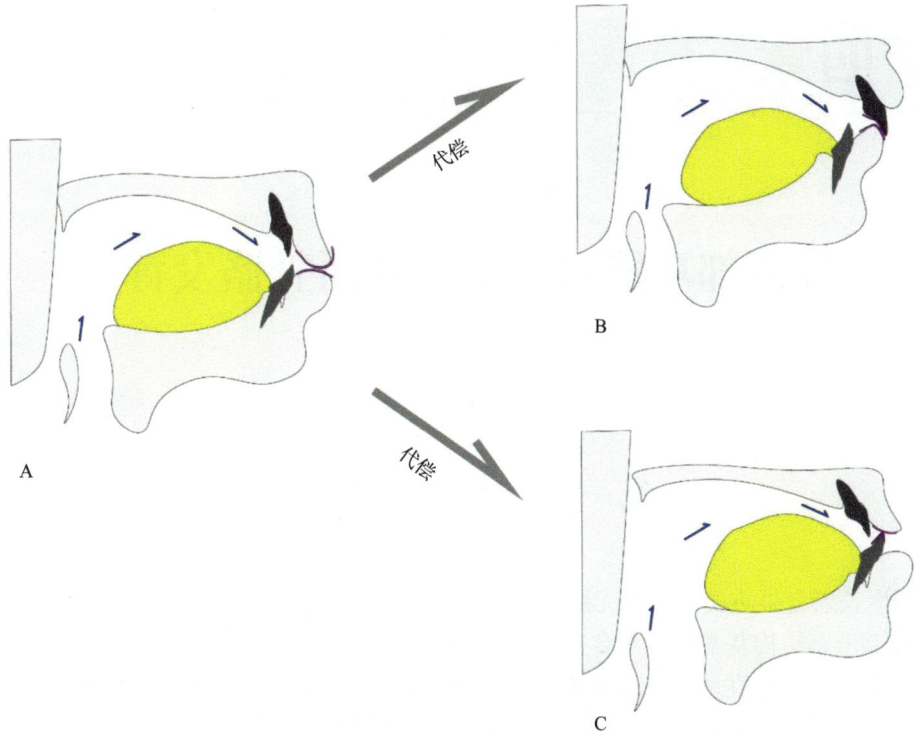

图3-8 上唇较短的个体，在发"f"音时，经常以唇齿音代替唇部发音

A.正常"f"音，上下唇接触，为唇音；B.下唇缘与上切牙接触，发"f"音；C.上唇缘内侧面与下切牙接触，发"f"音

参 考 文 献

[1] Gross AM, Kellum GD, Hale ST, et al. Myofunctional and dentofacial relationships in second grade children. Angle Orthod, 1990, 60: 247-253.

[2] Proffit WR. Lingual pressure patterns in the transition from tongue thrust to adult swallowing. Arch Oral Biol, 1972, 17: 555-563.

第四章

口面部功能性运动与颌面骨骼发育

第一节 生长部位

控制生长发育最重要的因素无疑是基因。无论外部环境和刺激因素如何变化，人类的颌面外部形态结构基本框架不会有很大的变化，这样的基本框架构成了人类颜面部基本形貌特征。在很多直系或非直系亲属中，我们经常发现他们拥有的一些共同的细微形貌特征，使他们看起来很像。这都是基因强有力表达的充分证据。

一、基因控制颅面部生长发育的部位

我们需要了解的关键是：基因通过哪些环节控制生长发育，外部环境因素通过什么样的机制影响生长发育进程。这其中"功能"性因素又是怎样起到"反馈"调节作用的。

有三个理论试图解释基因在什么部位控制颜面部的生长发育：

（1）基因直接表达于骨骼水平，它的作用部位是骨膜。

（2）软骨是骨骼生长的决定因素，基因控制软骨的生长，骨的反应只是继发和被动的。

（3）包裹骨组织的软组织是生长的始发因素，基因表达于这些组织，结合外部因素的影响，共同控制骨和软骨的生长。

长久以来，我们将骨骼主要生长的部位称为生长中心，认为基因直接控制这些部位的生长。后来发现，这样的逻辑似乎不大正确。

1.将生长部位（如骨缝区域）组织移植于身体其他部位，该组织不能继续生长

有研究证实，长骨的骺板明确是长骨的生长中心，将长骨的骺板移植于身体其他部位，其生长潜力不大会被破坏，它将在新的移植部位或培养中继续生长。将颅底蝶枕软骨联合的软骨移植到身体其余部位，也能继续生长，但生长趋势受到一定的限制，没有长骨骺板那么强烈。

如果将上颌骨鼻中隔软骨拿来做同样的实验，结果可能没有那么肯定，近年来有些精确的实验证实，鼻中隔软骨移植以后生长趋势并没有被明显地削弱[1]。

但是，如果将下颌骨髁突软骨移植，其生长潜力基本会被消除，体外培养髁突软

骨，其生长也明显不如其他软骨。将两块骨间的骨缝组织移植以后，该组织就会完全失去生长潜力[2]。

这样的实验结果似乎表明，基因直接作用在这些生长部位，让这些部位生长，不是很正确。

2. 骨缝生长部位对外界刺激有明显的反应

临床工作中，我们经常利用牵拉骨缝来达到促进上颌生长发育的结果，或者压缩骨缝控制其生长，整体矫正效果很确切，尤其是牵拉作用。如果这些骨缝间组织直接受控于基因，外部刺激力量应该对其生长的影响十分有限。

3. 髁突颈部骨折导致下颌生长发育障碍

髁突颈部是个相对脆弱的区域，当颌骨的一侧或下颌颏部受到外力的冲击，常常导致髁突颈部骨折。如果按照长久以来的观点，髁突作为下颌骨的生长中心，受到这样的撞击和损毁，势必会导致下颌骨产生严重的发育障碍。有些临床结果证实了这样的猜测[3,4]，有15%～20%的儿童在髁突发生骨折移位以后，会出现下颌骨发育受限的情况，很多人产生小颌畸形，可能需要大型的外科颌骨整形手术才能恢复理想的下颌骨形态。

但似乎很难解释，其余80%及以上的髁突骨折儿童为什么下颌骨发育没有受到明显的限制？有一种解释可能更加合理：髁突颈部骨折以后，损伤部位产生软组织创伤，或者损伤区域反应性瘢痕增生，导致下颌骨运动受限，这种长时间的功能受限引起下颌骨发育异常。如果软组织损伤不是很严重，颞下颌关节功能受限控制在可控的范围，或者及时痊愈。这种损伤最后并不会导致严重的下颌骨生长发育障碍。

上述的事实似乎能够表明，我们长久以来所认可的这些生长中心，如颅颌骨间骨缝、下颌髁突软骨等，只能称为生长部位，不是生长中心，因为基因不能直接通过控制这些组织主导生长。

二、生长功能基质理论

1. 软骨并不是颌骨生长发育的决定因素

基因到底通过什么样的方式控制颌骨发育的呢？

20世纪60年代，Moss[5]提出功能基质理论的概念。他承认，在人体的长骨及其他一些部位，基因直接作用在软骨部位，通过控制软骨的生长，间接控制长骨的生长发育。但是他认为，下颌骨髁突软骨及鼻中隔软骨并不是颌骨生长发育的决定因素，基因并不直接控制这些区域。颌骨生长发育只是功能的需要及神经营养影响的反应。

2. 口腔功能需求是颌骨生长的控制因素

换句话说，颌骨生长成什么样子和形态，只是一种功能需要。口腔软组织行使功能，给这些生长部位一定的刺激反应，这些生长部位受到这样的刺激，做出适当的反应，就导致了颌骨一定的生长和发育。

颅骨的生长很好地说明了骨骼生长的这种观点。大脑组织生长，产生一定的压力给颅骨，颅骨根据这样的压力刺激生长发育，如小脑畸形，当脑很小时，颅骨也比较小，形成小头畸形。在有些脑积水的患者，脑脊液回流障碍，导致脑脊液潴留，颅内压就会升高，升高的颅内压一方面压迫脑组织，使脑组织萎缩，导致智力受限；一方面刺激颅骨生长，有时候其颅顶超乎寻常地生长，甚至达到正常颅顶的 2～3 倍大小（图 4-1）。眼窝内软组织也是这种理论的一种诠释对象，大眼睛可以造就大的眼窝，小眼睛同样会有合适其大小的眼窝适应它，一些眼部肿瘤，其眼眶会达到正常人的数倍大。

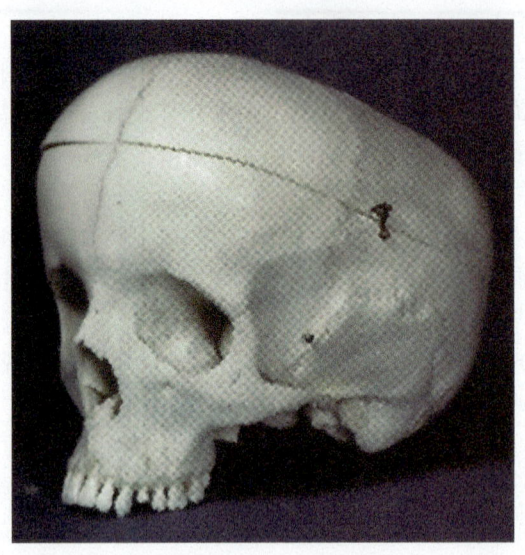

图 4-1　颅内压增高患者的颅骨：随着软组织生长和发育的异常，骨骼发生反应性生长

对上下颌骨来说，其形状和大小同样是口腔功能需要的反应性生长。口腔的功能包括咀嚼、吞咽、吸吮、呼吸、语音、表情，这些功能需要会导致颌骨产生适应性生长。很大的可能性是，基因通过控制神经介质或者软组织，产生一些每个人特有的功能行为特征，这些功能行为特征促使颌骨适应性改建，最后形成每个人某种固有的面型结构和特征。

三、颌骨生长控制因素的复杂性

上述这样的骨骼生长机制似乎也不是绝对的。临床上，早期施行了腭裂手术的患者经常会并发上颌骨发育受限（图 4-2），而不进行腭裂手术的患者常常会取得正常的上颌骨发育状态。这可能是因为腭裂手术破坏了上颌骨后部上颌结节处的生长部位，导致上颌发育受限。

无论如何，所有促使颌骨发育的源动力，包括基因直接控制或功能性刺激控制，都会作用于颌骨的这些生长部位，这些生长部位也是控制生长发育的一个关键环节。

我们不能排除基因直接控制骨骼、软骨或骨缝间组织，引导上下颌骨的生长发育，不能否认这些生长部位在颌骨生长发育中的关键影响。但越来越多的研究表明，软组织的生长会很大程度上引导骨骼的发育。从另一个层面看，一些功能性因素，或者功能性要求，如咀嚼、吞咽、呼吸、语音等，会介导上下颌骨的生长发育，从而形成每个人独特的面型结构及牙齿排列形状。

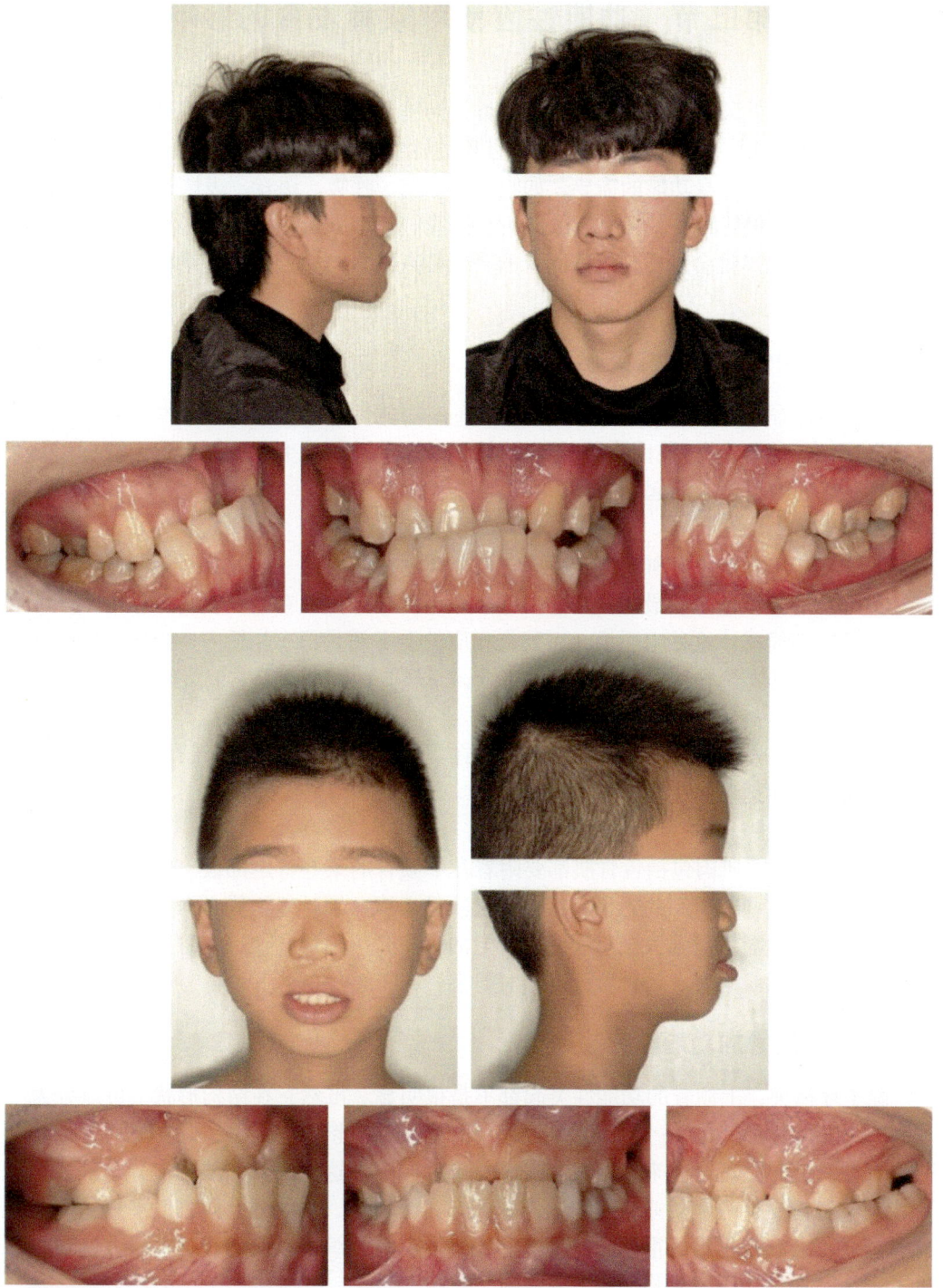

图4-2 早期进行了腭裂手术的患者并发上颌骨发育受限,虽然经过上颌前牵引治疗,但还是能察觉其上颌发育不足

第二节　功能性因素对颌骨发育的影响

如果我们从更深层次来思考问题，人类如何进化出这样和那样的控制颜面形态的基因？换一个角度说，基因的形成是否带有目的性？人类颅面部的这些结构、形态、特征，是否为了满足自身功能的需要，如咀嚼、吞咽、呼吸、语音、表情等。

这是一个大胆的假设，几乎无法证明。但我们仔细分析颜面部的形态结构，以及它们的生长发育规律就会发现，口腔固有的功能特点确实与它们的某些结构形态有着千丝万缕的联系。

一、下颌骨的功能性突起

将下颌骨看成一个下颌体中心，其伸出一些功能性突起，这些功能性突起包括"牙槽突""髁突""肌突"（肌肉附着的骨性部位）。这些功能性突起有利于我们解析功能性因素在生长发育过程中所起到的作用。

1. 牙槽突

牙槽突连结的是牙齿和牙列关系，它与上颌骨的牙槽突一起，共同行使口腔咀嚼功能，这个功能应该是口腔最主要功能单元。牙齿和牙列关系在咀嚼食物过程中，逐渐形成固有的咀嚼模式，这种咀嚼模式需要有相应的上下颌骨形态相适应，当然，相应的上下颌骨形态势必能影响特定的咀嚼模式形成，下颌骨的牙槽突是它们之间的连结机构。

2. 髁突

髁突是下颌骨相关运动的策动发源地，在其周围附着有很多组织结构，都是围绕着它的相关功能性运动而存在的。

3. 下颌骨肌突

大部分的咀嚼肌肉包括舌骨肌都要附着在下颌骨的某些特定部位，促使下颌骨产生相应的运动。这些软组织的力量直接作用在颌骨组织，颌骨组织势必需要做一些适应性改建。例如，咀嚼力量强大，咀嚼肌附着点的骨质必须越加坚硬，同时更加膨大；咀嚼力量弱小，咀嚼肌附着点的骨质可以相对弱小。

二、上颌骨的功能性突起

除了牙槽突，上颌骨的功能性突起都不是很明显。虽然它在结构形状上可以分为一个体部和四个突起，但每个突起似乎没有相对应的功能，也很少有明显的肌肉附着部位，这些突起只是联合起来，组成了一个特定的腔隙，这些腔隙的功能十分有限，气道周围的骨组织支持呼吸功能，或者一部分语音共振功能。其中的上颌窦似乎只是促使上颌骨骨质不会有特别重的重量，或者这样的上颌窦腔组织可以有效缓解咀嚼力量对脑部的冲击，其他的功用好像并不是十分清晰。

那么，上颌骨的骨质生长取决于什么因素呢？临床上，我们可以施加外力促使上颌骨生长在一定的年龄，效果还十分确切。但我们似乎很难通过改变某些功能性因素，来控制和影响上颌骨的生长和发育。有些上颌骨发育先天不足的个体，遗传性还特别明显，基因到底是通过什么样的方式控制上颌骨发育的呢？

当然，咀嚼力量像下颌骨一样，同样会作用于上颌骨，但因为上颌骨的咀嚼肌力量附着比较少，我们很难了解咀嚼力量是怎样影响到上颌骨形态结构的形成的。有可能上颌骨形态结构的形成很大程度上取决于下颌骨和下牙列的形态结构。在乳牙期进行反颌矫正，能够很大程度上减少上颌骨的发育受限状况。而同样，乳牙期的反颌经常会阻碍上颌骨的正常发育。在适当的年龄，上颌骨的牵张和牵引治疗一般会取得比较良好的效果，从一个侧面反映出上颌骨的发育更多的是一种被动反应。

三、口腔功能性运动发育特点

人体口腔功能发育过程有一个共性的特点，无论是咀嚼、发音、吞咽，甚或是表情，都是先从口腔前部开始，慢慢地将这些功能转移到口腔后部。这些特点与骨骼生长发育的特点相符合。

1. 吸吮运动

出生时，依靠嘴唇的吸吮吸收食物，口腔前部的上下唇和舌尖部最先发育，舌后部和口腔后部的活动只是一种被动的适应状态，只需要形成食物摄入的一个腔道。

2. 吞咽活动

成人型吞咽活动，嘴唇放松，牙列一般处于正中颌位，组成一个相对密闭的空间，通过咽肌和颊肌的配合辅助，形成负压空间，舌后部做相应推送运动，将食物推送入食管。而幼儿和婴儿的吞咽活动相对简单，其注意力集中在口腔前部，有很多唇部肌肉和舌尖部的配合，有些个体不能顺利地过渡到成人的吞咽模式，往往形成吐舌吞咽的模式。

3. 牙齿萌出顺序与咀嚼模式变化

牙齿的萌出是一个延续很多年的过程，配合咀嚼模式的变化，也遵循从口腔前部逐渐过渡到口腔后部的过程，乳切牙在牙槽骨的最前端最先萌出，然后逐步萌出乳后牙和乳尖牙，在6岁左右，开始在所有乳牙的后部萌出第一恒磨牙，将主导咀嚼功能转移到口腔后部，开始替换乳前牙，以恒切牙建立常规的前导，逐步形成成人化的咀嚼习惯模式（在后面的章节中，我们会详细介绍成人化咀嚼模式的特点及前导的功能），随着第二恒磨牙和第三恒磨牙的形成，整个牙齿的萌出过程完成，建𬌗完成，最终形成成人化咀嚼模式。

4. 语音功能的发育

语音功能的发育涉及发音器官、听觉系统及大脑中枢的调节，其中发音器官的发育和完善发生在出生以后很短的时间。整个过程也基本遵循从口腔前部转移到口腔后部的特点。口腔前部嘴唇发音功能最先完善，唇部发音中的辅音"b""m"最先发育，元音中的低位元音、不需要舌部很大配合运动的前元音和舌面元音"a"最先发育，所以，几乎所有的人都最先发出这两种辅音和元音的结合——"ba""ma"，成为几乎全人类比较通用的爸爸、妈妈的称谓。随着舌部活动逐渐丰富和发育，在语音发育的最后阶段，才能正确发出舌后部与后腭接触的舌腭音，如"g""k"等音。

四、功能性运动对颌骨发育的影响

1. 颌骨发育伴随功能发育的特征表现

上下颌骨在很多时候呈现前面骨吸收的状态，上下颌骨后面部位包括上颌结节、下颌骨后缘，也包括下颌升支、髁突，随着年龄的增长，呈现显著的增长。这种增生和吸收的时间段与功能性活动演化过程基本吻合。

下颌体发育的特征也在很大程度上符合咀嚼活动的功能演化。整个咀嚼活动从早期的前部咀嚼，逐步过渡到后牙行使主要的咀嚼功能，前牙为主要行使调控咀嚼的器官（详见第七章）。下颌体后面部分垂直方向的增长量大于前面部分的增长量，在下颌体上面部分，因为更加接近牙齿的咀嚼部位，这种前后发育不一致的趋势显得更加明显。

2. 颌骨生长型与功能发育的关系

如果在发育过程中，因为各种原因如舌部发育滞后、后牙萌出障碍、成人型吞咽发育滞后，咀嚼等功能没有很好地从口腔前部转移到后部，口腔前端部位骨骼吸收少，后部的骨骼生长慢，下颌平面角就会呈现比较高的趋势。同时，后牙的咀嚼力相应弱化，整体咀嚼力量会相对较弱，下颌骨呈顺时针旋转趋势。

在这种顺时针发育趋势的状况下，下颌体后缘骨质增生不足，前面骨吸收减少，颏部一般呈现后缩的状态。

反之，因为各种原因，如舌部超前发育、后牙提早萌出、成人型吞咽习惯发育超前，咀嚼等功能提早从口腔前部转移到后部，口腔前端部位骨骼吸收多，后部的骨骼生长快，下颌平面角就会呈现降低的趋势，后牙的咀嚼力相应强化，整体咀嚼力量会相对较强，下颌骨呈逆时针旋转趋势。

在这种逆时针发育趋势的状况下，下颌体后缘骨质增生明显，前面骨吸收增加，颏部一般呈现凸出的状态。

【小　　结】

一、关于颌骨发育

（1）在发育早期，颌骨的发育源动力为颅骨的"带动"生长，上颌骨先被带动，下颌骨的"带动"效应较弱。

（2）上颌骨的发育很大部分来源于骨缝间增生，下颌骨的发育很大部分来源于髁突软骨增生。

（3）上下颌骨另外一个较大的源动力来自后部骨增生，上颌骨为上颌结节，下颌骨为下颌升支后缘。

上下颌骨发育总的趋势是：前面骨吸收，后面骨增生。

（4）下颌骨垂直方向不同部位的生长量决定了其生长型，也在很大程度上决定了颌面部骨骼的生长型。

二、关于牙齿发育

(1)牙齿的萌出从前牙开始,逐步过渡到后牙,在替牙期,通过第六磨牙的先期萌出,使这样由前先后的总体萌出顺序不被打破。

(2)牙齿萌出和建𬌗似乎更多地来源于基因控制,具体控制环节和控制因素有待进一步研究。

(3)牙齿的萌出与颌骨的发育、整体骨骼生长型的发育有很大关系。

三、关于功能发育

(1)吸吮活动在很小的时候就形成,长时间的不良吸吮习惯在成人型吞咽模式形成后逐渐消失。

(2)成人型吞咽习惯的转变,很有可能取决于舌部活动的发育,尤其是舌后部活动的增加、舌后部运动成熟促进吞咽活动的成人化。不良的吸吮习惯常常导致成人型吞咽习惯不能很好地建立。

(3)发音活动的发育很大程度上取决于舌部发育状态,舌骨体的活动早于舌外肌,舌内肌的发育最晚,舌后部的发育晚于舌前部的发育。

(4)吸吮、吞咽、发音发育异常及口呼吸功能状态,经常引起颜面部硬组织和软组织结构的异常。

四、关于生长型

(1)吸吮、吞咽、呼吸、语音等功能发育能够影响骨骼生长型的形成。在促成颌面部硬组织结构的形成中有所影响。

(2)口腔功能主体从口腔前部到口腔后部,与颌骨发育的前面骨吸收、后面骨增生吻合,预示着它们之间有关联。

(3)口腔功能主体在从口腔前部到口腔后部的过渡中,发育状况滞后和提前,很大程度上影响颌骨骨骼生长型的形成。

参 考 文 献

[1] Copray JC. Growth of the nasal septal cartilage of the rat in vitro. J Anat,1996,144:99-111.

[2] Delatte M,von den Hoff JW,van Rheden RE,et al.Primary and secondery cartlages of the neonatal rat:the femoral head and the mandibular condyle. Eur J Oral Sci,2004,112:156-162.

[3] Gihuus-Moe O. Fracture of the mandibular condyle in the growth period. Stockholm:Scandinavian University Books,Universitatsforlagets,1969.

[4] Lund K. Mandibular growth and remodeling process after mandibular fractures:a longitudinal roentgencephalometric study. Acta Odontol Scand,1974,32(64):3-117.

[5] Moss ML. The functional matrix hypothesis revisited. Am J Orthod Dentofac Orthop,1997,112:8-11,221-226,338-342,410-417.

第二篇

咀嚼功能

第二章

研究方法

第五章

咀嚼器官的功能要求、结构形成、发育特点及组成

一、咀嚼器官的功能要求

咀嚼系统是一个繁杂的系统，由颜面部甚至其周围的颈肩部骨骼组织、牙齿、各种软组织等，通过一系列神经反射的介导，借助于各种调节机制，共同完成咀嚼功能。近年来的研究证实，这样的咀嚼系统通过某种形式影响人的心理、免疫、内分泌等方面的功能。

研究和评价咀嚼系统，称为"殆学"。

纯粹从功能角度考虑，人类的整个咀嚼系统应该能满足以下的一些的目标。

1.嚼碎食物最经济、最有效率的手段

1）根据食物不同的形状、软硬度、冷热特点，相应采取不同的咀嚼部位和咀嚼手段。例如，撕咬、啃咬、研磨等。

2）具有快速反应能力。整个咀嚼过程中，需要人体在最短时间内做出适合的肌肉运动。所以在咀嚼过程中，需要建立比较短的神经回路，处理大量习惯性的咀嚼动作。

3）具有最合理的器官形态和结构。牙齿的形态、结构及排列，牙周组织、颌骨的形态结构，颞下颌关节，咀嚼肌……所有的这些局部和整体的组织结构都需要有一个共同的目标：能够高效完成各种咀嚼任务。

2.最大程度保护自身的咀嚼器官不受损害

人体有很多保护机制及感受器，还有一些相应的结构特点来保护牙齿、关节等组织不受损害。例如，牙周膜内机械感受器、前伸时的后牙脱离机制、侧方平衡等。

3.强大的适应能力

严重的错殆畸形可能不会影响颞下颌关节疾病的发生率；大量的牙齿缺失很多时候通过代偿，不会影响整体的咀嚼功能；口腔的创伤、疾病、肿瘤很多时候也能通过各种代偿机制得到相对较好的结果。口腔正畸、正颌手术等治疗措施，也能通过各个组织器官相应的代偿适应，达到一种新的平衡。这些事实说明了口腔咀嚼系统强大的适应能力。

4.咀嚼功能与其他口腔固有功能能相互协调

咀嚼功能与口腔其他固有功能，如吞咽、吸吮、呼吸、语音、表情等，很多时候共同拥有相同的结构，这些结构需要同时符合上述功能的需要。

5.咀嚼功能与整个消化系统及全身各个系统建立有机联系,以适应生理和心理需要

有研究表明,口腔咀嚼行为与唾液腺分泌、内分泌免疫系统变化甚至人的心理和情绪都有关联。具体是什么样的机制导致了这种关联性,还缺少有效的分析。

二、咀嚼器官的结构形成与发育特点

很少有研究来揭示各个年龄段咀嚼活动的特征性表现。可能是因为咀嚼活动的研究参数比较少,收集有关咀嚼活动的数据又十分困难,没有更多的数据分析支撑,很难对咀嚼活动进行定量分析。当然,也许更多的原因是,大多数专业学者并不觉得对咀嚼活动的有效分析很重要,对临床治疗进程并不会产生多大帮助。

但显而易见,咀嚼活动是口腔组织器官行使的最重要的一项功能。整个口腔器官组织之所以存在,人类之所以形成目前这样的口面部形貌特征,咀嚼活动的需要也许是一个最重要的理由。

虽然这样的研究比较少,但依然可以粗略地总结出咀嚼活动发育的几个特征性表现。

(一)咀嚼主体活动逐渐从口腔前部过渡到口腔后部

乳切牙的萌出保障了婴儿可以进行一定程度的咀嚼活动,通过舌前部、舌尖及上下唇的活动,将食物卷入上下切牙之间,通过开闭口运动及少量的左右活动,完成初步的咀嚼功能。

乳磨牙萌出以后,逐渐开始将咀嚼活动转移到口腔后部,因为之前的大部分时间,舌体的运动集中在前部,舌后部的运动协调性和能力跟不上咀嚼的需要,往往需要上下颌牙齿的配合运动。所以,一般情况下,幼儿开口时将下颌偏向一侧,随着闭口运动,下颌回到正中位置,通过这样独特的动作,配合舌部将食物卷入牙齿咀嚼区域(图5-1)。

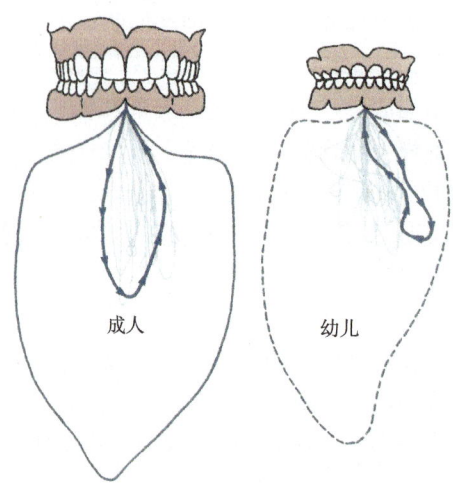

图5-1 咀嚼运动

与成人相比,幼儿咀嚼运动时下颌运动轨迹有两个主要的特点:①下颌先偏向一侧,再回到正中位置(幼儿舌功能较弱,咀嚼时需要下颌牙齿更多地参与活动,帮助将食物推送至相应的位置)。②咀嚼轨迹紊乱,规律性弱(这是因为幼儿咀嚼时还没建立程式化的运动轨迹)

咀嚼主体活动从口腔前部转移到口腔后部后，并不会随着替牙期的到来逆转这样的一个过程。6岁左右，第一恒磨牙在最后一颗乳磨牙的后部首先开始萌出，上下第一恒磨牙萌出，并建立咬合关系，使口腔后部的咀嚼活动更加成熟。之后进行的替牙过程，无论是前牙的替换，乳后牙的替换，都不大会影响口腔后部的咀嚼行为。

（二）从比较单纯的上下咀嚼逐步过渡到上下左右咀嚼

婴幼儿期的咀嚼活动比较简单，以关节的铰链轴运动为主，辅以少量的前伸运动及研磨活动。随着乳后牙的萌出，舌部运动协调性增加，这种上下咀嚼活动方式逐步被左右侧方运动所替代。随着第一恒磨牙的萌出，乳磨牙的替换，第二恒磨牙的萌出，咀嚼活动逐渐成人化，简单的开闭口运动总是伴随着各种不同幅度的侧方运动。咀嚼效率大幅度地得到提升。

（三）从大范围无规律运动逐步过渡到小幅度有节律的咀嚼活动

幼儿期的咀嚼活动规律性比较弱，幅度通常比较大。将食物纳入口中以后，整个下颌可能会大幅度地偏向一侧，过一会儿又偏向另外一侧，整个咀嚼活动似乎非常"自由"，几乎捕捉不到他们的运动规律。随着恒尖牙的萌出，咀嚼活动会越来越"精细"，咀嚼幅度缩小，咀嚼运动经常会有一定的"程式"化控制，富有规律。对有些严重开𬌗患者，或者尖牙异位、缺失的患者，咀嚼活动的幅度可能会减少，但咀嚼过程中的"节律性"似乎建立不起来，会很长时间保持一种"幼儿"式的咀嚼习惯模式，这样的现象似乎表明：尖牙和前牙对于建立成人咀嚼模式至关重要。

（四）幼儿期的咀嚼活动需要更多的"有意识支配"

在大部分的成年人，下颌有节律的咀嚼活动并不能阻止大脑参与更多其他的活动，很多时候可以一边咀嚼一边思考重要问题或跟人聊天。在幼儿期咀嚼时，在听别人讲述、自己思考问题的时候，下颌一般会停止咀嚼活动，似乎代表，其需要更多的大脑中枢参与组织协调这种咀嚼行为。

三、咀嚼器官的构成

很多组织和器官参与到咀嚼活动中，整个咀嚼活动由这些器官和组织完成，也受到这些器官和组织及周边器官组织的限制（如颈椎的限制）。这些器官和组织包括：

（1）颅骨、上下颌骨、舌骨、颈椎骨、肩胛骨、胸骨和锁骨这些骨骼组织。
（2）颞下颌关节，包括它们的盘突组织。
（3）咀嚼肌群、舌骨上下肌群等肌肉组织，也包括部分表情肌。
（4）舌头，包括舌内肌和舌外肌。
（5）控制咽部、腭咽和会厌的肌肉。
（6）牙齿和牙列，包括牙周组织。
（7）神经和血管，以及淋巴组织、内分泌器官，包括各种感受器。
（8）腺体分泌组织和器官。

以现代𬌗学的发展来说，在上述的器官组织中，除了颌面骨骼组织，被当成重点研究对象的一般是颞下颌关节、上下颌骨和咀嚼肌群（包括舌头）、牙齿和牙列，当然，在研究这些组织器官时，不可避免地会涉及咀嚼系统的其他方面，包括神经、血管、腺体，甚至包括内分泌器官。

第一节　颞下颌关节

一、颞下颌关节的特点

人体关节是骨与骨之间的连结机构，一般分为以下三种：

（1）不动关节，纤维组织相互连结，无关节腔，不能活动，如颅骨之间的连结。

（2）微动关节，由软骨组织相互连结，无关节腔，可轻微活动，如肋骨和肋软骨的连结，椎体之间的连结。

（3）活动关节，由滑膜连结，具有关节腔，能自由活动，大部分我们认知的关节为活动关节，颞下颌关节也是滑膜关节。

下颌骨的下颌升支在上部分出两个突起，一个称为髁突，一个称为喙突，其中髁突与颅脑下的颞下颌关节窝连结，组成颞下颌关节。

颞下颌关节中髁突部分形成关节结节，颞骨关节面组成一个关节窝，在关节结节和关节窝之间有一个关节盘的组织，在这三个组织之间包绕有滑膜和腔隙，关节盘将整个颞下颌关节分为关节上腔和关节下腔。有时候很多人把一侧的关节分成两个关节看待，一个上关节，一个下关节。上关节关节盘与颞骨关节面呈现滑动运动，下关节与髁突呈现转动运动，两个关节有时候同步运动，有时候一个运动，另一个不运动（图5-2）。

颞下颌关节作为人体中的唯一双关节结构（两侧颞下颌关节通过下颌骨连成一体），是策动所有咀嚼运动的始发器官，具有一些显著的个性特征。

1. 联动关节

颞下颌关节的关节头来自于同一块骨骼——下颌骨，所以，所有一侧关节的运动势必影响到对侧，有时候我们必须把两侧关节，包括每侧关节的两个关节，统一看成一个关节。

2. 多个瞬间运动轴

人体其他关节很多只有一个运动轴，只能做一个方向上的运动，如指间的屈伸运动；有些关节有多个运动轴，可以在多个方向进行复杂运动，如髋关节、肩关节。

而颞下颌关节是双关节，可以分成四个关节，每个关节都能形成一个运动轴，并且运动轴之间的转换非常快，从理论上说，颞下颌关节可以形成无数个瞬间运动轴心。

3. 颞下颌关节连结整个𬌗部结构

颞下颌关节连结的下颌骨呈特有的"L"形，下颌体牙槽突联动牙齿和牙列，关节运动除了受肌肉、韧带、关节结构等因素控制以外，还受到牙齿、牙列结构的影响，甚至某个牙齿的某个关节面有少量的突起，也会影响整个关节运动。

第五章 咀嚼器官的功能要求、结构形成、发育特点及组成

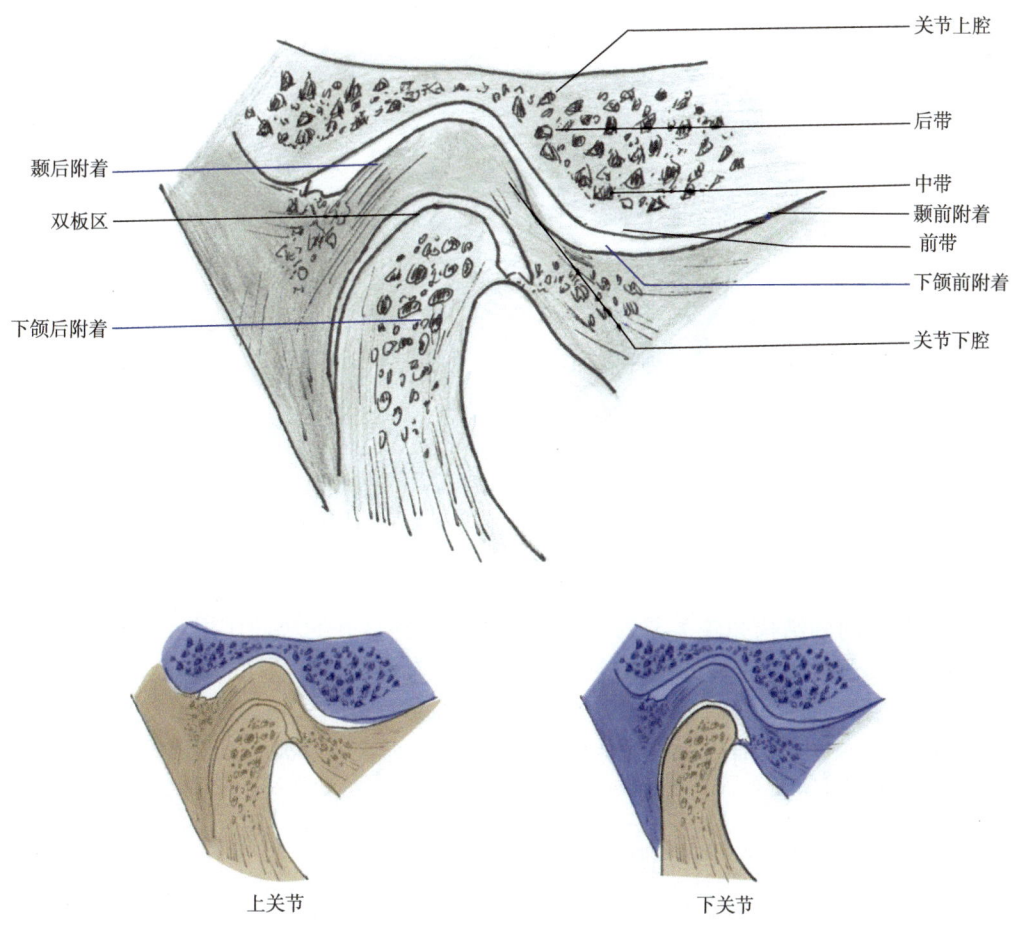

图 5-2 颞下颌关节

由关节盘分为上下两个关节。盘-窝之间为上关节，通常做滑动运动；突-盘之间为下关节，通常做转动运动

4. 侧副韧带不明显

因为颞下颌关节是两个关节，每个关节的侧向运动受到对侧关节的控制，没有必要由强大的侧副韧带来控制关节的侧向运动。同时，也因为侧向韧带的不完整，导致颞下颌关节的侧向运动有时候显得更加富有活力，侧向咀嚼可以成为发挥咀嚼功能的主要活动方式（图 5-3）。

5. 关节囊松弛

一般来说，关节囊是控制关节运动的一种稳定结构。但这种稳定性会限制关节的活动。颞下颌关节腹侧关节囊由翼外肌插入关节囊，使此处关节囊不完整。上关节的关节囊相对松弛，下关节的关节囊相对致密，保证了关节运动的灵活性和稳定性。

6. 关节窝宽大

颞骨组成的关节窝前面没有明显的界线，关节窝也没有形成典型的窝状结构，关节窝的整个体积远远大于关节结节（约2倍）。这种特点保证了关节活动的灵活性，有时候会丧失一部分稳定性，有些个体经常有关节脱位的情况发生。

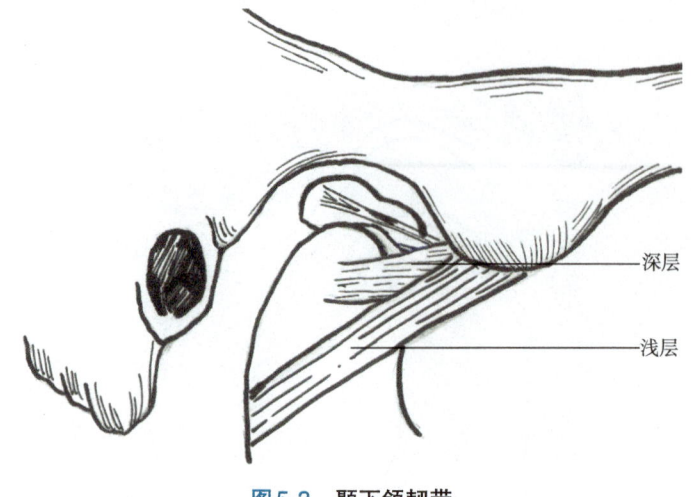

图 5-3　颞下颌韧带

7. 关节盘附有肌肉

关节面之间的结构如膝关节的半月板，能够起到良好的缓冲作用，吸收压力和震荡。颞下颌关节中的关节盘除了缓冲作用以外，还有促进关节活动的作用，所以关节盘的前方附有翼外肌，翼外肌收缩可导致关节盘向前移位（图 5-4）。当然，这种关节盘可以主动移位的特点，有时候会增加关节的不稳定性。临床上经常出现关节盘可复性或者不可复性移位。

二、颞下颌关节的功能运动

颞下颌关节的运动可以分为转动运动和滑动运动。

1. 转动运动

1）水平轴转动

颞下颌关节可以沿两侧髁突的水平轴做转动运动，有时候称为铰链轴运动（图 5-5），为关节的小开口运动，这种转动发生在下关节，可达 12°，下颌下降约 2cm，如果继续下降大开口，下颌升支的后缘可能会碰及颈椎部位，所以，如果需要继续张大口，必须让下颌骨的髁突往前移位——这就是下文所述的滑动运动。

双侧颞下颌关节呈现一定的角度，从理论上说，不可能做到这种水平轴的转动，有一些解释[1]认为：在做这种转动运动时，本质上只是沿着髁突内极的一小块部分做转动运动，并不是整个关节结节，关节窝也只是包绕髁突内极的小块部分，并不是包绕整个关节结节，所以，允许这样的铰链轴运动。

下颌骨髁突向前移位后，避开了颈椎，可再做转动运动，这时候的转动发生在上关节，盘突复合体沿着关节面转动，到关节盘的前带为止。

2）垂直轴转动

这种转动是沿着髁突的一侧做垂直轴的转动，在侧方咀嚼时，一侧关节做转动运动，另外一侧关节却做滑动运动（图 5-6）。在正常的侧方咀嚼时，一般任何一侧关节不会做单纯转动运动，而是会夹杂着一些滑动移动。

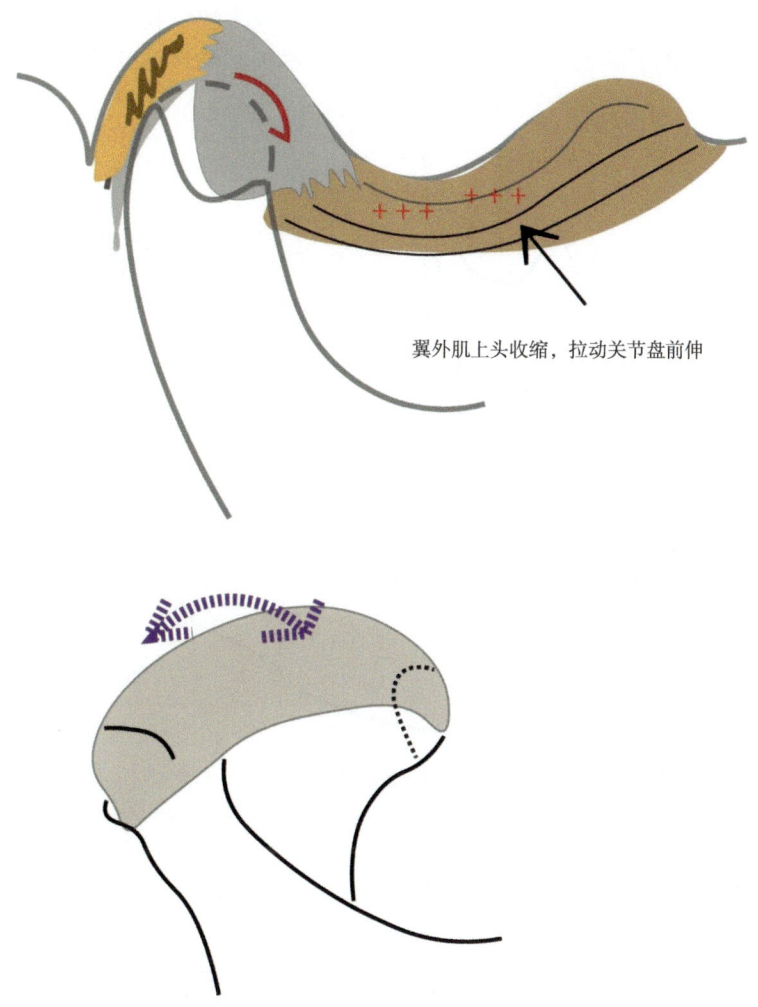

翼外肌上头收缩，拉动关节盘前伸

图5-4 关节盘前端与翼外肌上头通过关节盘前带相连，翼外肌上头收缩，可以牵拉关节盘向前移位

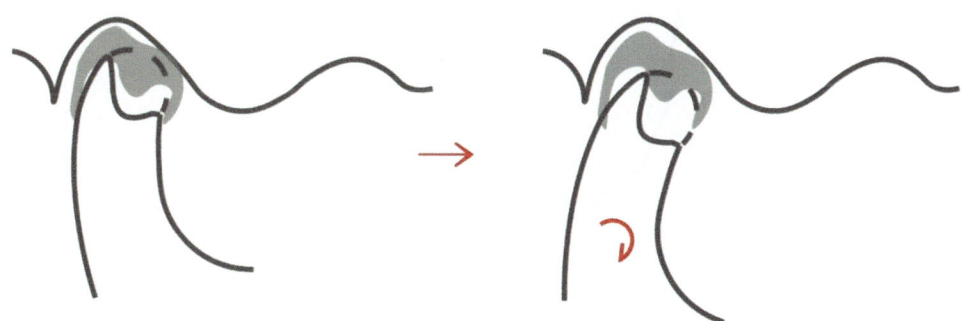

图5-5 颞下颌关节中盘突关节（下关节）转动，产生铰链轴运动，称为小开口运动

3. 矢状轴转动

一侧下颌骨沿对侧髁突矢状轴转动（图5-7）。在咬大块食物时，一侧关节必须向下移动，复位时工作侧下颌上移，这样的过程为髁突沿矢状轴转动的移动方式。

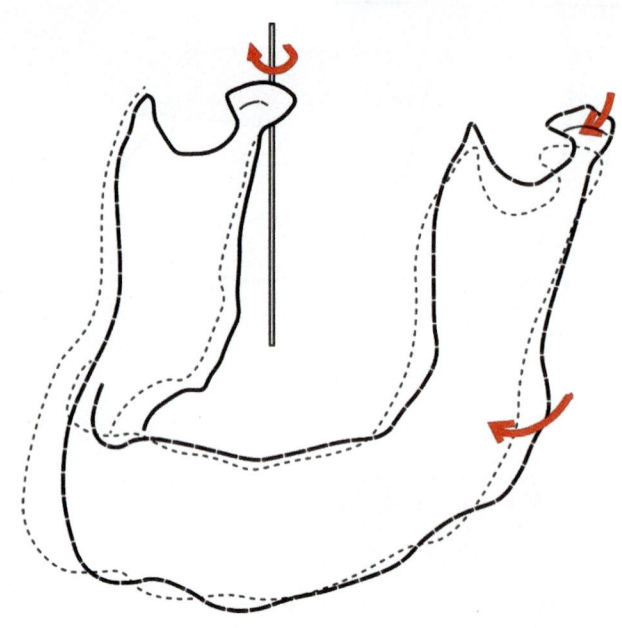

图5-6　垂直轴转动

侧方咀嚼时一侧关节转动，另外一侧滑动，这种转动和滑动被解释为盘窝之间的可让性

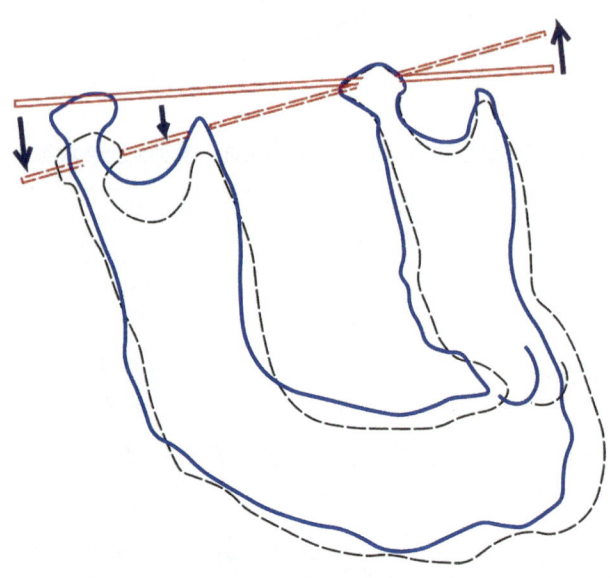

图5-7　矢状轴转动

一侧关节下移，复位时工作侧上移

2. 滑动运动

转动运动可以发生在下关节,也可以发生在上关节,滑动运动基本上都发生在上关节,指盘突复合体相对于关节窝的滑动运动,这些滑动运动发生在关节活动和咀嚼活动的各个层面。

1)开口运动

大张口运动关节做少量的转动运动后,需要前移关节,这个前移过程即盘突复合体相对于关节窝进行滑动移动(图5-8)。当移到一定限度后,下关节可以再做一定程度的转动运动,即所谓的最大开口运动(图5-9)。

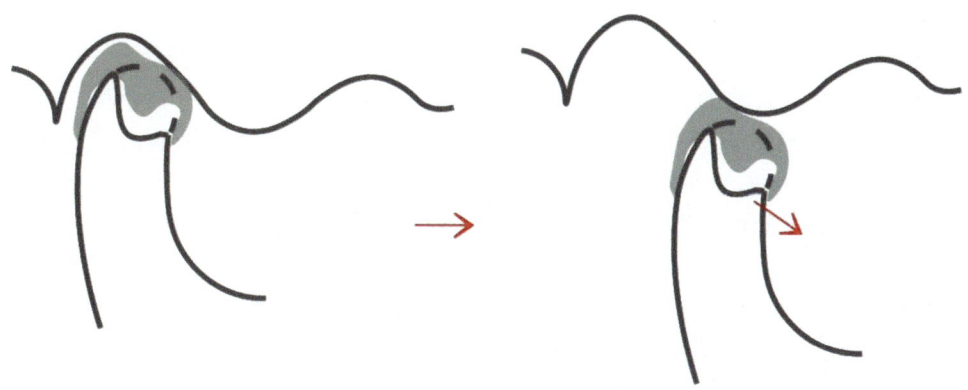

图5-8 大开口运动:盘突复合体相对于关节窝(上关节)进行滑动运动

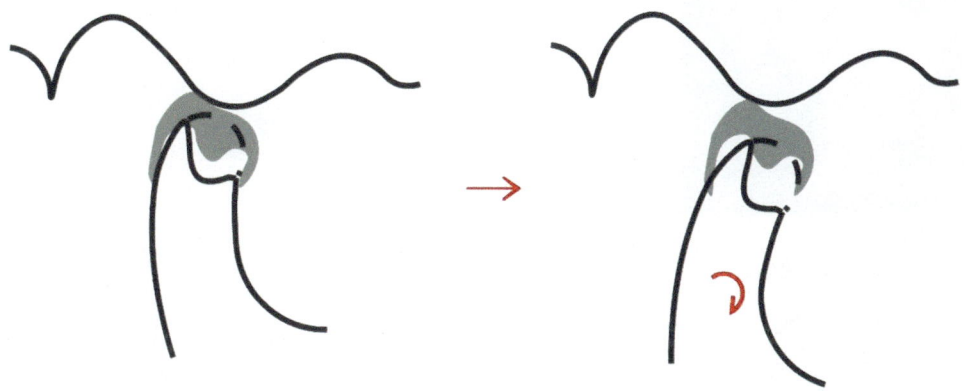

图5-9 最大开口运动:在大开口状态下,下关节(盘突之间)再进行一定程度的转动

2)前伸运动

与张口运动不同,前伸运动盘突复合体沿着关节结节后斜面向前向下运动,颏部不向下向后做相反方向移动,仅做下颌前伸移动,为比较单纯的髁突滑动移动。这种前伸运动受前牙前导的影响,前导决定了其关节的运动方式。

3)侧向咀嚼

侧向咀嚼时,工作侧关节一般以转动运动为主,结合一部分滑动移动,非工作侧关节被牵拉,呈现典型的滑动运动。

4）上下滑动

在关节滑动过程中，可以是前后向的滑动，也可以是上下活动，尤其是咬合大块物件时，关节腔被拉长、扩大，处于很不稳定的状况，这时翼外肌上头可产生强烈收缩，把关节盘的后带最厚处拉向关节间隙增宽的地方，以填补这些空出的空间，增强关节的稳定性。

3. 其他运动

如后退运动，被很多人认为是关节的一种复位运动，最大后退位常常预示着关节的正中关系位置。

三、颞下颌关节的各个组成部分

1. 髁突

从前后向看，髁突的形状有点类似一个倒三角体，该三角体有三个极，内极位置偏高一点也往后一点，外极位置偏低一点、往前一点，这两个极的高低与水平线大概成20°。内外极连线与对侧髁突内外极连线，向内向上相交于枕骨大孔前缘，成145°～160°。髁突的颈部是三角体的下极，其往下延续就是整个下颌升支。

三角体的顶部是一条横嵴，从前向后看，这条横嵴并不是一条直线，中间凸起，将整条横嵴分为内外两个斜面，内斜面短一些，外斜面长一些（图5-10）。

从侧面看，以横嵴为界，也分为两个斜面，后面是后斜面，前面称为前斜面（图5-11）。

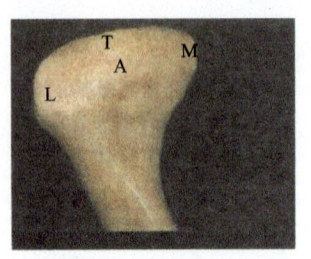

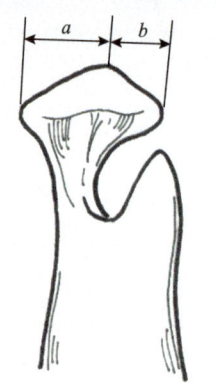

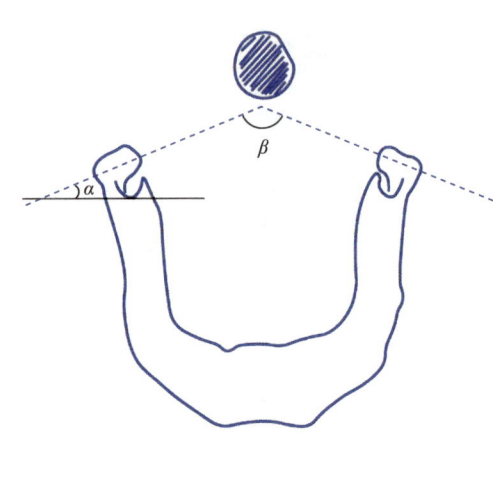

图5-10　髁突的解剖（前面观）

髁突前面观；髁突呈倒三角体；横嵴中央突起，分为内外侧两个面，外面（a）>内面（b）。内极（M）偏高，外极（L）偏低，内外极连线与水平面α成20°左右；内极偏后，外极偏前，两极连线相交于枕骨大孔前缘，成145～160°（β）

T：横嵴；A：前斜面

第五章 咀嚼器官的功能要求、结构形成、发育特点及组成

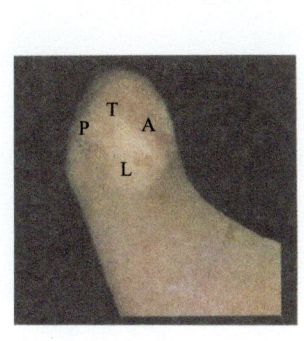 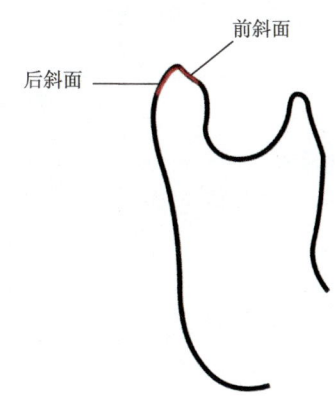

图5-11 髁突的解剖（侧面观）：横嵴（T）与前斜面（A）、后斜面（P）
L：外极

髁突的表面附着一层纤维组织和软骨组织，这层纤维组织和软骨组织在髁突的前斜面较厚，后斜面较薄。很多研究者将纤维组织和软骨组织分为4～5层组织结构。

（1）关节表面层，为致密的结缔组织和胶原纤维，附有多层的纤维细胞，随着年龄的增长，纤维细胞层数减少。

（2）增殖层，是软骨生长形成中心，有很多的密集小细胞，随年龄增加此层厚度减小。有研究者将增殖层分为浅层和深层，因为深浅两层的形态和功能不大一样，深层更趋向于向软骨细胞转化。

（3）肥大层（软骨层），有许多软骨细胞，青少年期此层细胞分泌软骨基质，随着年龄增长此层变薄或消失。

（4）钙化软骨层，此层有钙化，又称软骨内成骨层。

髁突的纤维软骨终身存在，与长骨骨骺不一样，似乎终身不会丧失生长潜力。

2. 关节盘

颞下颌关节的关节盘类似于膝关节的半月板。关节盘由纤维软骨组成，由致密胶原纤维和少量弹性纤维构成，既有韧性又有弹性。包裹在髁突的表面，呈帽状结构，内外径宽，前后径窄。中间部位薄，周边部位厚，外侧部分薄，内侧部分厚。从前到后一般分为三个部分（图5-12）：

（1）最前面的称为前带，很窄的一条，比较厚，纤维大部分呈前后向排列，也有一些纤维交叉。前缘部分有神经和血管。

（2）前带后面是一块中间带，最薄，胶原纤维和弹性纤维也是前后向排列，有软骨基质或者软骨细胞和软骨样组织，特别致密，没有血管和神经，通常被认为是负重区，容易发生破裂和穿孔。

（3）后带在中间带的后部，为关节盘中最厚的一层，是最宽的一个部分，也以前后向纤维排列为主，有交错纤维，无神经和血管。后带后缘的位置在嵴顶正上方或略微偏后一点最为合理，这个位置可以判断关节盘是否处于正常的位置。

在关节盘的后面有一个所谓的双板区，是关节盘后附着的区域，大部分结构比较疏松，血管和神经分布比较多，容易损伤，关节区的疼痛感主要来源于此。

关节盘的内外侧为致密结缔组织，为坚韧的真性韧带，包裹髁突的内外极，称为内

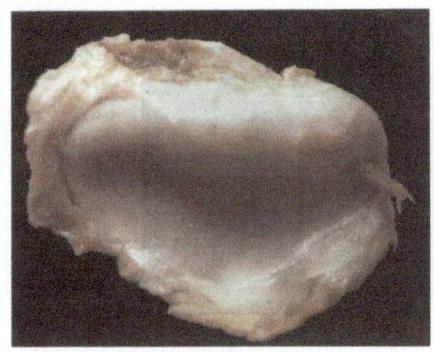
关节盘上表面

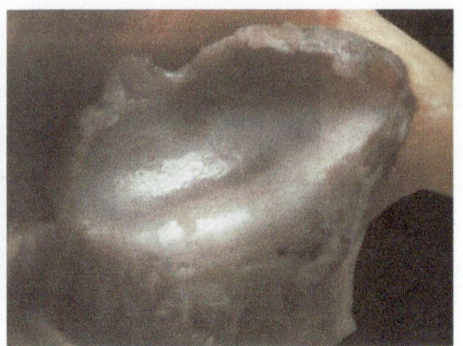
关节盘下表面

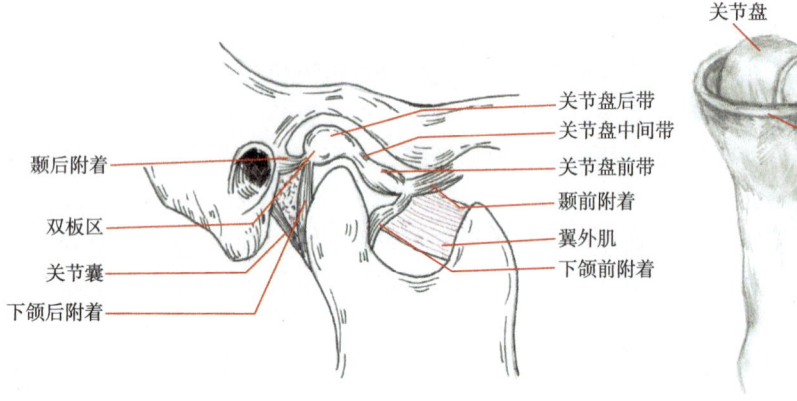

图5-12 关节盘结构

外侧附属韧带（内外侧盘韧带）。

关节盘的前面，一部分附着在髁突前斜面的前端，称为下颌前附着。另外一部分附着在颞骨关节结节的前斜面，称为颞前附着。在两个附着的中间，翼外肌的上头肌腱与它们结合在一起，和关节囊融合，统称为关节盘的前伸部，或称关节盘前区。

关节盘的后面同样同时附着在髁突和颞骨，分别称为下颌后附着和颞后附着。其中的颞后附着富有很大的弹性，允许盘突复合体向前拉伸。

在正常张闭口时，关节盘总是随着髁突在关节窝内滑动和转动，在大开口运动时，关节盘前缘的翼外肌上头松弛，关节盘颞后附着弹性牵拉，关节盘相对髁突向后转动，这时关节盘下颌后附着可以折叠、放松。

3.关节窝和关节结节

颞下颌关节与下颌髁突相对的颞骨鳞部组成关节面，包括关节窝和前方的关节结节。髁突和关节盘可以在关节窝和关节结节部做相对移动。

关节窝呈现一个顶部朝向内、略微向上向后的椎体形状，前面是关节结节，后面是岩谷裂、鼓鳞裂和岩鳞裂（图5-13），从关节窝的形状看，髁突允许向外面和下面移动，向外面移动受对侧关节的限制。

关节结节位于关节窝的前方、颧弓的根部，呈两个斜面，前斜面坡度缓和、斜度小，允许髁突进入前斜面以后顺利返回关节窝，如果斜度过大，使髁突后退回位困难，

第五章　咀嚼器官的功能要求、结构形成、发育特点及组成

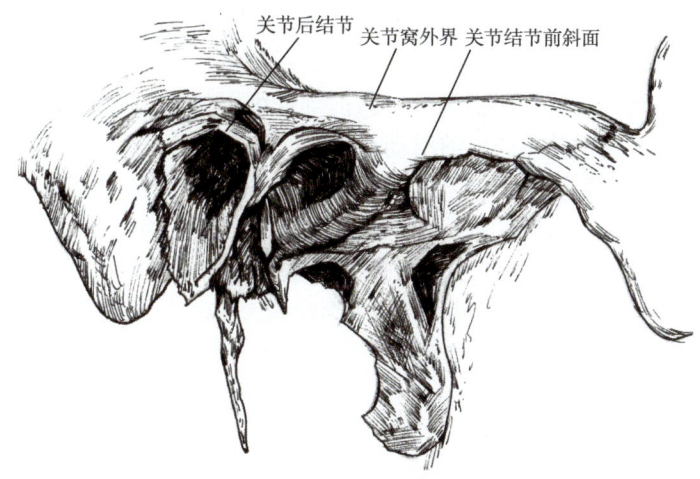

图5-13　关节窝

会导致关节脱位。后斜面组成关节窝的前壁,与髁突前斜面相对,形成髁道斜度,称为髁导。关节结节在出生时是平坦的,有利于下颌的前伸运动,随着牙齿的萌出,咀嚼功能发展,关节结节逐渐形成前斜面和后斜面,老年人又可变得平坦。

髁突可以在关节窝内完全就位。关节窝的顶部骨质较薄,厚度大概只有1.2mm左右[2],但在关节窝前内部分为上颌结节的后斜面,具有比较厚的骨质支撑,有些人认为[3,4],关节所承受的咬合力并不是作用在关节窝的顶部。髁突的内极止动于相应关节窝的最上部分,此部分的骨质能够承受压力,负荷承受的止动点位置十分精确。正中关系时,髁突与关节窝完全就位,在翼内肌的作用下,关节可以承受向内向上向前的力量(图5-14)。

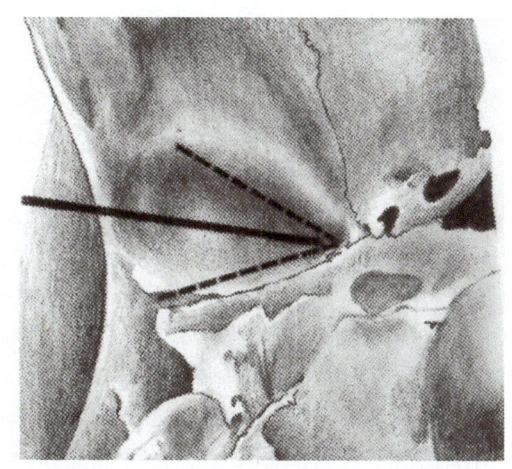

图5-14　关节窝前内部分为上颌结节后斜面,骨质较厚,关节可以承受一定的力量

4. 关节囊和关节韧带

关节囊包裹整个关节,密封关节腔,并形成上下两个关节腔。下关节腔的关节囊比较坚韧,与关节盘的内外侧韧带融合在一起,上关节腔的关节囊相对比较松弛。关节囊附着在髁突颈部、关节结节的前方、颧弓、关节窝骨性边缘及关节窝后方的岩鳞裂、谷

鳞裂。这些附着与肌肉、韧带融合。

关节囊的外层是纤维层，薄而松弛，具有良好的弹性，可以承受外力撕拉牵扯，即使关节脱位，关节囊纤维层也不会撕裂。其前部纤维层与翼外肌肌腱腱膜、关节盘的前附着融合在一起，有利于关节的向前滑动。

关节囊的内层是滑膜层，滑膜在出生时占据整个关节腔，成人以后，很大部分滑膜组织转化为纤维组织，在关节囊的内层和髁突关节面，以及双板区和关节盘的周围存在滑膜，大部分位于双板区的上下面。滑膜为疏松结缔组织，薄而柔韧，富有弹性。被认为具有润滑、营养、细胞吸收和部分屏障作用，很多时候，还可能与关节的免疫应答有关[5]。

关节囊的韧带一般分为囊内韧带和囊外韧带（图5-15）。

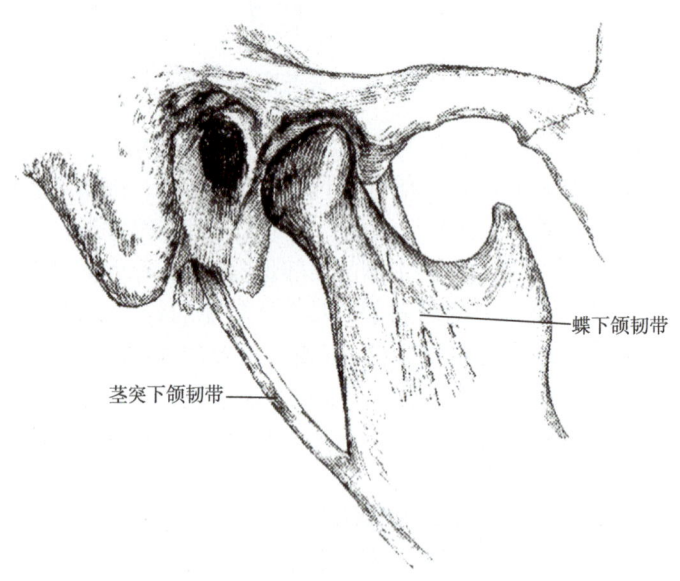

图5-15　颞下颌关节的囊外韧带

囊内韧带固定关节盘于髁突，还有引导、限制关节盘移动的作用，其内外侧韧带坚韧，前面是下颌前附着和颞前附着，后面是下颌后附着和颞后附着，相对松弛。

囊外韧带有颞下颌韧带、蝶下颌韧带、茎突下颌韧带，有些人将翼下颌韧带、Pinto韧带和关节囊也归为囊外韧带[6]。颞下颌韧带位于颞下颌关节的外侧，两侧的颞下颌韧带共同组合，相当于普通关节的侧副韧带，控制整个颞下颌关节（双侧）的内外侧移位。蝶下颌韧带位于关节内侧，限制下颌过度开口和过度前伸，保护下颌神经血管束；茎突下颌韧带位于颞下颌关节的后侧，具有限制关节过度前伸的功能。蝶下颌和茎突下颌韧带远离关节，对关节活动范围的限制作用有一定限度，保证了颞下颌关节充分的活动度。

第二节　颌骨和咀嚼肌群

详见第一篇第一章第二节"颌面部组织形态特征"。

第三节　牙齿和牙列

鱼类的牙齿以捕捉食物为主，基本上没有明显的咀嚼功能，每个牙齿的形状基本相同，基本上是单椎体，牙齿数目可以很多；每颗牙的舌侧均有很多"备份牙"，牙齿脱落后，这些备份牙可以补充，终身不止；大部分的牙齿没有牙根，依靠坚韧的纤维结缔组织附着在颌骨上，称为端生牙。爬行类、两栖类和鸟类动物的牙齿与鱼类十分相似。

哺乳类动物的牙齿开始有所进化，产生异形牙，一般可以分为切牙、尖牙、前磨牙和磨牙四类，并且牙齿在一生中只替换一次，牙根埋入牙槽骨内，为槽生牙。哺乳动物的牙齿行使的主要功能转变为咀嚼。

人类在进化过程中牙齿咀嚼功能呈现退化的趋势，需要更多地参与语音等功能。其中，上颌的牙齿退化比下颌更甚，颊舌径比近远中径退化更加明显，远中的牙齿比近中的牙齿退化明显[7]。

一、牙齿

人类乳牙每一侧上下颌各有两颗乳磨牙、一颗乳尖牙和两颗乳切牙，共20颗。恒牙期以后，牙齿有所增加，一般每一侧上下颌各有两到三颗磨牙、两颗前磨牙、一颗尖牙和两颗切牙（图5-16）；第三磨牙开始退化，很多人缺如或阻生、变异。

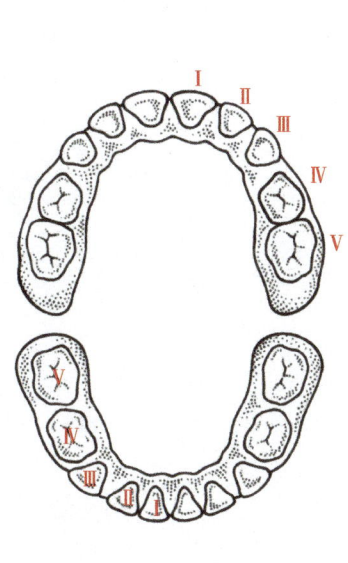
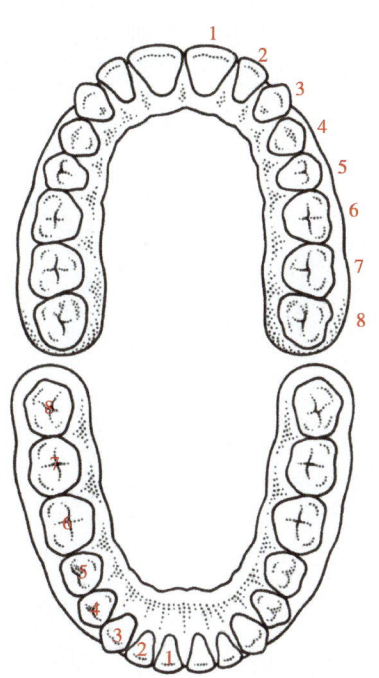

Ⅰ、Ⅱ乳切牙，Ⅲ乳尖牙，Ⅳ、Ⅴ乳磨牙　　　　1、2切牙，3尖牙，4、5前磨牙，6、7、8磨牙

图5-16　乳牙和恒牙

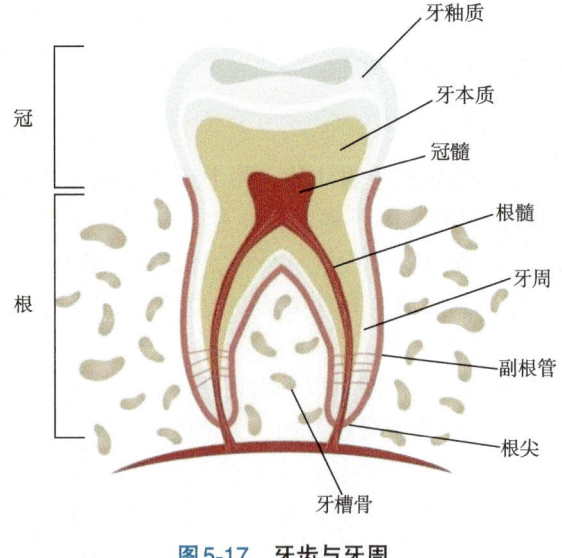

图5-17　牙齿与牙周

无论是乳牙还是恒牙,都是槽生牙,牙齿的一端深入牙槽骨,称为牙根。在牙槽骨外面部分,为牙冠。牙根和牙冠的硬组织都分为两层,牙冠外层为牙釉质,非常坚硬,牙根的外侧是薄薄的一层牙骨质,在牙骨质和牙釉质的内层,是牙齿硬组织的主要成分,为牙本质(图5-17)。

牙齿硬组织的中空内部包绕软组织,为牙髓腔,牙髓腔通过牙根尖部位和其他侧支根管的开口与外界相通,一般具有神经、血管和疏松结缔组织。一般认为牙髓组织可以营养牙本质,形成修复性牙本质。

二、牙列

1. 弓型

每个牙齿纵向排列在牙槽骨上,形成一定的形状,称为弓型,一般分为尖圆形、椭圆形和方圆形(图5-18)。牙列长宽比例值被称为Terra牙列指数(Terra牙列指数=牙列宽度÷牙列长度×100%,见图5-19)。每个牙齿呈一定的排列顺序,中切牙位于上下颌骨的最前端,从前向后分别是侧切牙、尖牙、第一前磨牙、第二前磨牙、第一磨牙、第二磨牙,第三磨牙位于上下颌骨的最后端。

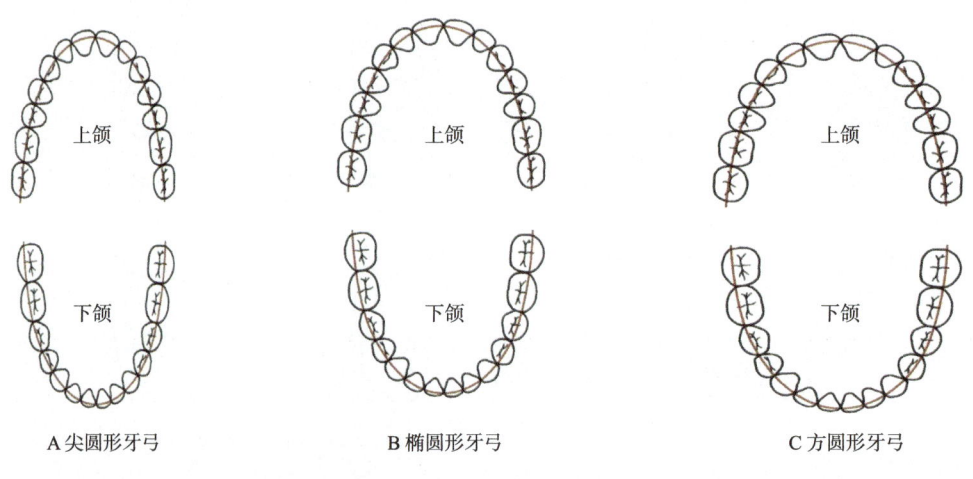

图5-18　牙弓弓型

2. Bolton 指数

每个牙齿的大小不同。一般来说，同一个人，每个牙齿的大小遵循一定的比例，上下牙齿的大小之间也遵循一定的比例，上下牙齿之间大小比例被称为 Bolton 指数，3-3 的 Bolton 指数正常值为 78.8，6-6 的 Bolton 指数正常值为 91.5。

3. 牙齿倾斜度

每个牙齿不是垂直地排列在牙槽骨中，而是具有一定倾斜方向和倾斜角度，很多人认为这种排列角度是为了让咀嚼力量得以沿着牙齿的长轴方向传导，很多人将这种倾斜度分为近远中方向的倾斜度和唇颊向方向的倾斜度（图 5-20）。

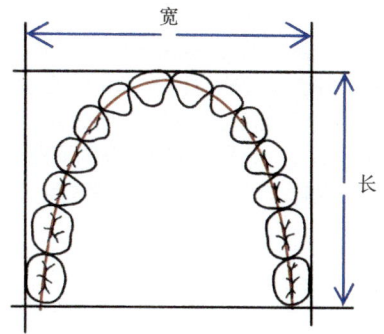

图 5-19　Terra 牙列指数

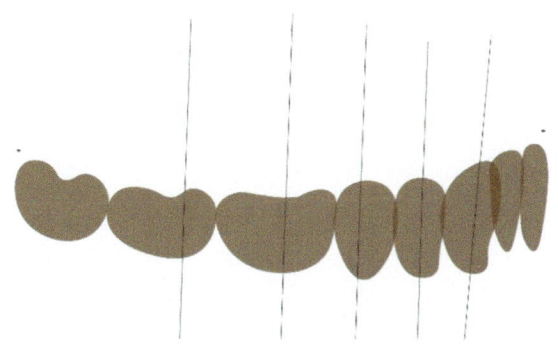

牙齿近远中轴倾

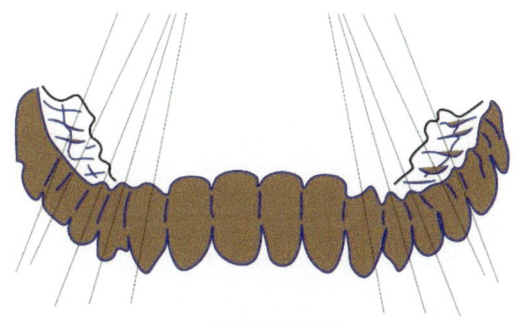

牙齿颊舌向转矩

图 5-20　牙齿倾斜度

参 考 文 献

［1］Peter ED. 功能殆学. 张豪，陈俊译. 沈阳：辽宁科学技术出版社，2015.

［2］皮昕，李春芳，王纪. 颞下颌关节窝和关节结节与脑膜中动脉关系的应用解剖研究. 口腔医学研究，1990，6（2）：67-69.

［3］Dawson PE. Fun ctional occlusion：from TMJ to smile design. St. Louis Mosoy，2007.

［4］McKee JR.Comparing condylar position repeatability for standardized verses nonstandardized methods of achieving centric relation. J Prosthet Dent，1997，77：280-284.

［5］谷志远.颞下颌关节紊乱病的组织病理学及软骨生物学//谷志远，傅开元，张震康.颞下颌关节紊乱病.北京：人民卫生出版社，2008.

［6］王兴，张志愿.口腔颌面外科临床解剖学.济南：山东科学技术出版社，2013.

［7］皮昕.口腔解剖生理学.第7版.北京：人民卫生出版社，2017.

第六章

咀嚼功能的评价

人体的上颌固定在颅颌部，基本上不能活动，而下颌具有很大的活动空间。通过上下颌之间的相互运动和位置变化，可以完成相应的咀嚼行为。

研究上下颌之间的相互位置关系，是研究和评价咀嚼系统、𬌗关系的最重要手段，这样的位置关系也具有一些可以观测的客观指标，使我们可以对咀嚼行为进行有效分析和归纳总结。

首先，有一些静态的指标用来描述上下颌之间的相对位置关系，这种关系与口腔所行使的咀嚼功能息息相关。

（1）在上下牙列层面，最好的描述位置关系的叫"最大牙尖交错位"或者正中𬌗位，以及基于上述标准的一系列位置关系，如中性、远中、近中等关系位及前后牙的覆𬌗和覆盖关系等。

（2）在颞下颌关节层面，最常描述的是所谓"正中关系"，很多人认为这个位置就是下颌的"最大后退位"或者"后退接触位"。

（3）在肌肉层面，很难明确一个相对固定的上下颌位置关系，因为肌肉始终处于活动状态。但很多时候，临床上通过一定手段，还是可以获取下颌姿势位的位置关系的。

第一节　正中𬌗位

上下牙齿咬合时，会有各种各样的接触关系，如前牙咬合，后牙没有接触；一侧咬合，另外一侧没有接触。但在上下后牙自然咬合时，通常会有一个相对恒定的位置，很多人称其为"正中𬌗位"，俗称"咬合位"。一般情况下，在这个位置，如果用咬合纸或者仪器检测，上下牙齿接触点最多，接触面积最大，所以称"最大牙尖交错位"。

有些人很难确定一个这样的位置，或者找到两个甚至多个这样的位置，我们称为"双重咬合"或者"多重咬合"。

在正常咀嚼过程中，正中𬌗位是咀嚼开始时的位置，也是咀嚼最终结束时的位置。在做正常的吞咽动作时（咀嚼结束），上下牙列也经常处于这样的位置。

要了解上下牙齿结构关系，这个位置十分重要，很多𬌗关系的确立依托于正中𬌗位。

一、安氏（Angle）分类法

一般认为，在正中𬌗位上，上下牙齿接触面积越大，整体咀嚼效能就会越高。将上下牙齿的牙尖和牙窝交错排列，可以达到最大接触面积（图6-1）。

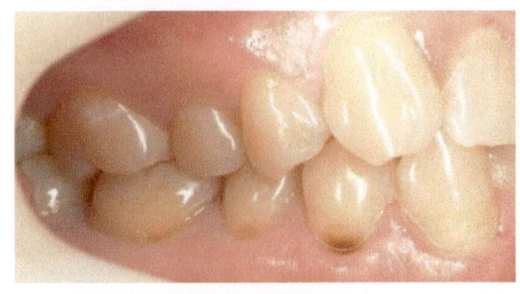 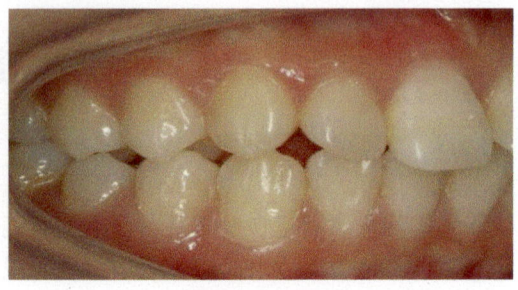

牙尖和牙窝交错排列　　　　　　　　　牙尖和牙窝非交错排列

图6-1　牙尖和牙窝交错排列，可以达到最大接触面积

在正中𬌗位，达到尖窝交错是矫正目标。

1.中性关系

Angle Ⅰ类：当正中𬌗位时，上颌第一恒磨牙的近中颊尖咬合于下颌第一恒磨牙的近中颊沟内。就是说，下颌第一磨牙在上颌第一磨牙近中大概小半个牙位，呈良好的尖窝交错关系（图6-2）。

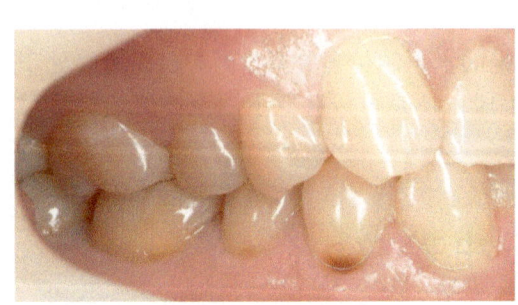 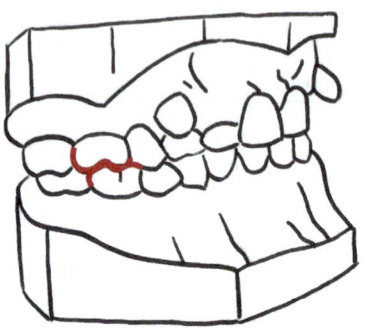

图6-2　中性关系

2.远中关系

Angle Ⅱ类：当正中𬌗位时，下颌第一磨牙相对于Angle Ⅰ类向远中移位。如果𬌗偏移不多，上下第一恒磨牙的近中颊尖相对时，为轻度或者不全远中关系；如果偏移较大，上颌第一恒磨牙咬在下颌第一恒磨牙和前磨牙之间时，称为重度或者完全远中关系（图6-3）。

3.近中关系

Angle Ⅲ类：正中𬌗位时，下颌第一磨牙相对于Angle Ⅰ类向近中移位。如果𬌗偏移不多，上颌第一恒磨牙的近中颊尖与下颌第一恒磨牙远中颊尖相对时，为轻度或者不全近中关系。如果偏移较大，上颌第一恒磨牙咬在下颌第一恒磨牙和第二恒磨牙之间时，称为重度或者完全近中关系（图6-4）。

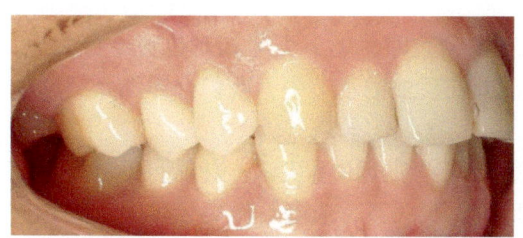 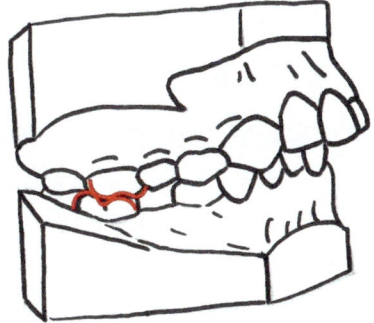

图6-3 远中关系

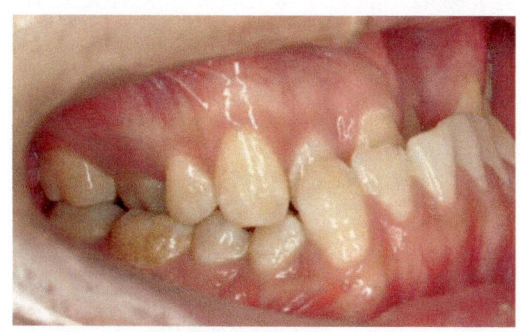 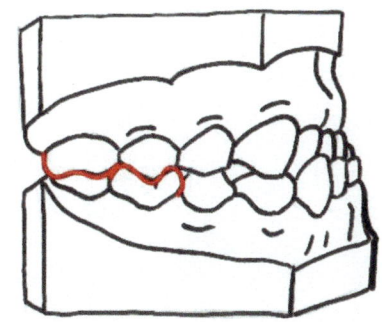

图6-4 近中关系

在安氏分类中,Angle Ⅱ类又分为两个类型:1分类和2分类。1分类的前牙唇向突出,前牙覆盖加大,2分类上前牙内收,前牙覆盖正常(图6-5)。

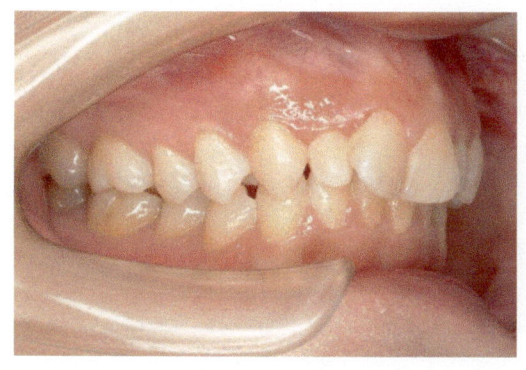 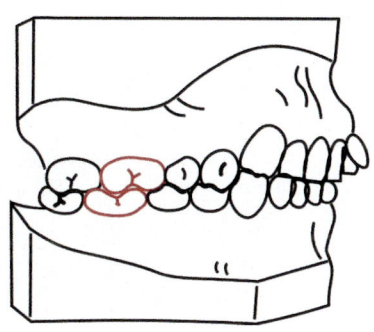

图6-5 Angle Ⅱ类2分类

正常情况下,在矢状面可以达到比较良好的尖窝交错关系分别为中性关系、完全近中关系、完全远中关系。

人的第一磨牙一般有粗大的3～4个牙根,可以有效承受多个方向的咀嚼力,通常会行使大部分的咀嚼功能。完全近中和完全远中关系下,双尖牙与对颌的第一磨牙相对,它们需要行使部分第一磨牙的咀嚼功能时效果不是很理想。而中性关系,第一磨牙大部分与对颌的第一磨牙相对,两者行使最大的咀嚼功能,最符合每个牙齿的生理结构,是最理想的咀嚼位置状态。所以说,Angle把矫正目标定位在"努力达成Angle Ⅰ

类中性关系"是很有道理的。

二、尖牙关系

在临床实践中，我们似乎越来越发现，正中𬌗位时，上下尖牙相对位置十分关键。好的上下尖牙关系往往预示着良好的咀嚼效能，在后面的章节中，我们会详细介绍这种尖牙相对位置关系在咬合时的重要性。

在正中𬌗位时，上颌尖牙的近中牙尖嵴对着下颌尖牙的远中牙尖嵴，为尖牙的中性关系。

如果下颌尖牙相对上颌尖牙远中移动，呈尖对尖关系，或者下颌尖牙牙尖正对着上颌尖牙和第一前磨牙交界的部位，称尖牙处于远中尖对尖或完全远中关系。

如果下颌尖牙相对上颌尖牙近中移动，呈下颌第一前磨牙与上颌尖牙尖对尖关系，或者下颌第一前磨牙颊尖正对着上颌尖牙和上颌侧切牙的部位，称尖牙处于近中尖对尖或完全近中关系（图6-6）。

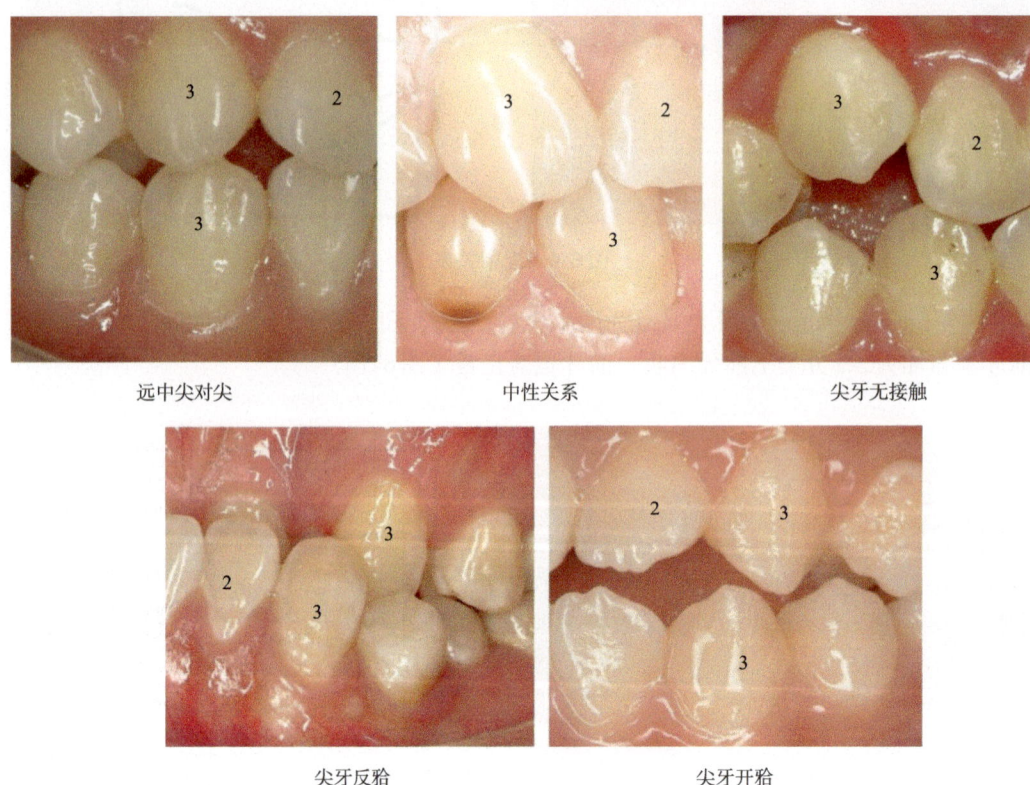

远中尖对尖　　　　　　中性关系　　　　　　尖牙无接触

尖牙反𬌗　　　　　　尖牙开𬌗

图6-6　尖牙关系

三、覆𬌗和覆盖

正中𬌗位时，上下牙齿的内外侧也需要做到尖窝交错，才能达到最大的咬合接触。以下所述内容的上下牙齿位置关系都是指在正中𬌗位时的位置关系。

1.覆盖

上颌牙盖过下颌牙的水平距离，称为覆盖。在前牙，上颌切牙切缘到下颌切牙切缘的水平距离，正常距离在3mm以内，大于3mm为深覆盖。很多时候，我们将这种深覆盖分出等级，3～5mm为1度深覆盖，5～7mm为2度深覆盖，大于7mm为3度深覆盖。

2. 覆𬌗

上颌牙盖过下颌牙的垂直距离，称为覆𬌗。正常距离为1～3mm。

在前牙，上颌切牙切缘大概位于下颌切牙唇面的1/3位置，超过这个范围为深覆𬌗，下颌切牙咬在上颌切牙舌面的中1/3以内为1度深覆𬌗，咬在上颌切牙舌面的颈1/3以内为2度深覆𬌗，咬在上颌切牙舌面的颈1/3以外为3度深覆𬌗（图6-7）。

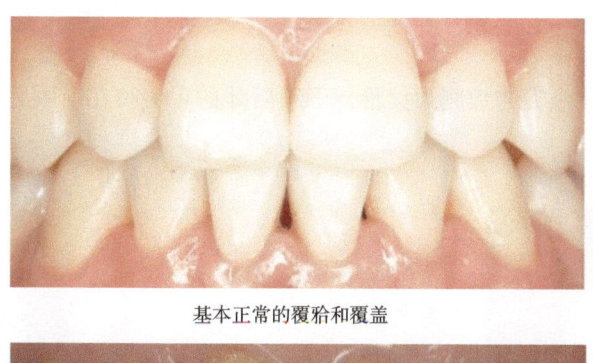

基本正常的覆𬌗和覆盖

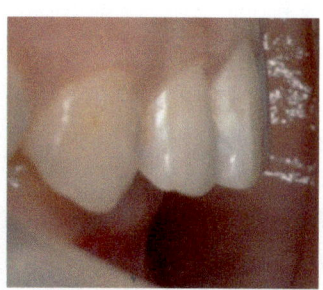

深覆𬌗

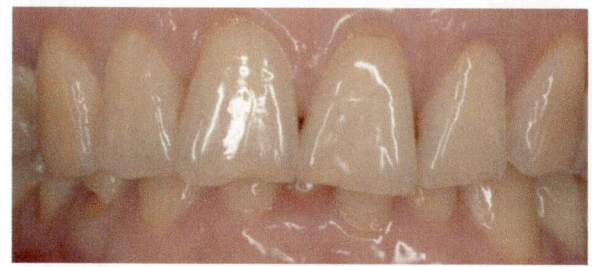

深覆𬌗

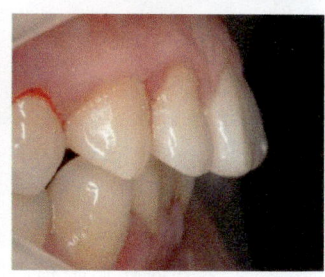

深覆盖

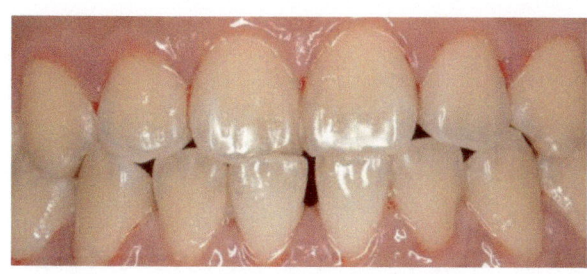

浅覆𬌗和浅覆盖，伴有局部反𬌗

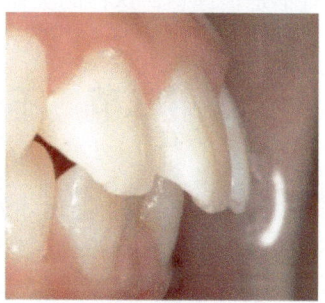

稍微偏深的覆𬌗和覆盖

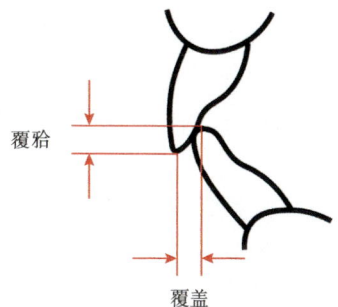

图6-7 覆盖和覆𬌗

3. 反𬌗和对刃𬌗

由于发育异常，上颌牙齿没有盖过下颌牙，下颌切牙切缘突出于上颌切牙的唇侧，或者下颌后牙突出于上颌后牙的颊侧，呈现反覆盖，称为反𬌗；上下牙齿前牙切缘相对，或者后牙颊尖相对，称为对刃𬌗。

4. 开𬌗

上下牙列部分前牙或者前磨牙不接触，没有覆𬌗，存在垂直向的间隙，为开𬌗（图6-8）。

5. 锁𬌗与反锁𬌗

上颌后牙的舌尖咬在下颌后牙颊尖的颊侧为锁𬌗，下颌后牙的舌尖咬在上颌后牙颊尖的颊侧为反锁𬌗（图6-9）。

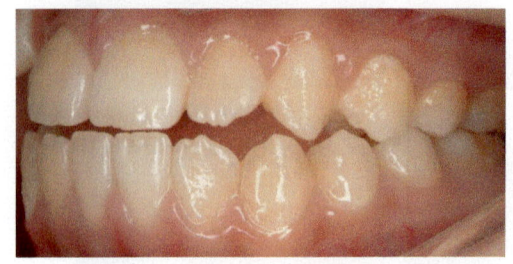

图6-8 开𬌗

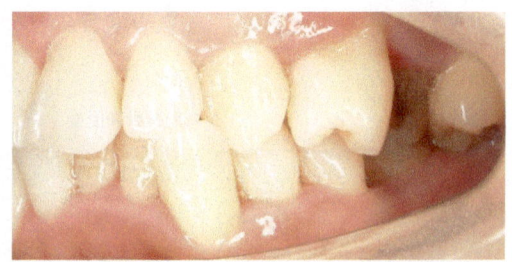

图6-9 锁𬌗

深覆𬌗、深覆盖、反𬌗、对刃𬌗、锁𬌗、反锁𬌗是上下牙齿交错位置处于比较偏离的位置。从上下牙齿在正中𬌗位时接触面积应该处于最大的接触面积这个角度来说，以上位置不是很理想，这样的关系使得整体咀嚼效能得不到最大的发挥。

第二节　不依赖于牙齿咬合的正中关系

"正中𬌗位"是基于上下牙列的一种静态咬合关系。很多年以来，都被当成牙齿咬合状态的一个重要评价指标。然而，我们不能忘记，所有下颌活动的策源地都来自颞下颌关节，上下牙列只是关节活动的一个"末梢"，如果牙列的对位关系与颞下颌关节不能协调，无论其多么完美，也只是一种局部意义上的完美，可能最终还是达不成良好的咀嚼效能。

很多人认为，所谓的正中𬌗位虽然真实存在，但基本反映不了牙齿咬合的真实状况。需要找到一个基于颞下颌关节最佳生理状态的位置关系，如果上下牙列的所谓"正中𬌗位"的咬合关系与这个关系是协调一致的，咬合状态才是正常和完美的，否则，就是不正常的。

这个基于颞下颌关节的静态咬合关系，临床上可以找到，称"正中关系"。

如果颞下颌关节盘复合体位于关节窝的正中间，也正好是关节窝的最上位，上颌骨与下颌骨的位置关系就处于"正中关系"。

一、正中关系的特征

1. 这样的位置是唯一的

通过一定的临床技巧和措施，同时进行位置验证，正中关系可以确定下来，非常精确。临床上有很多定位正中关系的办法，如果按照成熟的手法，每个人每次定位的正中关系位置误差不会大于针尖大小[1]。

2. 正中关系位置可以做铰链轴运动

在这个位置，双侧髁突不需要移动位置就可以沿着一条固定轴转动（关节的铰链轴运动），做开闭口运动。关节处于任何其他位置，要开闭口或者转动，必须移动髁突的前后位置。

3. 翼外肌下头肌肉放松

在正中关系位，因为不需要移动髁突，负责将髁突往前下拉动的翼外肌下头肌肉完全处于放松的状态。

4. 可以承受压力

在正中关系位，颞下颌关节可以承受比较大的咀嚼肌牵引力量，而不受到损害。因为在这个位置上正对着的关节盘无神经和血管分布，可以承受压力，正对着的关节窝骨质最肥厚，也可以承受压力。

5. 髁突在关节窝中完全就位

在正中关系位，髁突和关节窝似乎达到完全吻合的状态，即髁突在关节窝中"完全就位"。而当牙齿处于最大牙尖交错位时，很多情况下颞下颌关节不是处于"正中"和"恰好"的位置。

二、正中关系在临床评价和治疗中的作用

正中关系越来越受到重视，在临床上能体现什么价值呢？

1. 正中关系相对于上下牙列来说，是一系列位置的组合

正中关系是基于颞下颌关节关节盘、髁突和关节窝的位置确立的，当关节处于正中关系，下牙可以做"转动"，也就是一定程度的开闭口移动，上下牙列在这个转动轴上任何位置都是正中关系位置。它与正中𬌗位不一样，对上下牙列和上下颌骨来说，是一系列位置的组合（图6-10）。

2. 正中关系与后退接触位

临床上有一种"后退接触位"，即下颌退到最后，后牙牙尖接触的位置，就是后退接触位。很多人认为，后退接触位就是正中关系一系列位置组合中的一种。也就是说后退接触位与正中关系重叠，这样的观点还没得到一致的认可。

3. 按照正中关系确立的咬合关系分型

很多人设想：如果正中关系的位置与正中𬌗位是一致的，表示基于牙列的"最佳位置"和基于关节的"最佳位置"是协调统一的，就是一个良好的咬合关系。反之，再完美的牙尖交错位都与关节不匹配，是不协调的，不是一个良好的咬合关系。有的学者根据这个理念对颌关系重新进行分类[2]：

Ⅰ类：正中关系与正中𬌗位协调，或者适应性协调。

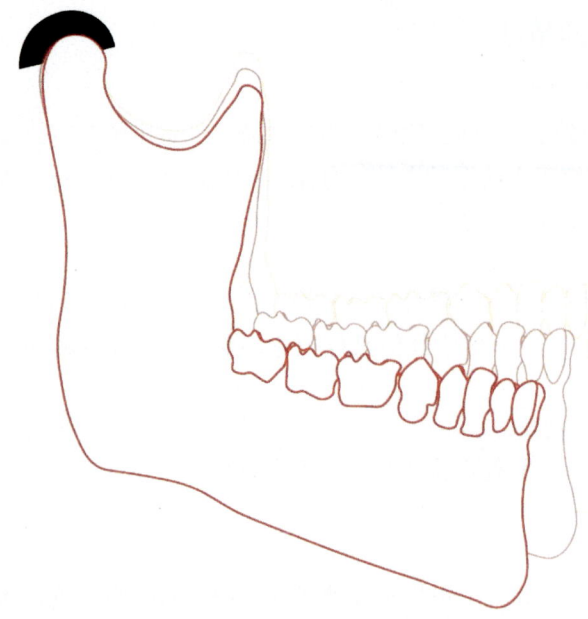

图6-10 正中关系相对于上下牙列来说,是一系列位置的组合

Ⅱ类:正中关系与正中𬌗位不协调。
Ⅲ类:不能确定正中关系。
Ⅳ类:关节进行性紊乱。

然而,临床上,正中关系和最大牙尖交错位处于协调的Angle Ⅰ类关系,正中关系与正中𬌗位完全一致,在人群中似乎很少被发现,有人做过统计,只有大概8%的人具有这样的关系[3]。

4.判断咬合紊乱

从正中关系的牙齿接触位置(后退接触位)到正中𬌗位滑行,如果没有明显的阻碍,下颌没有明显的偏折,产生咬合疾病和颞下颌紊乱的概率会大大降低[4],反之,在后退接触位,如果出现一侧咬合,另一侧脱离咬合,滑动曲线是偏斜的,或者带有明显的局部牙齿的"𬌗干扰",滑动曲线不是平滑的,出现咬合疾病和颞下颌紊乱的概率就会大大增加。

第三节 下颌姿势位

正中𬌗位是基于上下牙列确定的关系,正中关系是基于颞下颌关节确定的关系,这两种关系在临床上都可以精确地确定下来,依据这样固定的位置关系,分析其是否合理,需不需要给予改变。例如,临床上确定正中𬌗位,根据其啮合状态,分析牙齿所处位置的合理性,进行相关正畸治疗来改变上下牙列相对位置关系。从理论上说,我们也可以确定正中关系,根据它与最大牙尖接触位的协调程度,分析牙齿所处位置的合理性,通过正畸治疗,来达到正中关系和最大牙尖交错位的协调。

在临床上，还有一种基于口腔咀嚼肌群来确定的位置关系。个体端坐，头处于直立位，下颌处于休息状态，上下牙列会自然分开而没有接触，处于一种下颌姿势位，或称息止颌位、休息位，其上下牙之间的间隙称为"息止𬌗间隙"。在这样的位置，咀嚼肌群除了抵抗重力外，没有释放任何其他力量，如果检测肌电图，其肌电活动最小。

可以说，这样的位置可以最大程度反映咀嚼肌肉群的一个平衡状态。非常遗憾，下颌姿势位在临床上其实很难精确地判定出来，不同个体在不同时间段和不同状态都会有所不同，因为肌肉始终不间断地处于收缩、松弛的运动状态下。况且，以目前的手段，这样的位置在临床上几乎不大可能被记录下来，因为任何的记录方法都会有"外物"介入，从而改变肌肉的平衡和松弛状态。

从理论和理想角度看，下颌姿势位应该是一系列正中关系位置的一种。因为下颌姿势位是肌肉最放松的位置，翼外肌下头也应该处于完全休息和放松状态，没有翼外肌下头的收缩，髁突就不可能离开正中关系位，所以下颌姿势位应该处于正中关系。当然，我们不能排除另外一种理论上的可能性，在咀嚼肌群整体处于平衡和松弛状态的时候，对一部分人来说，翼外肌下头未必没有任何收缩，这样的收缩就会导致髁突离开正中关系位。

第四节　纵𬌗曲线和横𬌗曲线

在矢状面上，我们经常会发现，从后牙到前牙有一个弧度存在，在水平面上，将左右两侧牙齿合起来看，也会发现有一个弧度。这样的弧度叫作"纵𬌗曲线"和"横𬌗曲线"，英文名为Spee曲线和Wilson曲线（图6-11）。

为什么存在这样的曲度？它们存在的意义是什么？这些曲度有什么样的规律？怎样的曲度才是合理的？很多人基于不同的侧面，对这些问题进行了解释。

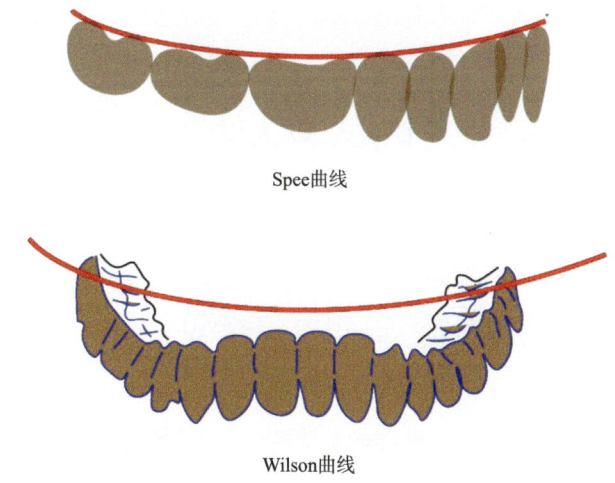

Spee曲线

Wilson曲线

图6-11　Spee曲线和Wilson曲线

有研究者认为[5]，理想的Spee曲线是一段平均半径为4英寸（1英寸＝2.54cm）的圆弧，这段圆弧向远中延伸穿过髁突，在这段圆弧上的每一个牙齿，其长轴都与以髁突为圆心的闭合弧平行（图6-12）。将Spee曲线和Wilson曲线结合起来，就成为一个球面结构（图6-13），研究者认为[6]，这个球面的半径是10.16cm，以眉间点为中心。

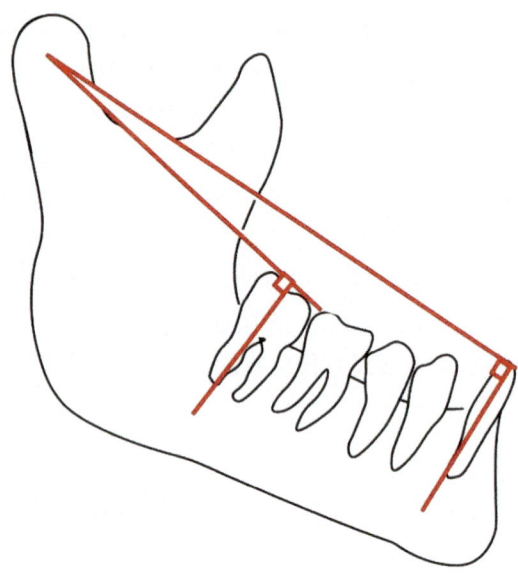

图6-12　理想的Spee曲线

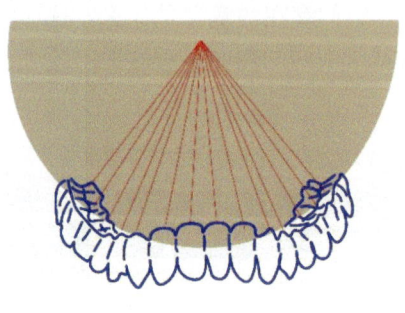

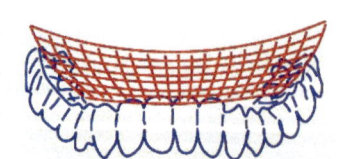

图6-13　将Spee曲线和Wilson曲线结合

关于为什么需要有这样的Spee曲线存在有一些解释，最常见的是：它的存在使每颗牙齿都能在最佳位置对抗功能性负荷。以髁突为中心画出闭合弧，按照功能性要求，牙齿长轴要与每条闭合弧平行，前后牙与髁突的距离位置不同，闭合弧的角度就会不相同，牙齿的轴倾度也会不一样，最远中的磨牙以最大的角度前倾，而切牙角度最小。不同轴倾角的牙齿排列起来要保证相邻牙齿之间没有高低位置上的突变，就形成了Spee曲线。

Spee曲线的存在，与前牙介导的后牙脱离机制有关，在前牙沿着上前牙舌面前行时，Spee曲线的存在最大程度上保证后牙处于脱离状态，没有𬌗干扰。

有些研究者还认为[3]：Willson曲线的存在，很大部分原因是咀嚼行为中舌头将食物置入牙齿之间，这个稍稍倾斜的角度可以有效促进食物从颊侧和舌侧置入咬合面（图6-14）。后牙异常的覆盖、反𬌗及牙齿异常的颊侧倾斜极易咬到颊侧黏膜。

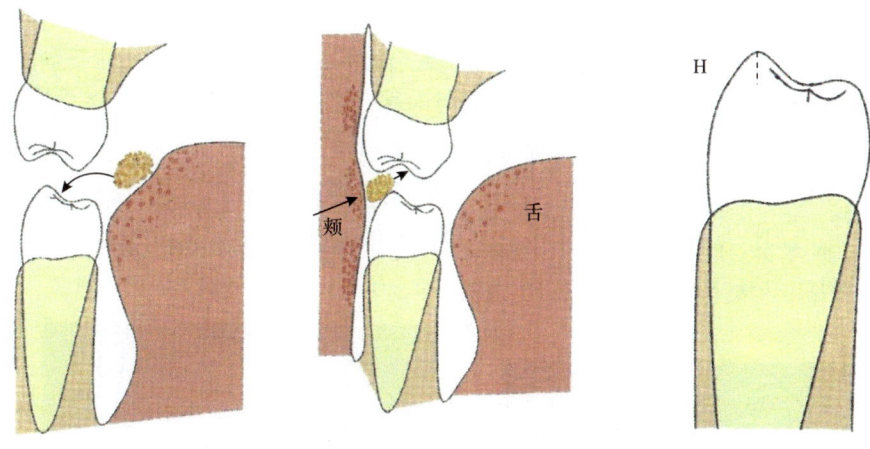

图6-14　咀嚼行为中舌头将食物置入牙齿之间
H.牙齿倾斜相对增加牙尖高度，促进食物置入咬合面

第五节　垂直距离和中性区

在整个𬌗系统内，咀嚼肌和其他口颌面部肌肉的作用无疑是关键的一个环节，没有它们的参与，所有组成𬌗的器官结构和形态都会变得没有任何意义。

口面部所有的活动和结构特征，都是相关肌肉综合、协调运动的一种结果，我们很难通过描绘每条肌肉的走向、起始点、肌纤维特点和粗细，来对一些临床现象和整体肌肉功能做出临床评价。事实上，下颌姿势位的判定是临床评价肌肉活动的一种手段。越来越多的研究证实，垂直距离也可以作为咀嚼肌群特征的某种反映。而颊肌、口轮匝肌、舌肌位于牙𬌗的两侧，它们之间肌肉力量的平衡，架构起牙弓和牙颌形态的基本框架，对牙𬌗结构的稳定性起到至关重要的作用。临床上，我们称这种肌肉力量的平衡为"中性区"。

一、垂直距离

下颌处于牙尖交错位或者下颌姿势位时,面下1/3的高度,就是鼻底到颏底的距离称为垂直距离,可以分为𬌗垂直距离和姿势位垂直距离。在口腔修复、正畸治疗过程中,以及在面部的美学设计中,这个垂直距离都至关重要。

按照直观的感受,很多人会觉得牙齿支撑了垂直距离,典型的一个例子是:当牙齿丧失以后,牙槽骨萎缩,面下1/3距离缩短,呈现"老年"面型,我们似乎只要改变牙齿和𬌗平面的高度,或者改变咬合关系,就可以人为地改变垂直距离。但随意抬高或者降低垂直距离,经常会导致各种不适症状。主流的学术观点认为[3,7]:如果没有必要,不要随意改动患者的垂直距离,大多数个体的垂直距离是一个长期适应的结果。

关于垂直距离,有两种观点,可谓泾渭分明。

一种观点认为,以升颌肌群相对稳定的重复收缩长度所建立的上下颌关系决定了咬合垂直距离。

有研究证实[8],升颌肌群的收缩长度几乎保持固定不变,一般情况下,正中𬌗位时,正好处于升颌咀嚼肌群最大收缩时的固定长度。有人做过研究[9-11],对于大多数人,在牙齿处于持续缓慢的磨耗过程中,牙槽骨同时会做代偿性生长,以保持垂直距离不变(图6-15)。还有研究指出[12],成人正畸患者垂直距离矫正以后增加量可达8mm,然而在一年内却恢复到治疗前的水平。同时,降低垂直距离的正畸治疗,一年以后其垂直距离也同样回到治疗前水平。

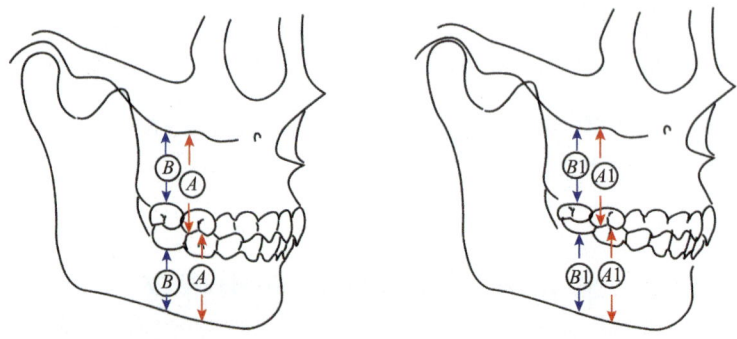

图6-15 在牙齿处于持续缓慢的磨耗过程中,牙槽骨同时会做代偿性生长,以保持垂直距离不变

牙齿重度磨耗以后,虽然牙冠缩短,但固定标志点距𬌗平面的距离并没有明显的变化($A=A1$),垂直距离保持不变。固定标志点到釉牙骨质界的距离出现代偿性生长($B1>B$)

重绘自 Tallgren A.The continuing reduction of the residual alvedar ridges in complete denture wearees: a mixed-longitudinal study covering 25 years.J P osthet Dent,2003,89(5):427-435

根据该原理,很多研究认为,升颌肌群这个固有的收缩长度确定了牙齿萌出的最终位置。牙齿如果不与对𬌗牙发生接触,会持续不断地萌出,只有当其位于正中咬合时,正好处于升颌肌群固有的收缩长度时,才会停止萌出。

总而言之,这样的观点认为,大多数试图改变垂直距离的努力是徒劳和没有意义的。垂直距离是一个相对固定的数值,只有牙颌系统不能适应这个固有的垂直距离时,改变牙颌系统和改变𬌗平面的高度,才具有临床意义。

但另外一种观点却不这么认为。

在临床上对于绝大多数受试者,改变垂直距离并不会产生严重的后果。对于某一个个体,合理的垂直距离并不是一个精确的、特定的数值。

通过牙列修复等手段,正中咬合时的垂直距离发生了改变,下颌姿势位时的垂直距离也会产生相应改变,以保证在休息状况下牙齿保持脱离状态。有时候,这种"咬合抬高"达到甚至超过6mm,患者也能完全适应,如果恢复原来的垂直高度,下颌姿势位的垂直距离也能在短期内恢复到原来的样子。

很多长期研究证实[13],垂直距离改变以后,在5年甚至更远期,垂直距离并没有恢复到原来的样子,只要没有临床不适症状,其垂直距离的改变还是相当稳定和可靠的。

对于正畸医生来说,改变面下1/3的长度,会在很大程度上影响正畸的"美容"效果。我们希望能够预判垂直距离的变化规律,评价牙颌系统与垂直距离之间的内在联系。临床上有一些对于垂直距离的评估方法,如下颌姿势位法、发音法、吞咽法、肌张力测试、髁突触诊等,到目前为止对临床上还不能进行有效和精确的指导,尤其是远期效果评判,这是一个值得深入研究的课题。

二、中性区

如果舌肌向外的水平力量大于唇颊侧肌向内的水平力量,则牙齿会发生水平移位,直到内外向的力量均衡为止。这是中性区的概念。

颊肌分三束纤维进入口轮匝肌,我们称其为口周肌群。口周肌群和舌肌分别位于牙颌的两侧,口周肌群和舌肌之间的这个中性区决定了牙齿的排列形状和轮廓位置,也包括牙槽突的形状和位置。很大程度上,中性区的边界确定了牙弓的范围。任何牙齿和牙槽突内外向上的改变都会导致反方向上的肌肉压力增加(图6-16)。

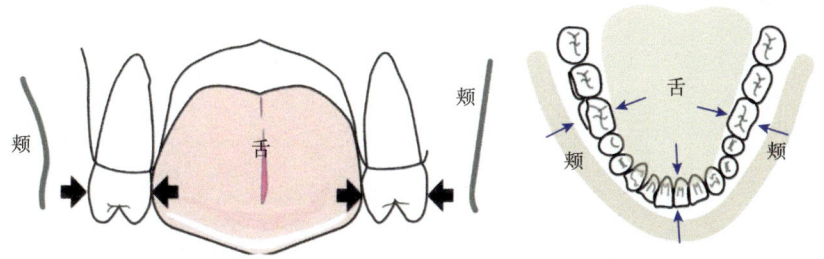

图6-16 中性区:颊肌、唇肌与舌肌保持平衡

从广义上说,口颌系统的肌肉力量,包括咀嚼肌群和表情肌,都需要建立一种均衡体系。以稳定的口颌系统而言,牙齿的排列位置,包括颌骨和牙槽骨的形态结构,都处于这种均衡体系之中。如果没有功能性的改变,如咀嚼习惯的改变、不良吞咽习惯的改善、口呼吸的控制等,只是单纯改变牙齿的位置、改变牙弓的形状,往往控制不了复发的趋势。

临床上,根据中性区肌肉力量均衡原理,还可以设计一些矫正装置,达到移动牙齿的目标。

参 考 文 献

[1] Woefel JB.A new device for accurately recording centric relationship. J Prosthet Dent, 1986, 56: 716-727.
[2] Dowson PE.A classification system for occlusions that relates maximal intercuspation to the position and condition of the temporomandibular joints. J Prosthet Dent, 1996, 39: 561-564.
[3] 谢秋菲. 临床殆学——成功修复指导. 第2版. 北京: 科学出版社, 2014.
[4] Dawson PE. Functional Occlusion: from TMJ to Smile design. St. Louis: Mosby, 2007.
[5] Peter ED. 功能殆学. 张豪, 陈俊译. 沈阳: 辽宁科学技术出版社, 2015.
[6] Moson GS.Applied mechanics to the theory of mandibular movements. Dent Cosmos, 1932, 74: 1039.
[7] Hellsing G.Functional adaptation to changes in vertical dimension. J Prosthet Dent, 1984, 52: 867-870.
[8] Prombonas A, Vlessides D, Molyvdas P.The effect of altering the vertical dimension on bite force. J Prosthet Dent, 1994, 71: 139-143.
[9] Hylander WL.Morphological changes in human teeth and jaws in a high attrition environment. The conference paper of orofacial growth and development.Durham Duke University, 1997.
[10] Crithers A, Sandham A.Vertical height differences in subjects with severe dental wear. Euro J Orthod, 1993, 15: 519-525.
[11] Tallgren A.The continuing reduction of the residual alveolar ridges in complete denture wearers: a mixed-longitudinal study covering 25 years, J Prosthet Dent, 2003, 89(5): 427-435.
[12] McAndrews I.Presentation to Florida prothodontic seminar. Miami: Florida, 1984.
[13] Dahl BL, Krogsted O. Long-term observations of an increased occlusion face height obtained by a combined orthodontic/prosthetic approach. J Oral Rehabil, 1985, 12(2): 173-176.

第七章

咀嚼的调控和𬌗关系

咀嚼活动是个动态的过程，口腔内牙齿和牙列的结构、骨骼、肌肉、关节等的形态结构，需要发挥最有效的咀嚼功能，同时最大程度保护自身组织不受到伤害。

第一节 牙齿感受器和咀嚼调控

人体的咀嚼行为是一个庞杂的系统，包括牙齿、颌骨、关节、舌头、丰富多样的肌肉群，还包括唾液腺的分泌，由神经系统指挥，协调配合，即使完成一次最简单的开闭口运动，也十分复杂。为简化这种复杂的生理过程，同大多数人体器官运行模式一样，人体会通过一个很长的过程，逐渐形成一些程式化的行为习惯，在大多数的时候，这种程式化的咀嚼行为似乎不需要通过大脑的中枢，可交由邻近的周围神经中枢来调节，这样一来，口腔内各组织器官就能快速高效地完成咀嚼功能。

就像人们学习一项新技巧如骑自行车、走路、跑步甚至做某项体育运动，形成一个相对固定的行为习惯，能大大提高强实施这种行为的效率。良好高效咀嚼功能的实现也依赖于这种咀嚼行为习惯的养成。

一、咀嚼行为习惯形成模式结构

咀嚼行为轨迹的形成，离不开口腔内的感受器、周围神经中枢、咀嚼肌群、神经传导通路四个部分。一个简单的模式图是这样的：口腔内感受器发出不同的信号；信号通过神经传导到周围神经中枢；周围神经中枢依据得到的不同信号发出不同的指令；指令通过神经传导到各个不同的咀嚼肌群；不同的咀嚼肌群完成相应的收缩和缩张行为（图7-1）。在整个常规咀嚼行为过程中，大脑中枢参与得很少，甚至可能不需要直接介入，这样有利于咀嚼

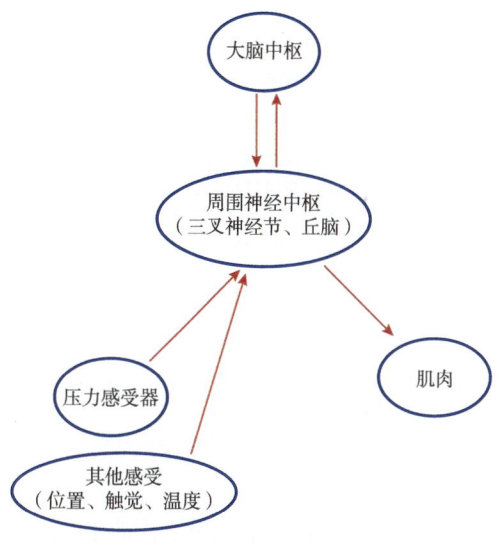

图7-1 模拟咀嚼行为控制图

效能的提高。

在这个模式图中，口腔内感受器十分重要，必须能够发送一种或者几种信号，周围神经中枢根据信号来源和信号类型，对不同的咀嚼肌发出不同的指令，从而让不同的咀嚼肌完成不同的任务。

口腔内牙周膜压力感受器已经被很多研究所证实[1]，这些压力感受器能够发出一些信号，这些信号可能有以下几种模式（图7-2）：

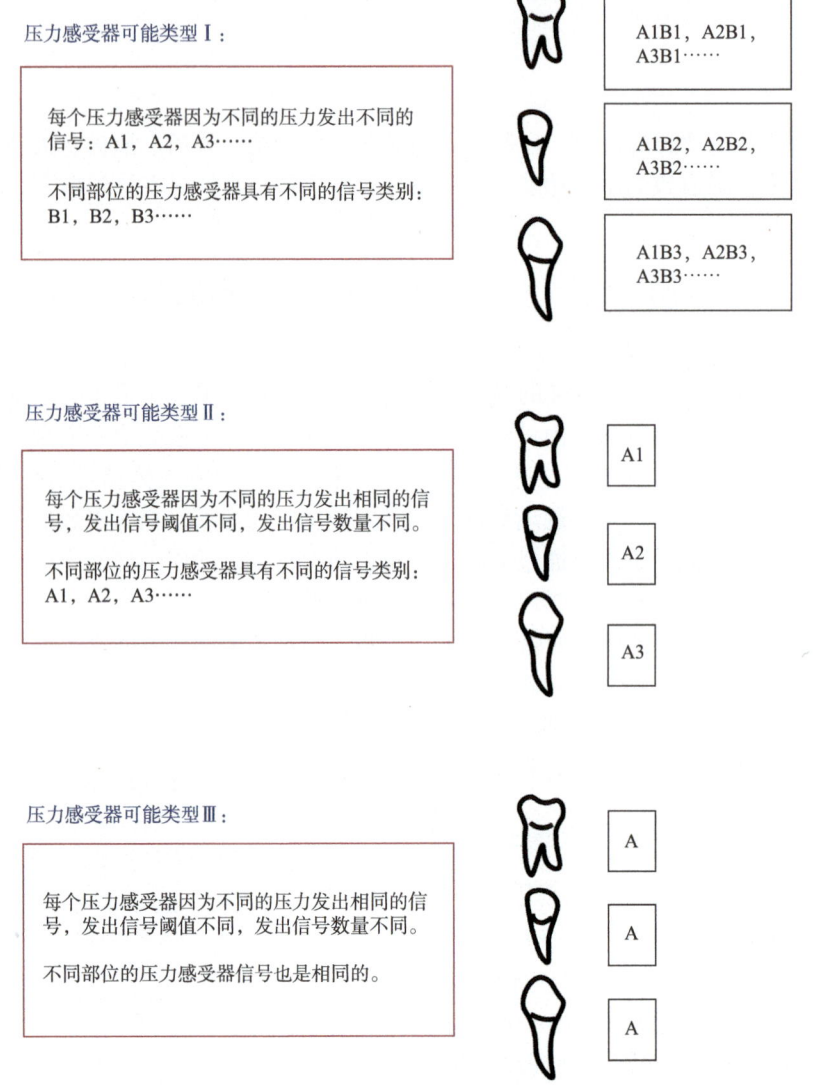

图7-2 不同压力感受器模式

（1）第一种模式：每个压力感受器都能够释放不同的信号，不同部位的感受器释放的信号也不一样。

（2）第二种模式：每个不同部位的压力感受器释放不同的信号。周围神经中枢根据其信号类型的不同，感知信号来源，从而发出正确的指令。

（3）第三种模式：每个部位的压力感受器发出的信号都是一样的。但发出信号的阈值不同，有些部位经受少量的压力就释放信号，有些部位经受很大的压力才释放信号。这种信号模式需要结合一些位置感受器，周围神经中枢能够分辨出这些信号来源于具体哪个部位，从而对咀嚼肌群发出正确的指令。

从经济的角度来看，第三种模式比较合理，第二种似乎也有可能。但第一种模式，感受器的结构必须设计得相对比较复杂，具有相当于部分神经中枢的功能。用第三种模式，每个感受器的结构可以设计得比较简单，也能够满足几乎一样的功能需求。

一些临床现象说明，口腔内压力感受器很可能是第三种模式，也有可能结合了一些其他模式。

二、可能的咀嚼行为调控机制

在人类牙齿功能序列中，前牙主要行使切割食物的功能。后牙主要行使强大的咀嚼功能。前牙的牙根普遍是单根，包绕的牙槽骨不丰满，不能承受强大的咬合力，而后牙的牙根粗壮，通常有3个以上的牙根，牙槽骨肥厚，可以承受比较大的咬合力，强大的咀嚼肌也大部分附着在后牙区位置。

同时，前牙区的神经感觉比较敏锐，相匹配的是，舌尖部的感觉也相对舌后部更加敏锐，一些精细的咀嚼活动可以分配在前牙部位完成。

思考探究整个咀嚼过程，牙齿的压力感受器，特别是前牙敏锐的压力感受器，在很大程度上主导了咀嚼行为的习惯模式。

1. 咀嚼前准备

在行使咀嚼功能时，张口肌群运行，张开嘴将食物置入口腔，舌头和颊肌等器官合作，将食物推向后牙咀嚼区，这是一个复杂的系列运动，但应该可以简化为一个相对简单的程式操作，关键是舌头和颊肌等的行为调控，可能有许多感受器参与其中，对这样的行为我们不做过多探究。

2. 闭口肌群收缩

触发口腔内闭口肌群开始收缩的，有可能是后牙部位的触觉感受器，也有可能是咀嚼肌群离开下颌姿势位后产生的一种"自发复位"的趋势，当然，也有可能是大脑中枢直接发出的指令。

如前文所述，大脑中枢直接参与常规咀嚼行为似乎会影响效率，人类的咀嚼行为应该大多数是在一种"不自觉"的状况下完成的，或者说是在大脑中枢"不知情"的状况下完成的。

张口运动后，口腔咀嚼肌群离开下颌姿势位，确实会有自发复位的趋势，导致闭口肌群的收缩，但这样的收缩比较缓和，并且具有自限性，只是会回到肌肉平衡的位置，而不会终止于正中颌位。

很多临床现象表明，后牙的感受器最有可能是引发闭口肌群产生收缩的"触发机关"。

3. 闭口肌群停止收缩，张口肌群开始工作

闭口肌群收缩，食物压力最先传导到后牙的压力感受器，但后牙的压力感受器比较"迟钝"，没有反应，闭口肌群继续收缩，随着食物被挤压嚼碎，上下颌到达正中𬌗位，

闭口肌群的肌张力到达顶点，前牙开始感受到压力。前牙的压力感受器显然比较"敏感"，它们即刻释放信号，传导到周围神经中枢，中枢明确这个信号的来源后做出"不能对它们施加压力了"的反馈，于是，发出指令，闭口肌群停止工作，张口肌群开始工作，下颌重新张开。

也许，前牙的压力感受器只是表达了承受压力的信号，是对自身的一种保护机制，但从实际效果来看，因为牙列中前导的存在和正中𬌗位时的前牙接触，这种信号有效介导了咀嚼肌的运行方式，或是前牙的结构模式决定了什么时候什么样的肌肉群停止收缩，久而久之，这样的调控模式形成了每个人咀嚼行为的习惯模式。

当然，有时候后牙因为牙周病或者其他问题，其压力感受器同样像前牙一样敏感，同样会在某种形式下介导咀嚼肌的活动，如单侧咀嚼。

在有些个体，前牙处于开𬌗或者反𬌗的状况，并不能触发相应的压力感受，从而使闭口肌群停止工作。我们推测，后牙也应该会有一些相应的压力感受器，来控制闭口肌群无限制的收缩，只是后牙的压力感受器应该比较迟钝，导致闭口肌群常常用力过度，无谓地增加了磨耗。

第二节　临床实践中的咀嚼调控现象

第一节所述的咀嚼习惯调控机制能很好地解释很多临床现象。

一、正中咬合时，前牙接触

临床经验提示，前牙在正中咬合时，保持接触十分重要。在很多开𬌗、反𬌗的病例中，正中𬌗位时，前牙失去正常咬合接触，常伴有后牙磨耗的增加（图7-3），各种咬合病和咬合紊乱的现象也会增加很多。

正中咬合一般认为是一次咀嚼活动结束的位置，在这个位置，其咀嚼力量达到最大。如果正中咬合时，前牙没有接触，感受不到压力，前牙的压力感受器不能触发信号而停止闭口肌群的工作。闭口肌群继续工作，容易导致过度咬合，会增加后牙的磨耗。

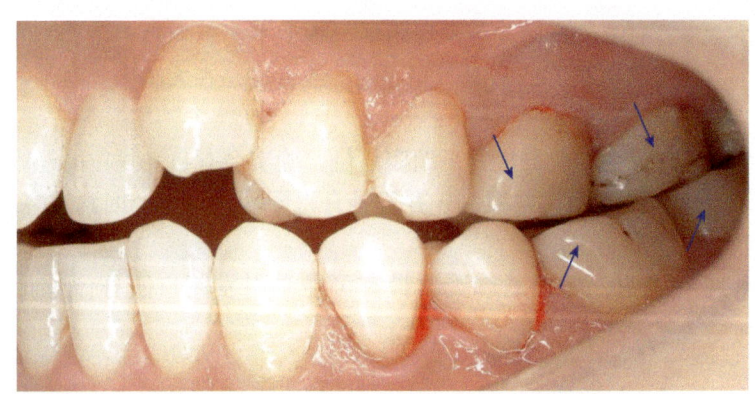

图7-3　开𬌗患者常常伴随牙齿磨耗的增加

二、𬌗干扰

临床实践证实，在做前伸运动时，后牙保持脱离状态十分重要。现代的大部分观点认为，在沿着前导做前伸运动时，后牙如果有接触，就是一种𬌗干扰的体现（图7-4）。Williamson 证实[2]：前牙所致的后牙咬合分离可直接降低升颌肌群的活性，反之，当后牙与前导产生咬合干扰时，会造成升颌肌群的亢奋。

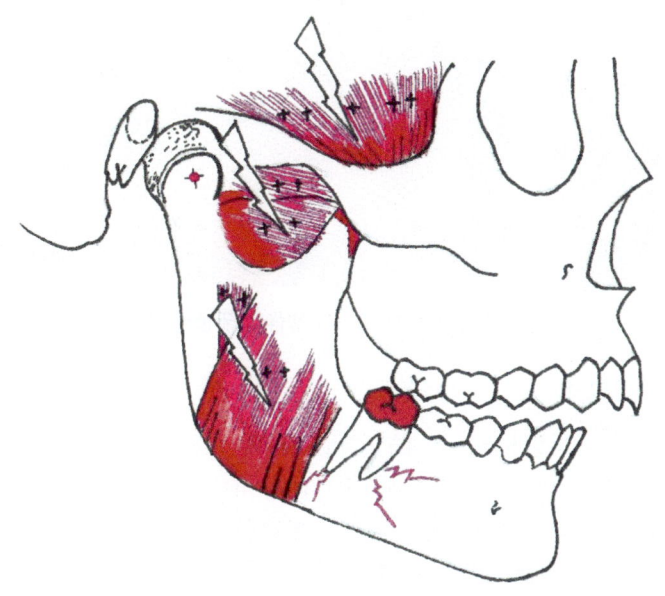

图7-4 后牙脱离机制：后牙的𬌗干扰造成升颌肌群的亢奋

下颌在做前伸运动时，实施的是前牙精细咬合，后牙如果接触，会触发后牙的压力感受器，导致强大的闭口肌群开始收缩，这对前牙的精细咬合是一种干扰，这时大脑中枢会参与进来，控制这种后牙闭口肌群收缩，久而久之，咀嚼肌的无节律的收缩和舒张，势必导致咀嚼行为习惯模式的崩溃，从而出现咬合病和咬合紊乱。

同样的原理，在做侧方咀嚼时，非工作侧𬌗接触也常常导致𬌗干扰的产生。在工作侧咀嚼肌达到最大收缩强度时，开始沿着牙尖轨道上行，非工作侧𬌗干扰刺激压力感受器，导致相对应的咀嚼肌收缩，改变咀嚼运行轨迹，大脑中枢会感受到这些不应该有的强烈刺激，干预咀嚼肌的收缩和舒张行为，最后同样造成咀嚼行为习惯模式的崩溃。

三、尖牙保护𬌗和前牙功能组

侧方咬合时，咀嚼行为习惯模式遵循的也是同样的调节机制。在这里，前牙的压力感受器更多地集中在尖牙，单侧咀嚼时，后牙在没有达到正中𬌗位时，工作侧下尖牙牙尖（尖牙保护𬌗）或者后牙多个颊侧牙尖（组牙功能𬌗），通过压力感受器传递信号，引导不同方位的咀嚼肌的收缩和舒张行为，尤其是单侧翼内肌的收缩，包括其他肌群的协同，引导下颌向内侧移位，以避免尖牙受到强大的冲击。尖牙的这种保护机制，恰好可以引导咀嚼肌群，使下颌沿着尖牙的舌斜面下行，到达正中𬌗位或者没有达到正中𬌗位之前，多个前牙承受压力，前牙的压力感受器引导咀嚼肌群张口。

通过这样的调控机制，尖牙的舌斜面成为侧方咬合咀嚼行为轨迹的一个导引。在很多没有形成良好尖牙关系的个体中，我们经常看到后牙磨耗的增加（图7-5）。

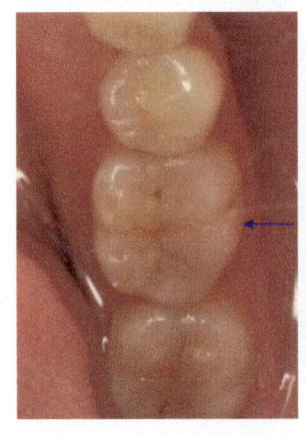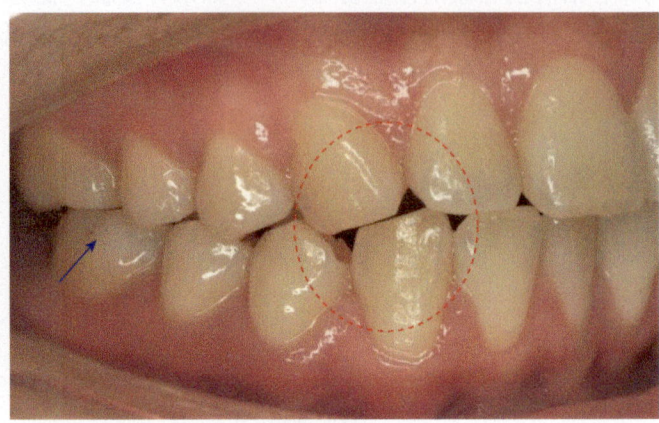

图7-5 尖牙关系缺如，常常伴随牙齿磨耗增加

四、下颌卸载反射

这是一种保护牙齿的反射机制[3]，防止牙齿咬碎硬物时，上下颌后牙相互有力地撞击。当牙齿突然咬碎果壳时，上下颌瞬间进入正中𬌗位，前牙迅速接触，其压力感受器发生快速反应，释放信号，使闭口肌群马上停止工作，张口肌群开始发挥效应，上下颌快速张开。

可以肯定的一点是，大脑中枢不可能全程参与和主导这样的反射活动，否则不可能有这样快速的反应机制。这种反射机制的存在，进一步说明了周围神经中枢在咀嚼行为中所起的作用。

五、咀嚼行为习惯模式的破坏

1. 个别牙𬌗干扰

某个牙齿少量的形态改变，经常会打破整个咬合平衡。很多牙体修复和牙列修复，在开闭口运动和侧方咬合时，这些改变了的形态产生高点，阻碍了往常的咀嚼习惯模式，导致整个咀嚼行为习惯轨迹受到干扰，会产生严重的咬合不适、𬌗干扰或者咬合创伤。

在固有的咀嚼行为轨迹上，压力感受器保证每个牙齿不会受到异常咬合力的伤害。当某牙出现高点，此牙与对𬌗产生接触时，咀嚼肌按照固有的行为轨迹，于咀嚼肌强烈收缩的时候，此牙的压力感受器感受到压力，发挥作用，经由大脑中枢的调节，需要一定的时间来避开对此牙的冲击，强大的咀嚼力量通常会对此牙产生冲击，导致牙齿松动、敏感、牙髓刺激，甚至牙髓炎症，咀嚼肌无节律的收缩和舒张，导致神经调节系统的紊乱、肌肉运动的不协调甚至痉挛。这样的𬌗创伤是导致关节疾病的一大诱因。

临床上，细微的咬合高点（即使只有0.1mm）经常会出现严重的反应，从一个侧面表明我们往常的咀嚼行为轨迹是非常精确的。

因为儿童的咀嚼行为习惯模式尚未完全固化，很多时候，在儿童的牙体修复过程中，少量的咬合高点表现出的症状往往没有成人严重。

2. 口腔正畸不大会产生严重的𬌗创伤

在正畸过程中，随着牙齿的移动，即使我们极力避免也势必出现某个牙齿的高点，但一般不会出现严重的症状。虽然会存在一定的不适感，但大多不会引起很大的伤害，除非个别的牙齿建立咬合，而其他的牙齿都没有接触，这样会出现一些咬合创伤，但咬合创伤自觉症状往往不强烈，有些牙齿即使出现了很大的松动，也不会有疼痛感。

我们的咀嚼调节机制能很好地解释这样的临床现象：因为在正畸过程中，每个牙齿都受到长期的持续压力，原来的压力感受器失去了相应的功能，以前的咀嚼行为习惯模式也就失去了调节控制机关，咀嚼行为习惯模式就可能不再存在。

正畸治疗后拆除矫正器，不再产生对牙齿的持续压力。牙齿开始进行自我调节，重建新的咀嚼行为模式，如果正畸治疗后的咬合模式与颞下颌关节不产生大的冲突，在咀嚼肌群的适应范围之内，很短的时间内会重新建立咀嚼习惯模式。在建立这种咬合模式时，牙齿会有复发的趋势，也会有一些功能性的调整和磨耗，从而建立起稳定的新的咀嚼行为习惯模式。

3. 𬌗垫治疗肌肉紊乱和颞下颌关节症状

在临床上，𬌗垫是治疗关节病的有效手段，解除因为𬌗干扰引起的肌肉痉挛和关节症状，往往能够起到良好的临床效果。咀嚼调节机制也能很好地解释这样的临床现象：𬌗垫抬高咬合以后，先前的咀嚼行为模式遭到了彻底的破坏，也就解除了𬌗干扰。牙齿的咀嚼不是按照既有的行为习惯模式运行，新的运行模式由大脑中枢介入，很多人可以通过磨合𬌗垫达到一种新的咬合平衡，形成一个新的咀嚼行为习惯模式。

从理论上来说，制作一个与颞下颌关节正中关系协调的咬合𬌗垫，然后通过多次调磨，最终达成一个新的咀嚼模式。这样的咬合关系与颞下颌关节协调，没有咬合干扰，可以治疗有些颞下颌关节紊乱综合征[4]。运用正畸手段通过移动牙齿，或者通过修复的手段，永久达成这样的咬合关系，也应该是彻底治疗颞下颌关节紊乱综合征的一种手段。

第三节　颞下颌关节和𬌗关系

我们无法排除颞下颌关节，如髁突、关节窝等部位有不同的感受器，来调控咀嚼活动中的行为。甚至，很多研究者将这个部位的调控机制认作最为关键的控制因素。

颞下颌关节紧致小巧，带动整个下颌做各种强有力的运动，在咀嚼和咬合时，能释放出非常强大的力量，甚至可以比拟人体一些强大的关节结构如髋关节。这样的功能需求，要求颞下颌关节具有一些符合生物力学的独特的结构特点，同时，需要有保护这种结构特点不受异常损害的调控机制。

很多人认为，颞下颌关节不应该是一个受力关节，它不应该也不允许承受很大的咀嚼力量。

（1）关节结构包括髁突、髁突颈部等的体量很小。

（2）关节的关节窝上端就是颅脑，不允许其受到很大的撞击力量。

通过独特的上下颌和牙列结构，以及一些运动调控机制，咀嚼力量"消化"在颌骨内部，关节基本上不受力，或者很少受力（图7-6）。

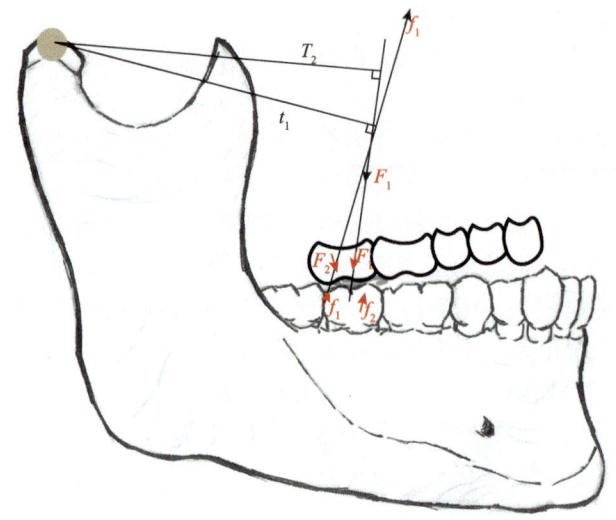

图7-6 咀嚼力量在下颌体内"消化",建成咬合力的平衡,颞下颌关节不受力

$$F_1 \times T_1 + F_2 \times T_2 \cdots = f_1 \times t_1 + f_2 \times t_2 \cdots$$

相对于髁突,向上的所有力量的力矩与向下的所有力量的力矩达到平衡髁突点总力矩为零,不向颞下颌关节传递力量,颞下颌关节不受力

有些研究者认为[5, 6],关节也可以承受力量,只是在承受咬合力量时,关节必须处于严格的正中关系,因为只有在这个位置,髁突正对着的关节盘无神经和血管分布,承受压力时不会感觉到疼痛,正对着的关节窝骨质也显著加厚,其结构允许承受一定的压力。

一般情况下,上下牙列处于正中𬌗位时,咀嚼肌群的闭口肌力量达到顶峰,整个下颌所受的向上的咬合力量最大,从这个意义上说,正中𬌗位与关节的正中关系相吻合时,这种咬合力量可以很好地被关节所分担,而不产生对关节的损害,如果正中颌位与正中关系不相吻合,关节就不能允许在正中颌位时承受哪怕很少的咀嚼力量,为了达成这一点,整个咀嚼肌群的咀嚼力量必须精密分配,达到力量的平衡,这对整个调控系统的要求就大大提高了,容易产生一定的调节失控,导致关节紊乱,出现一些关节症状。

一、髁突习惯运行轨迹

在下颌做张闭口运动、前伸后缩或侧方运动时,需要与上下颌骨和附着在颌骨上的牙列结构密切协调,遵循一定的咀嚼模式。

同时,颞下颌关节周围的肌肉群运动也必须与关节固有结构密切协调,如关节盘的运动、髁突沿着髁道下行运动、髁突相对于关节窝的相对位移运动,都要与关节固有的结构相协调。虽然颞下颌关节盘和关节窝(颞下颌关节上关节)是一种相对比较松散的连结,可以运动的范围比较大,但要协调一系列肌肉和组织结构,一般也需要建立一种行为习惯模式。我们用比较简易的方式来描述这种行为习惯模式,就是咀嚼行为中髁突的运动轨迹。

1. 前伸后缩运动

髁突离开正中关系向前下移动,遵循一定的行动轨迹。因为牙齿或下颌结构的原因，导致这种前伸后缩运动轨迹改变，很多时候会产生一定的临床后果。

前伸运动时，髁突一般会有两种运动：①向前下方整体移动；②髁突的顺时针旋转（图7-7示面部朝向右侧）或者逆时针旋转。两种运动合并在一起，就形成所谓的"髁导"，髁导如果与前牙的前导平行，下颌前伸运动时，髁突在下行过程中没有旋转。如果髁导大于前导，下颌前伸运动时，髁突在下行过程中需要顺时针旋转。如果髁导小于前导，下颌前伸运动时，髁突在下行过程中需要逆时针旋转（图7-7）。

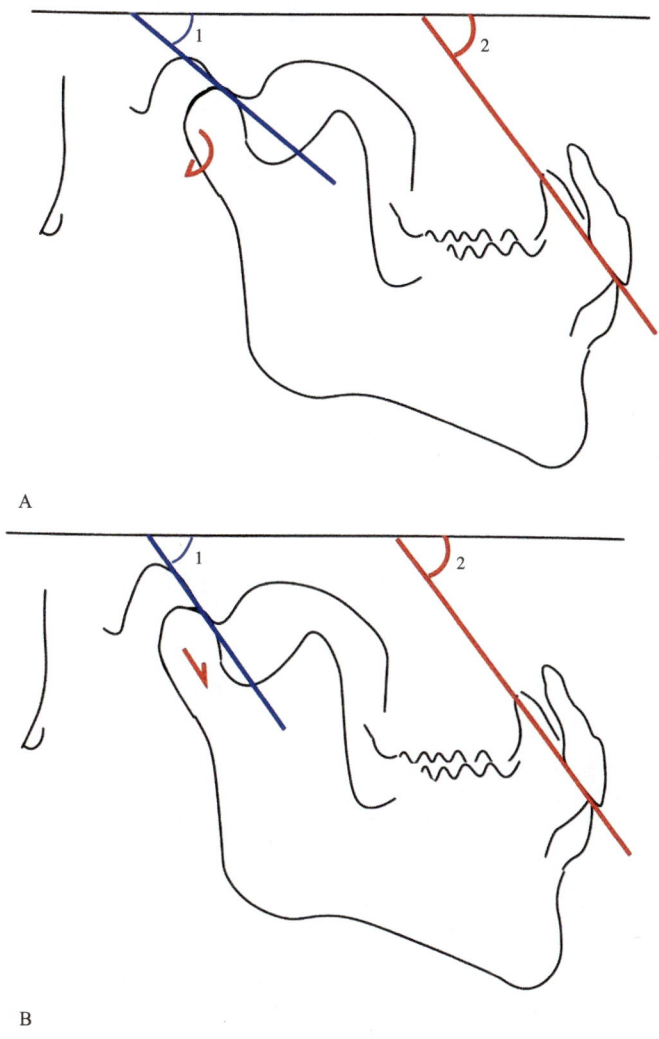

图7-7　髁导与前导

A.髁导大于前导，在髁突下行过程中，需要顺时针旋转；B.髁导等于前导，在髁突下行过程中，没有旋转

在临床上，因为某种原因，如修复治疗时，前导丧失，或者突然改变了前导，导致髁突前伸时的运动轨迹变化，会导致关节的不适，或者其他一些临床症状。

2.侧方运动

侧方运动的时候，关节的运动也遵循一定的运动轨迹[4]。对工作侧和非工作侧，我们可以分别描计这种运动轨迹。

每个人的侧方运动形式各不相同。有些人遵循一种迅即侧移的运动模式，也有些人遵循渐进侧移的模式。从整个运动轨迹来看，这两种侧方运动模式只是因为髁突下行中运动轨迹不同而已（图7-8）。

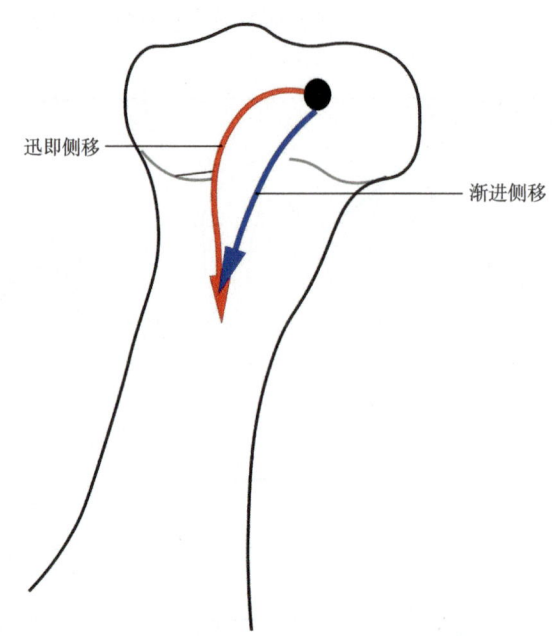

图7-8　髁突的迅即侧移和渐进侧移

不一样的运行弧度，需要具有不一样的牙尖高度和陡度，它们的运行轨迹应该相互协调，至少牙尖不能阻碍髁突的运行轨迹。侧方运动时，非工作侧髁突运行弧度大，表示关节在一定范围内做相对平移运动，如果在这个过程中过高的牙尖阻碍了其运动方向，会产生一定的干扰（图7-9）。如果髁突运动轨迹的弧度小，略高的牙尖就不会阻挠关节运行。

在重建后牙咬合过程中，牙尖的形态和高度能够与关节这种固有的运行轨迹吻合，是相对理想的状态。当然，这时候尖牙和前牙也要与这样的运行轨迹相匹配。

而正畸过程应该是一个例外，虽然也会同样重建咬合关系，但这种重建过程比较长。较长的时间下，应该允许关节的运行轨迹做一定的适应性改变。

太多的经验证实，整个咀嚼系统的适应能力是非常强大的。整个咬合过程是各个咀嚼部位和器官匹配和被匹配的过程，在这个过程中，应该不会存在某种器官和部位是不允许适应性改变的，如果是这样，其适应能力就值得怀疑。所以改变任何一部分的习惯运行模式都是允许的，只是需要控制在一定范围，且需要给予一定的时间。

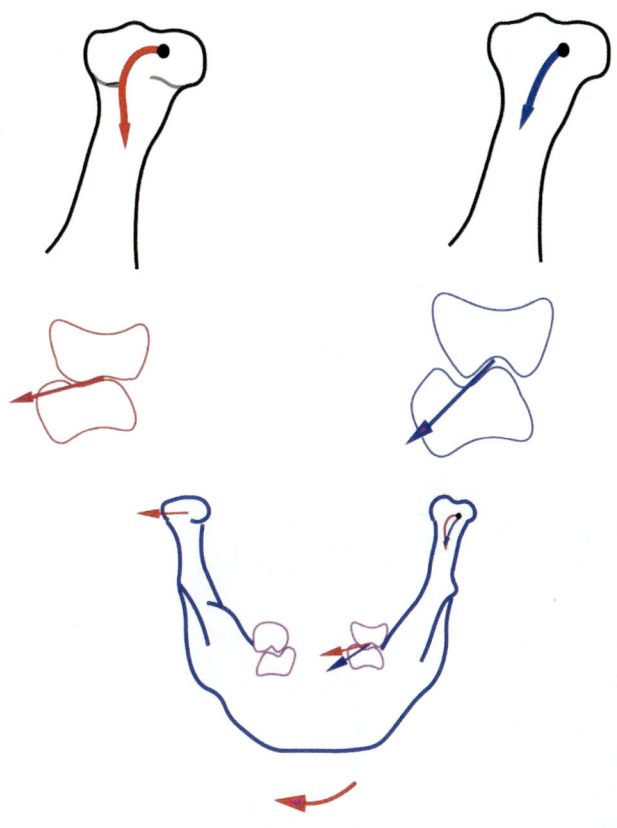

图7-9 髁突运动轨迹模式，与后牙牙尖高度需要相互协调。高陡的后牙牙尖高度会阻碍髁突迅即侧移的运动模式，需要适配稍微扁平的牙尖。髁突渐进侧移模式的后牙牙尖可以适配高陡的牙尖

二、关于𬌗架转移

临床上，上下牙齿的排列与颞下颌关节及整个咬合系统的其他部分要达到完美的吻合和协调，很大程度上基于个体强大的适应性和代偿能力。在正畸过程中，一些最精确的人工调整，也只能达成一些静态和局部的吻合和协调。同时，这种协调也是目视状态下的协调。其实，在咀嚼过程中，几十微米级的咬合高点也能非常精确地在个体中被感受出来，而正畸治疗中，这样的精确程度其实不可能实现。

当然，我们也希望正畸治疗尽可能完美，个体的适应和代偿可以控制在最小的范畴。要完成正畸治疗对咬合关系尽量完美的调整，需要做两方面的工作，一方面，需要在正畸治疗细节上做更多的工作，如牙齿位置在三维方向上的精确调整。另一方面，相较静态和局部的咬合关系，需要更加精确地评价动态和整体的咬合关系。一般来说，口腔内临床观察限于时间和口腔内视野的影响，很难做出最准确的判断，所以经常需要取出牙齿模型，以便于精确地观察牙齿的咬合关系，然而，这样的模型是静态的，是关于局部牙齿和牙列关系的，要对牙齿和整个咀嚼体系进行动态、整体的咬合分析，需要用一些技术手段。

𬌗架关系的转移是目前临床上做得相对较多的工作，这样的工作十分烦琐，除非特

殊需要，口腔正畸临床上还不会普遍应用。

颌架转移以后，展现在我们眼前的不单单是牙齿，还有颞下颌关节及颞下颌关节与牙齿之间的整个颌骨架构。

1. 颌架的结构

将牙齿和牙列、颌骨、颞下颌关节，以及能够移动的整个𬌗的架构，包括静态咬合和动态运动，用一定方式模拟出来，即颌架转移，它有利于我们分析、诊断个体的𬌗体系，从而有效地指导临床。

在这个模拟器中，下端是上下牙列的模拟装置，上端是颞下颌关节的模拟装置，以及能够确立它们之间位置关系的连结装置（图7-10）。

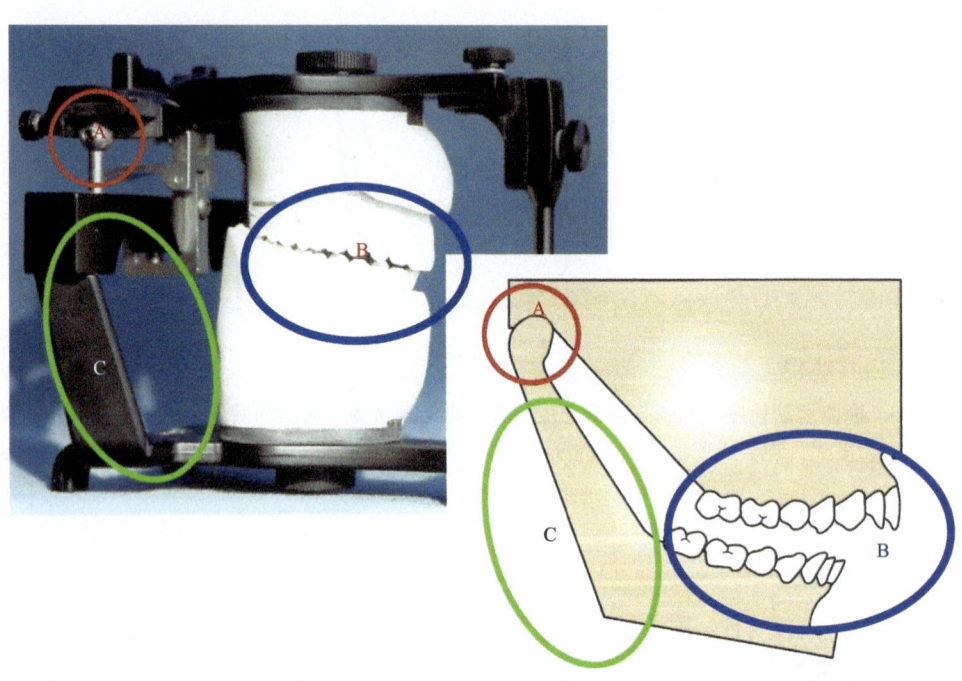

图7-10 颌架的结构：整个颌架由牙列、颞下颌关节、关节与牙列的连结三个模拟装置构成
A.颞下颌关节；B.牙列；C.关节与牙列的连结

1）模拟牙齿

上下牙列的模型非常方便提取，目前的取模技术可以达到非常精准的程度。

2）模拟颌骨架构

要确立牙列和关节上下端位置精准的连结关系（即整个颌骨架构）相对困难一些，临床上会选择一种面弓转移的技术。上颌与关节窝之间的空间位置关系基本不会变动，用面弓通过蜡型固定在个体的上颌牙齿上，伸出两个活动的定位针，将它们定位在两个耳道里（耳道的前端就是颞下颌的关节窝），然后把面弓、蜡型、定位针整体取下来，面弓连同蜡型与上颌牙齿模型进行重叠，定位针的位置就是确定颞下颌关节的位置。面弓是一个平面，定位针是两个点，两个点和一个平面组成一个确定的空间关系

（图7-11），牙齿和颞下颌关节之间的位置关系就确定了下来。有时候，为了将上下颌模型放置在模拟颌架的中心位置，会使用眶针。

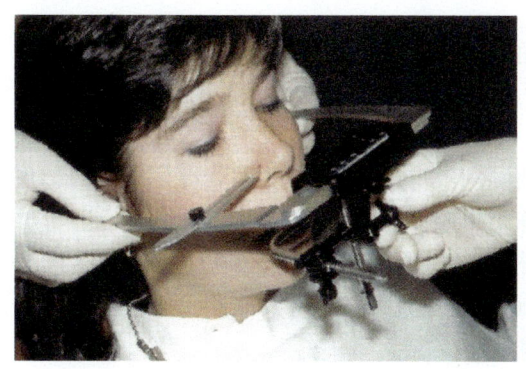
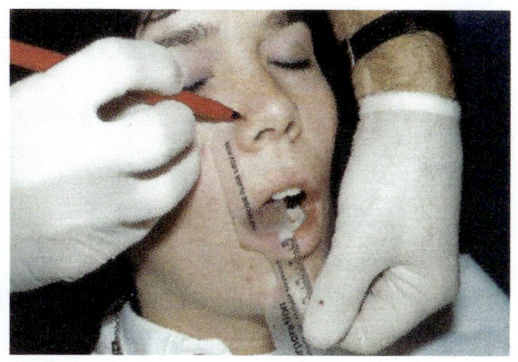

图7-11　面弓转移[6]

3）模拟颞下颌关节

在整个模拟装置中，模拟颞下颌关节的活动最为困难，到目前为止，还没有一种颌架系统能够模拟出完整的颞下颌关节运动模式，或者习惯咀嚼运行模式。因为所有颞下颌关节的模拟都依据"机械"原理，用精巧的机械构建模拟出千变万化的"关节活动"，几乎是不可能完成的任务。

髁突运动包括：①沿着铰链轴转动；②沿着髁导前下方移位，前伸移动轨迹；③侧方移动运动轨迹；④各个方向上移动有一定限度，称为边缘性运动轨迹；⑤复合运动方式、习惯咀嚼模式、习惯移动方式。

用机械的方法我们可以给模拟器设置一定的移动范围；确定边缘性移动轨迹；用比较精确的方法模拟出不规则的髁道特征性斜面；甚至模拟出侧方移动轨迹。但真实的习惯咀嚼行为是三维方向上复合运动模式，很难模拟。

2. 计算机辅助的𬌗关系模拟系统

先进的计算机三维建模加上大数据处理系统，可以为我们建立𬌗关系的计算机模拟系统。

（1）口内扫描或者模型扫描的三维重建已经基本成熟。

（2）X线三维扫描可以为我们重建精确度比较高的上下颌骨三维模型。

（3）将两种模型给予一定的重建，建立整体的𬌗结构系统，技术也已相当成熟。

（4）在口内放置位置感应装置，可以在计算机上描绘出这些位置感应装置的运行轨迹大数据。

（5）将这些位置感应装置组合进𬌗结构系统，能够模拟出整个咀嚼和下颌其他运动的模式，还原出髁突的运动轨迹。将这些运动轨迹数据进行大数据分析，可以分析整个动态的牙颌系统的特征。

第四节 基于完善咀嚼效能的口腔正畸目标

在正畸过程中,要形成一个良好和稳定的牙齿排列和上下牙列位置关系,需要考虑以下因素。

1. 总体关系和牙齿排列

整齐的牙齿排列不单单是美观的需要,也是咀嚼功能的基本要求。在牙齿排齐过程中,需要关注咀嚼力量是通过每个牙齿的长轴方向进行传导的。

正中殆位与中性关系绝对吻合,是一个相对理想的状况,多数情况下,追求这样的正畸效果不是很现实。从中性关系向前达到正中殆位过程中,不产生殆干扰,滑动曲线做到平滑和均衡,应该是口腔正畸的基本要求。

2. 前牙关系

咀嚼习惯模式的形成,很大程度上依赖于良好的前牙关系。对于正常牙齿来说,为了满足良好的功能需求,上下前牙需要拥有以下的结构特征:

1)前牙止点区域

正中殆位咬合时,下前牙切缘必须在上前牙舌隆凸之上的位置有一个良好稳定的止点区域,只有这样,正中殆位咬合时,前牙才能感受到压力,有效引导咀嚼肌群的收缩和舒张。对有些深覆殆、深覆盖患者,正畸结束以后,前牙遗留少量的开殆状态,或者处于少量对刃状态的过矫正以防止复发,这种方法笔者并不认可。

2)形成一个比较良好的前导轨迹

在下颌前伸过程中,下切牙切缘沿着上前牙舌面向前向下运行。一个正畸患者,矫正前后的前导角度一般会有所变化,需要髁导来适应变化的前导,过大或者过小的前导,或者变化过大的前导,都会增加患者的适应难度。过小的前导角度,势必影响下颌运动的幅度,影响咀嚼效能。

3)均衡接触

在正中咬合时,下前牙与上前牙的舌面形成均匀接触。在前伸运动到达对刃状态的过程轨迹上,前牙也应该形成连续的均匀接触,不允许个别牙齿异常突起。

4)尖牙关系

上下颌尖牙的位置关系可能是侧方咀嚼运动的主要引导结构,无论从哪个角度考量,上下尖牙关系都是十分关键的。中性的尖牙关系是咬合的一个重大指标。

在侧方咀嚼时,尖牙引导整个后牙的运行轨迹,上尖牙的舌斜面需要与后牙的尖窝形态结构相协调,与前牙的侧方咀嚼相协调。如果在目视状况下,侧方咀嚼过程中尖牙关系与上述结构就不协调,我们认为这种矫正结果是不能被接受的。

3. 后牙关系

后牙,尤其是第一磨牙,承担了大部分的咀嚼功能。为了满足良好的功能需求,上下后牙需要以下的排列结构特征:

1)在正中殆位时,尽量达到更多的咬合接触面

更多的咬合接触,可以取得更加高效率的咀嚼效能。正中殆位咬合需要保持尖窝交

错状态,这种尖窝交错表现在近远中关系,是中性关系或者完全近中关系和完全远中关系,避免"尖对尖"的咬合位置,其中,中性关系最符合功能需求;表现在颊舌(腭)侧,就是保持正常的后牙覆盖关系。

2)在前伸运动时,后牙需要保持"咬合脱离"机制

过于高位或者近中倾斜的远中后牙,往往导致这种脱离不能实现,产生严重的𬌗干扰。在正畸临床中,为了达到正中𬌗位时的中性关系,通过Ⅱ类牵引、FOSUS矫正或者功能矫正,牵引下颌向前,比较容易导致这种"后牙脱离机制"的丧失,产生𬌗干扰,严重的会引起颞下颌关节紊乱症状。

3)侧方咬合

侧方咬合时,协调后牙的工作斜面使之发挥最大的咀嚼效能。与尖牙和前牙介导的侧方咬合相互协调。同时,关键的一点是非工作侧保持"脱离"状态,不能有𬌗干扰。

【小　　结】

(1)整个咀嚼器官是一个庞杂的系统,这个系统中的各个部分逐步发育,使咀嚼活动逐渐从口腔前部转移到口腔后部,从单纯的咀嚼活动过渡到上下左右全方位的活动,从有意识、缺乏规律的活动过渡到具有一定咀嚼习惯模式的无意识活动。

(2)整个咀嚼系统具有独特的结构特征,它们协同作用,用最经济、最有效率的手段嚼碎食物,具有强大的适应能力和自身保护机制,用相同的器官完成除咀嚼以外的口腔其他功能,还与全身的各个系统建立起有机联系。

(3)咀嚼器官大致可以分为颞下颌关节、颌骨和咀嚼肌群、牙齿和牙列三部分,每个部分的结构特点都符合功能的需要。

(4)临床上评价静态咀嚼功能主要有三种形式:

• 基于上下牙列形态位置关系的正中𬌗位(咬合位、最大牙尖交错位),这种牙齿和牙列的关系是当前正畸治疗和其他口腔治疗比较关注的位置关系。

• 基于颞下颌关节盘突综合体与关节窝的关系,确立的正中关系位,正中关系与正中𬌗位是否处于协调或者相对协调的位置,对于口腔正常行使咀嚼功能十分重要。

• 基于口腔周围肌肉平衡状态的下颌姿势位。

另外,牙列结构中Spee曲线和Wilson曲线结构特点、垂直距离及中性区是影响咀嚼的重要结构形式。

(5)咀嚼过程是一个动态的过程,调整咀嚼行为过程的因素有很多,颌骨、关节、牙齿和牙列、口周肌肉通过神经反馈,相互协调共同完成整个咀嚼行为。

• 为了高效、快速完成这种多系统参与的庞杂咀嚼过程,个体需要建立由周围神经调节的咀嚼行为习惯模式。

• 压力感受器是牙齿的一种保护机制,这种保护机制引导不同肌肉的收缩和舒张。

• 因为前牙的压力感受器比较敏感,上下前牙的咬合、尖牙的关系通过压力感受器更容易引导相关肌肉的收缩和舒张行为。所以,前牙和尖牙关系在很大程度上可能是介导咀嚼行为习惯模式的一个关键环节。

（6）颞下颌关节在咀嚼行为调控中的作用
- 在咀嚼行为中，颞下颌关节也具有习惯运行轨迹，尤其是前伸运动和侧方运动时。
- 颞下颌关节运行与牙列咬合关系需要相互协调、相互适应。
- 将颞下颌关节相关运动因素考虑进去的咬合关系，才是真正的整体咬合关系。
- 动态、整体的颞下颌关节和牙列运动模拟装置（𬌗架），在正畸治疗中十分重要。

参 考 文 献

[1] Jacobs R, van Steenberghe D.Role of periodontal receptors in the tactile function of teeth: a review. J Periodont Res, 1994, 29: 153-167.
[2] Williamson EH, Lundquist DO.Anterior guidance: Is effect on anterior temporalis and masseye muscles. J Prosthet Dent, 1983, 39: 816-823.
[3] 谢秋菲.临床𬌗学——成功修复指导.第2版.北京：科学出版社，2014.
[4] Calonico A.The splint companion. Illinois: Artistic Dnetal Studio, 2005.
[5] Zola A. Morphologic limiting factors in the TMJ. J Prosthet Dent, 1963, 13: 732-740.
[6] Peter ED.功能𬌗学.张豪，陈俊译.沈阳：辽宁科学技术出版社，2015.

第三篇

口腔正畸的美学考量

第八章

口腔正畸的目标和措施

第一节 口腔正畸的目标

理论上来说，所有的正畸措施只有一个目标：尽力达成颜面部结构和功能的协调和稳定。其实很多时候，颜面部的美观是这种协调和稳定的直观表现。

影响颜面部美观观感的因素主要体现在以下三个方面，这三个方面体现出颜面部结构和功能协调稳定的各个侧面。

1. 颜面部整体比例关系协调（宏观美学）

颜面部整体比例不协调是影响颜面整体美观性的首要因素。例如，上下颌高度方向的发育不足和过度，上下颌长度和宽度的发育不足和过度，或者前面和后面部发育比例不协调，左右骨骼发育不对称等。

口腔正畸医生在很早的时候就认识到，这种颜面部整体比例不协调，是导致很多牙齿错𬌗畸形的根本原因。已经试图用各种措施，特别是发育前期的控制来改善这种状况，取得了相当好的效果。

颜面部结构形成的很大部分原因源自口腔固有功能的需要，促使颜面部各部分协调比例的正畸治疗措施，也大部分依靠口腔的固有的功能性力量，或者直接改变口腔功能性习惯。

2. 软硬组织间的协调（直观美学）

牙齿、牙槽骨和颌骨是口腔颜面部的硬组织，它们与上下唇、颊、舌、肌肉等软组织之间产生各种错综复杂的关系，这样的关系共同构成了很大部分的颜面部的美观观感。例如，上下唇与牙齿之间的协调，组成微笑弧线；牙齿排列方式与颊肌和唇肌之间的关系，引起微笑时的"丰满度"改变；前牙的突度与上下唇的关系，构成了面部侧貌的审美平面……

连结软硬组织之间的纽带也是口腔固有的功能性活动，任何正畸治疗的措施，必须更多地考虑口腔功能性因素的影响。

3. 牙齿形态和牙周（微观美学）

牙齿特有的形状和外观是功能性要求的体现，牙齿与牙周组织之间的协调关系尤其体现出其功能性特点。微观层面的美学考量近年来越来越受到重视。

一、临床观察和检查

1. 估计发育年龄

很多处于青春期前后的孩子来接受正畸治疗,需要评估这些孩子的生理发育程度和发育年龄,生理发育程度很大程度上决定了生长潜力及适应性改变的潜力。

2. 颜面部总体比例关系的临床评价

按照面部总体比例关系,我们将面型进行总体评价和分类。面下1/3的宽度和长度及其对称性是正畸医生关注的重点。

1)正面宽度和高度

五等分正面面部,两眼和两眼之间及两眼外侧距离相等是合理的。瞳孔之间的宽度应该等于嘴角的宽度(图8-1)。

根据早期的人像研究,达·芬奇等认为,理想的面型,发迹到鼻根、鼻根到鼻底、鼻底到颏部的距离应该是一样的。面下1/3以唇部为分界线,唇部以上占据1/3,唇部以下占据2/3,是最为合理的(图8-2)。

2)对称性

在五等分的正面,每个等分的高度和宽度可能都会有些差异,测量这种差异可以明确面部的对称性。临床上,常常测量颏部最顶点与耳道的距离,以检验左右下颌的发育是否对称。运用计算机技术合成人体照片,常常可以发现一些细微的不对称现象(图8-3,图8-4)。

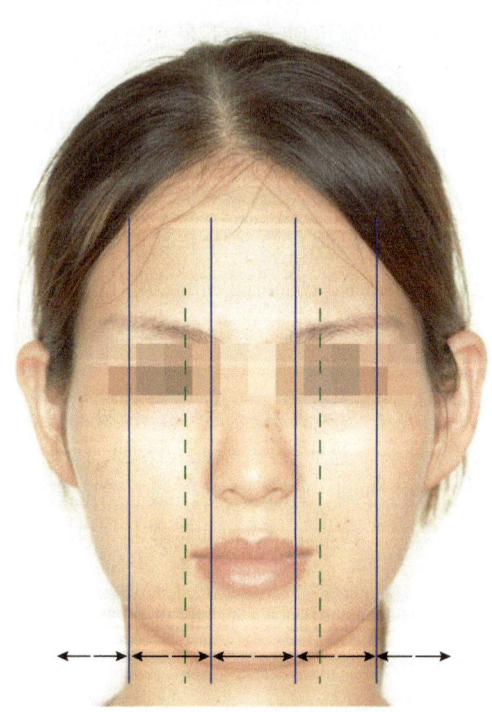

图8-1 五等分正面部

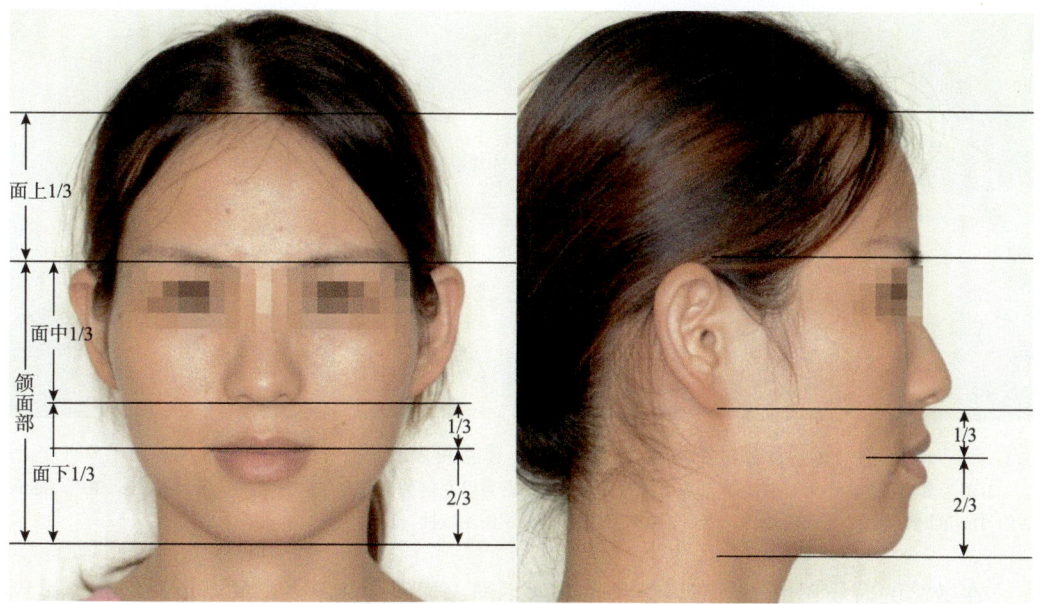

图8-2 三等分正面高度

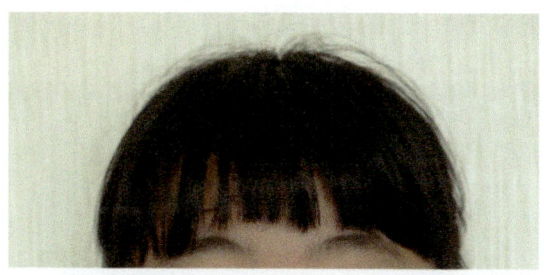

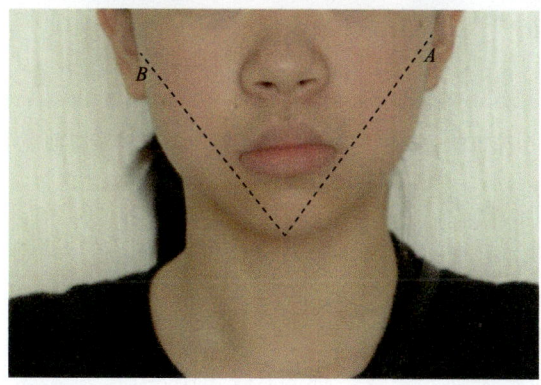

图8-3 测量颏部最顶点与耳道的距离,以检验左右下颌的发育是否对称
A.左侧脸长;B.右侧脸长,A＞B:左侧发育大于右侧发育

上中切牙及下中切牙的位置对于面部尤其是下面部的对称性至关重要,有时候,整体面部包括面上1/3、面中1/3都不对称,鼻部歪斜,甚至上唇的人中和唇珠部位都不对称,我们很难判定中切牙是否处于正确的位置。

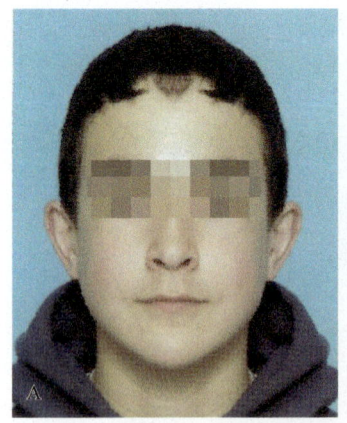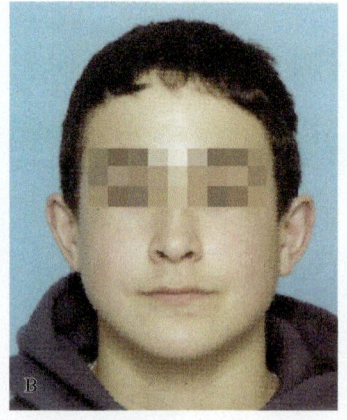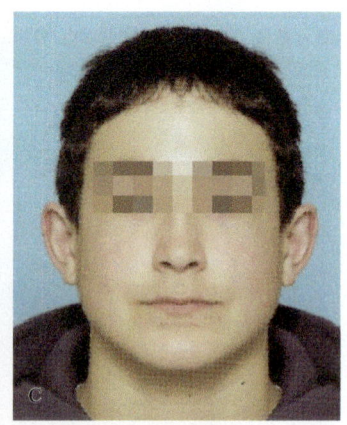

图 8-4　运用计算机技术合成人体照片，常常可以发现一些细微的不对称现象

B图为真实图，A图为以右侧脸为基准做的合成图，C图为以左侧脸为基准做的合成图（引自William RP, Henry WF, David MS.当代口腔正畸学.第5版.王林译.北京：人民军医出版社，2014）

在微笑的时候，由于面部表情肌收缩度不同，导致两侧不一样的露齿程度，会被判断为"中线不齐"、牙齿不对称。

颌平面的偏斜是不允许的，是导致面型不对称的一大因素，一个简单的"口镜"或者"压舌板"就可能观察到颌平面的这种偏斜（图8-5）。

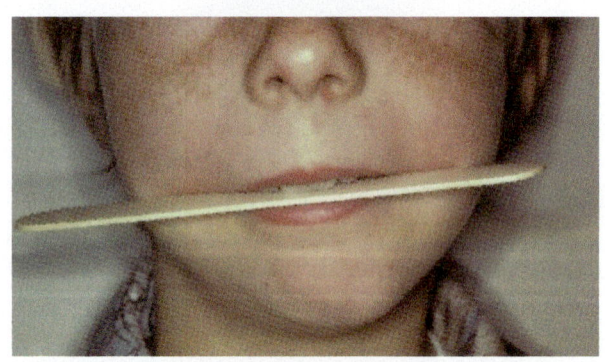

图 8-5　一个简单的"口镜"或者"压舌板"就可能观察到颌平面的偏斜

3）侧面面型的临床评价

无论是X线头影测量还是面部观察，对侧面面貌的评价一向十分看重。一般将侧面面型分为直面型、凸面型、凹面型三种。

评价侧面轮廓还有几种方法：

（1）E线：颏部与鼻尖画一条线，称为E线（图8-6）。一般来说，上唇的唇缘距离此线约4mm，下唇距离约2mm是相对正常的。当然，东方人的鼻部没有西方人高挺，E线的数据很多时候不能反映真正的侧面型。

（2）Steiner线：鼻尖至人中呈"S"形，这个"S"形曲线的中点与软组织颏前点的连线为Steiner线，或称Steiner平面。许多人认为，上下唇的凸点与平面都有接触，属于理想的面型；过于超前和后退，视为异常或者不美观。

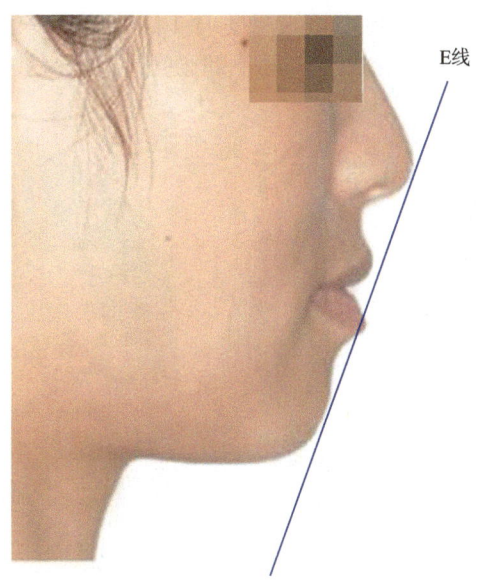

图 8-6　E线：颏部与鼻尖连线

（3）Z线：Merrified提出，软组织颏前点与上下唇最突的一点相连的线称为Z线，Z线与眶耳平面的夹角为Z角，正常值是80.5°（图8-7）。

3. 下颌角

用口镜柄或者其他器具放置在下颌下缘，可以比较清楚地观察到下颌平面角是否处

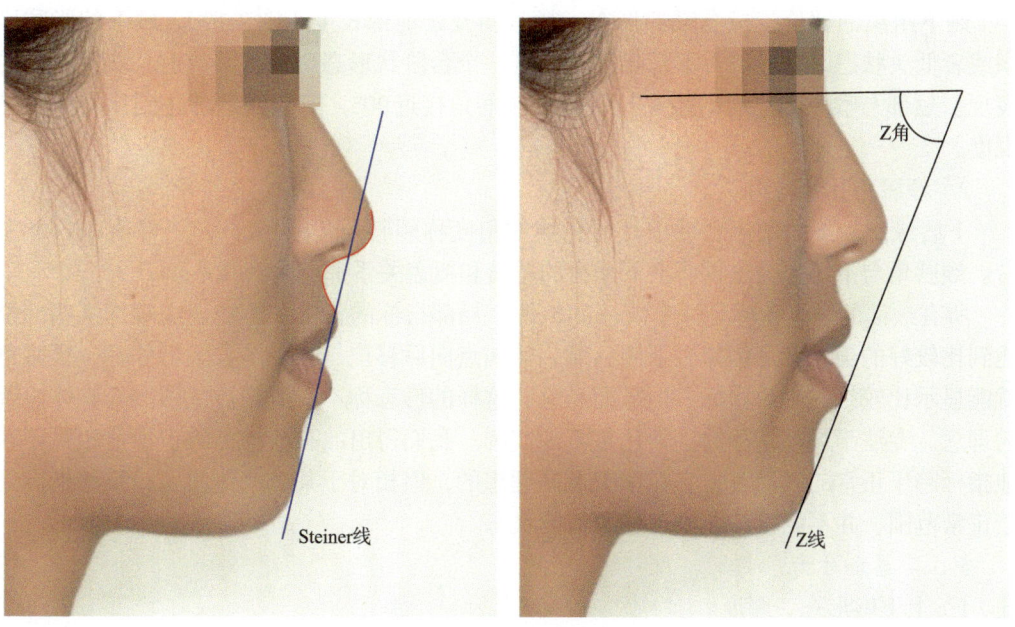

图 8-7　Steiner线和Z线

于正常范围（图8-8）。过陡的下颌平面称为高角，过平的下颌平面称为低角。

测量面下部宽度（两侧下颌角之间的宽度），用以评价下颌角在宽度方面的发育状况，常以面中部宽度（两侧颧突之间）与面下部宽度的比值衡量（图8-9）。

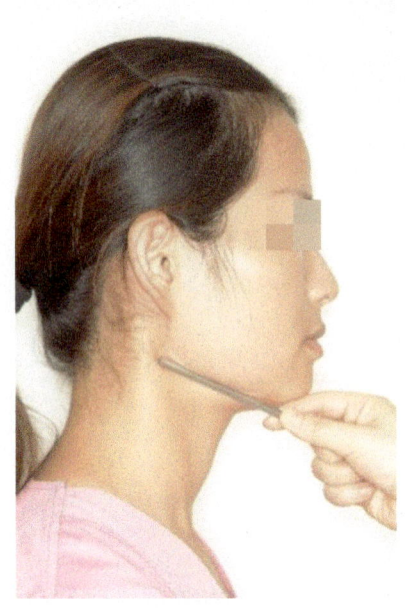

图8-8　下颌平面角

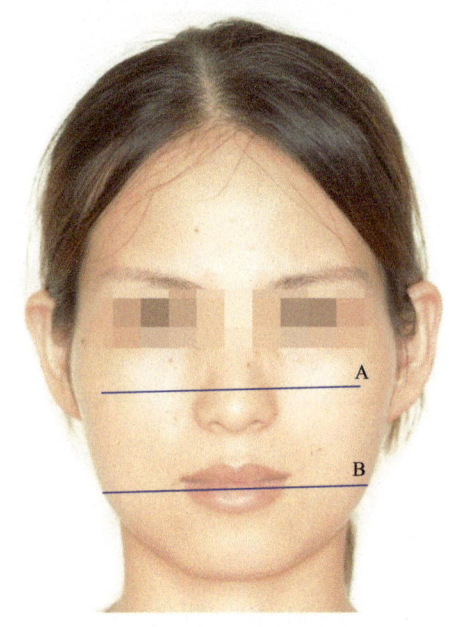

图8-9　下颌角宽度

A.面中部宽度；B.面下部宽度

4.颏部的发育状态

1）颏下组织

颏下组织的评价指标有喉部形态、颏喉角及颈前部长度（图8-10）。颏下的脂肪堆积或者低头状态，会导致舌下部喉部轮廓有一个台阶状形态出现，甚或有"双下巴"的表现。颏部与喉颈部之间的距离长一些、颏喉角接近90°，能够使颏部达到比较好的美观度。

2）颏唇角和颏唇沟

下唇缘点、下唇凹点和颏前点所构成的角度称颏唇角（图8-11），正常值在140°左右。颏唇角与下切牙的位置、上下牙齿的覆𬌗和覆盖关系都有紧密联系。

所有颏部的观测指标是一个统一的整体，局部指标的正常并不能证实颏部某些部位达到比较好的美观度。例如，下颌后缩，颏前点向后移位，如果结合下唇外翻，颏唇角就能显示比较好的测量指标，但显而易见，这样的形态称不上美观。试图摒弃整体协调的理念，专注于局部指标的正常化是不现实的。我们得出的有些指标的正常值相对于其他指标趋于正常的人而言，它在审美上是理想的，但相对于某个个体而言，某些指标处于正常范围，并不见得其处于理想的审美状态。

5.上下唇和牙齿

1）上下唇形态、厚度

唇红为口唇部黏膜覆盖的特殊区域，唇红的形状特征直接影响口面部的美感。上唇

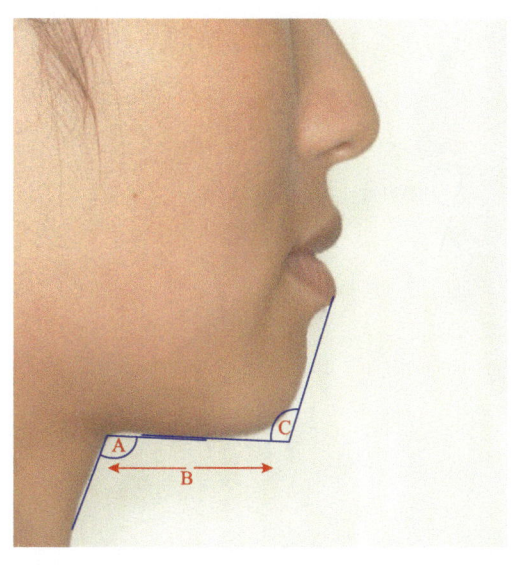 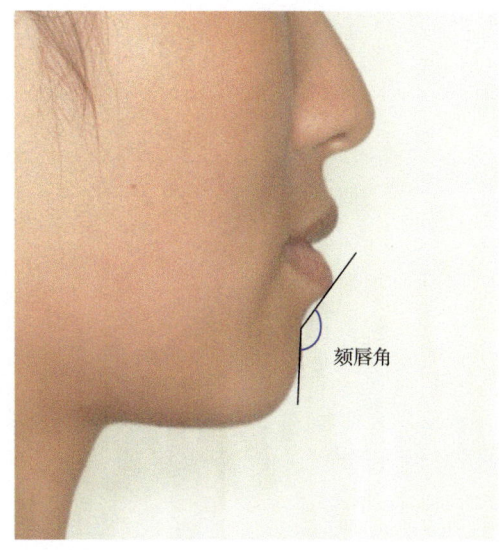

图 8-10 颏下组织　　　　　　　　　图 8-11 颏唇角
A.颏喉角；B.颈前部长度；C.颏唇角

唇红呈弓状结构，上缘有唇缘弓（唇红线）与上唇皮肤部交界，有唇峰和唇谷，正中位置有一结节状突起，称为唇珠。下唇唇红呈弧状。上唇唇红厚度平均为 5～8mm，下唇唇红为 10～13mm。上下唇在两侧交汇，形成口角（图 8-12）。

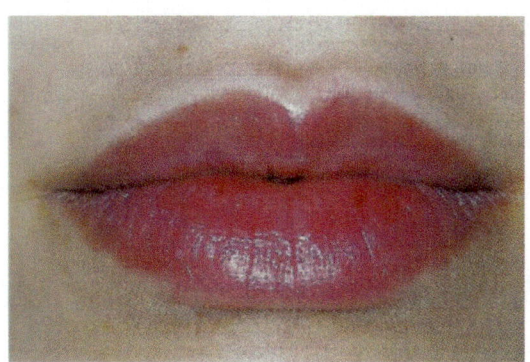

图 8-12　上下唇形态

上下红的厚度、紧张度与上下切牙的位置、覆𬌗和覆盖关系相关。有些局部牙齿的错位经常导致唇红形状的异常。

2）上唇长度、露齿和突度

上唇的长度通常称为上唇高度，指鼻小柱到唇峰之间的距离，平均为 13～20mm，低于 12mm 和高于 19mm 分别为低上唇和高上唇。上唇的长度应与牙齿相匹配。

鼻唇角是鼻下点和鼻小柱点连线与鼻下点和上唇缘点连线之间的角度（图 8-13），均值为 97°，通常用来反映上唇的上翘程度和上唇突度，内收上切牙经常能导致此角的变化。

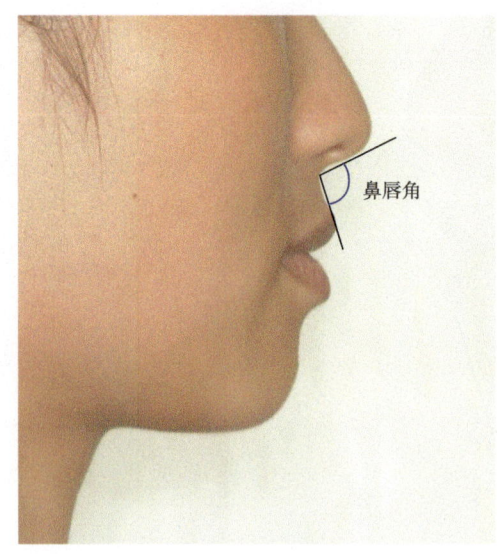

图8-13　鼻唇角

3）笑线

上颌前牙切缘轮廓线形成一定的曲率，称为笑线，有时候称为微笑弧度。正常微笑时，下嘴唇的唇缘应该沿着上前牙切缘的轮廓线向上微微翘起，形成一个基本重叠和匹配的弧度。

4）口角和颊间隙

在微笑时，上颌牙齿与口角之间的距离称为颊间隙，这个间隙的宽度控制在牙弓宽度的13%左右是合理的，过宽的颊间隙显得笑容不饱满。

二、X线头影测量

X线头影测量技术一直都是评价颌面部骨骼整体比例关系的重要手段。

第二节　引导颜面部生长发育的正畸措施

颌面部骨骼及软组织的整体比例关系，确立了面部结构的整体轮廓，是宏观美学的范畴。口腔正畸措施在一定程度上可以引导和纠正这种整体架构的缺陷，按照实践经验，这样的正畸干预措施一般需要选择在生长发育高峰期之前，在孩子乳牙期和替牙期进行，在生长发育高峰期之后，这些口腔正畸措施的效果会很差，甚至没有任何效果。

影响颌面骨骼和软组织形态结构的因素可以总结为两种，遗传因素和环境因素，而所谓的环境因素，更多的指向口腔功能因素，这些口腔功能因素集中表现在口腔的肌肉平衡系统。在生长发育高峰期以前，口腔正畸医生主要关注的应该是这种肌肉平衡系统，即使有些牙齿发生错𬌗畸形，我们也应该关注这些错𬌗畸形表现了什么样的肌力平衡状态，以及这些错𬌗畸形会怎样影响正确导向的肌力平衡状态的形成。

而在这样的时期，口腔正畸医生的主要措施，基本上都是通过各种手段，改变肌力平衡状态，引导颌面骨骼和软组织建立比较协调的面部比例关系。这样的措施很多，从临床实践上看，大致可以分为：①经典的功能矫正治疗；②改变和纠正口腔不良习惯的措施；③其他一些局部和整体的矫正措施。很多时候，这些矫正措施可以同步进行，也可以分阶段进行，各种矫正措施有时候同时有多重功能，如某些矫正器不但能够纠正口腔不良习惯，也运用了功能肌力，是一种典型的功能矫正器，同时会有一些纠正局部牙齿错位的装置。

第三节 功 能 矫 正

很难对口腔功能矫正下一个完整的定义，各个医生其实对功能矫正的理解也不尽相同。很多人认为，利用口腔本身肌肉力量制作的矫正装置就是功能矫正器，但更多的人认为，对生长期儿童髁突和骨缝区域产生作用，达到骨骼改型的目的，才是真正的功能矫正。当然，很多经典的功能矫正同样对局部牙槽骨和牙齿产生作用。

不通过口腔内固有的肌力，而是给予额外的作用力，也能产生相应的作用力，对生长期的骨骼软组织可产生同样的作用如前方牵引治疗。笔者不将这样的正畸手段归为经典的功能矫正。

经典功能矫正的作用力主要可以分为两种，第一种是张力或压力，改变口腔内肌力平衡，这些口腔内肌力自然会产生一定的张力或压力。通过移动下颌位置（前后方向、垂直方向、侧向），激活口内的肌肉活力，使之产生一定的适应性应力，从而产生对髁突或者上颌骨缝包括局部牙齿组织的作用。当下颌从原来的下颌姿势位转移至矫正器重新定位的位置时，肌肉收缩、软组织产生应力。这样的力量产生几个作用：

（1）使原来的肌肉平衡系统（下颌姿势位位置）破坏，向着重新定位的新的肌肉平衡系统转移，从而改变颜面形态。很多时候，我们感观上的颜面比例不调不是来自下颌实际上的发育程度，而是取决于下颌在肌肉平衡状态下所处的位置。

（2）引导下颌与上颌在正确的位置建立正中𬌗位关系。

（3）引导上下颌骨的正常发育，在一定程度上促进或者抑制上下颌骨的发育。很多研究证实，这样的矫正装置对颅骨骨缝间隙和髁突能产生影响。

第二种被称为消除力的屏蔽性治疗，通过遮挡或者屏蔽口腔内部分的肌力，使口腔内牙齿及其他局部结构丧失某种肌力的作用，从而使这些组织结构产生移位和应答性反应。这种力更多的是一种中性区的概念在临床上的应用。

一、功能矫正器的类型

1.肌激动器

肌激动器最早由 Andresen 和 Haupl 于 1908 年设计[1]。最早是呈块状的上下颌分离的一件式矫正器，后期很多医生设计出了不同的形状。

该矫正器结构简单，由一整块塑料基托和一些诱导钢丝组成（图8-14）。

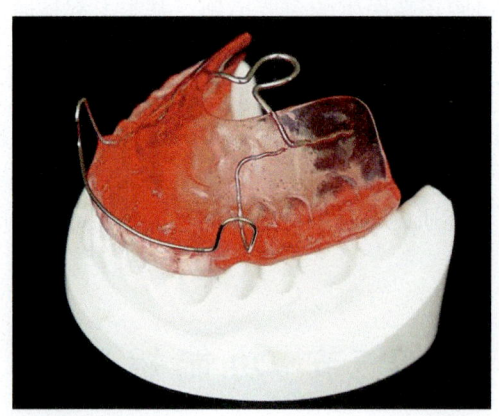

图 8-14　肌激动器

1）上下颌基托

基托的下颌部分向下延伸至口底，下缘达到下颌前牙和后牙舌面的龈部以下；在上颌后牙部分沿腭部延伸到龈部以下；基托的远中达到第一恒磨牙的远中，在后牙区两侧基托边缘与上下颌后牙的舌面贴合；上颌基托在上颌前牙区，基托从腭部向下延展，覆盖下颌前牙的切嵴（图 8-15）。

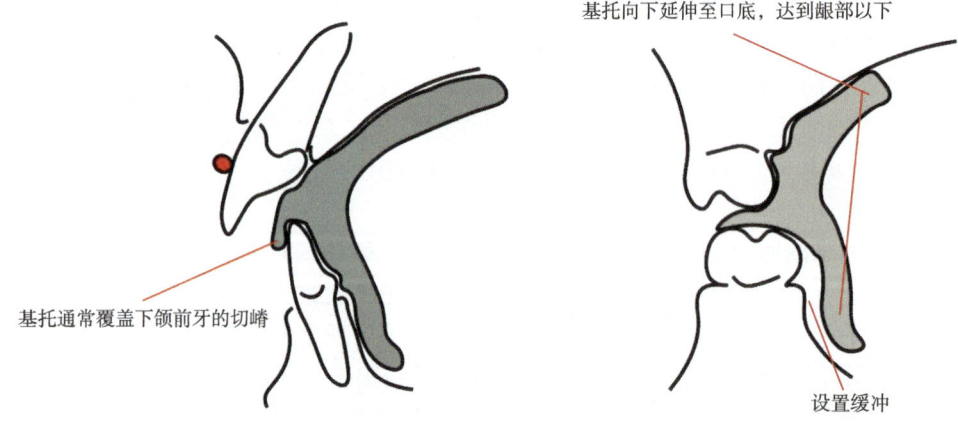

图 8-15　肌激动器基托

基托内与牙齿的接触面，根据不同的情况制作形成不同的诱导面和缓冲区，如诱导牙齿向远中移动或者近中移动，诱导牙齿向颊侧或者舌侧移动，诱导牙齿萌出或阻止萌出等（图 8-16）。

2）诱导丝

整个基托因为肌力的原因，一般不需要额外的固位附件，钢丝的作用主要还是起诱导的作用。诱导丝由直径 0.9～1.0mm 的不锈钢丝弯制，如唇弓的样子，紧贴上牙牙面（对于Ⅲ类错𬌗，诱导丝放在下牙唇面），在下颌强迫性前移的位置，这样的钢丝会产生对上颌牙齿腭向的力量（图 8-17）。

2. 生物调节器

生物调节器由 Balters 在1965年设计[2]，是一种小型的功能矫正器。除了运用肌张力的作用以外，还强调舌的作用，同时注重唇和颊肌的功能性作用（图8-18）。

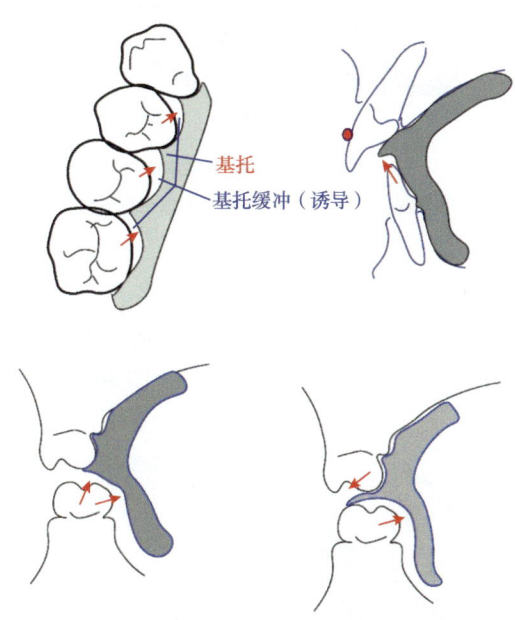

图8-16　肌激动器基托的诱导面

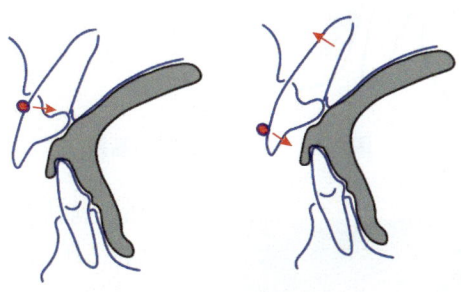

不同位置的诱导丝，引导牙齿不同方向的移动

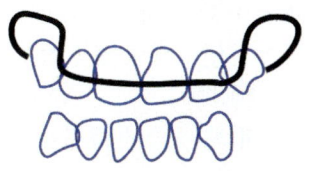

Ⅱ类错𬌗诱导丝放置在上前牙，阻止上颌和上牙前移

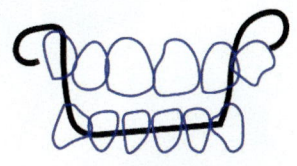

Ⅲ类错𬌗诱导丝放置在下前牙，阻止下颌和下牙前移

图8-17　肌激动器的诱导丝

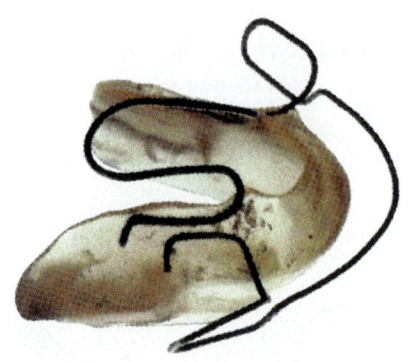

图8-18 生物调节器
该矫正器由基托、粗大的腭弓和唇颊弓组成

1）基托

Ⅱ类错𬌗的基托与肌激动器类似，但体积要小得多，位于上下颌牙弓的腭舌侧，上颌牙弓基托在前牙区尖牙之间中断，没有基托覆盖，基托覆盖上后牙和下牙整牙弓舌腭侧龈下5mm左右，后牙颌垫部分覆盖牙齿一半左右（图8-19）。

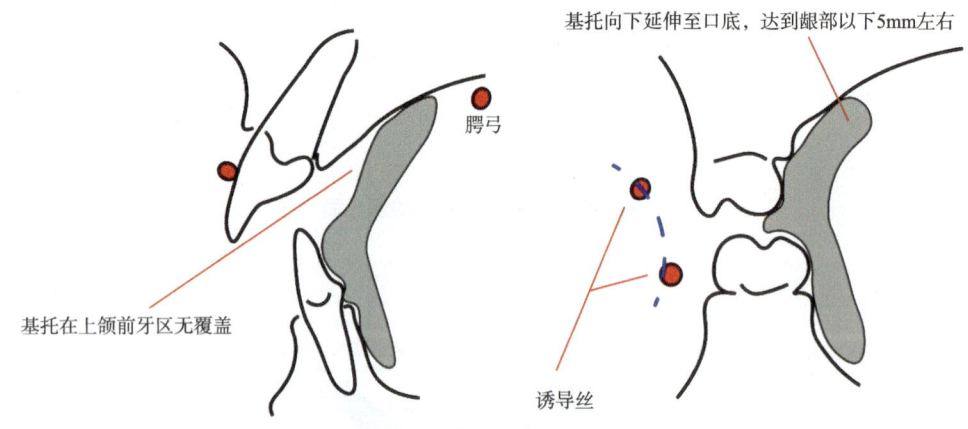

图8-19 生物调节器的基托

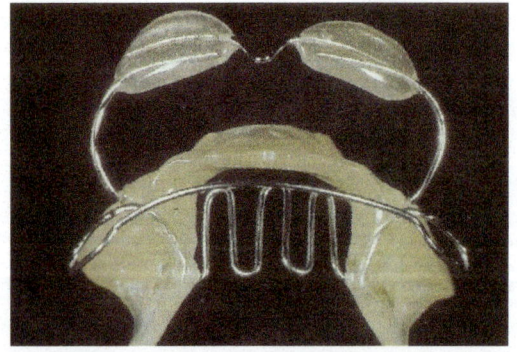

图8-20 生物调节器上牙在舌腭侧放置基托，以阻挡舌前伸

Balters认为，开𬌗可能是舌位前伸导致的，所以对于开𬌗患者，上牙需要在舌腭侧放置基托，以阻挡舌前伸（图8-20）；Ⅲ类错𬌗的患者基托同样需要延展至上颌腭面，下颌的基托在舌侧设置缓冲，使下牙舌倾（图8-21）。

2）腭弓

Ⅱ类错𬌗的腭弓由粗大的弓丝弯制（一般为1.8mm），从一侧第一前磨牙位置的基托处穿出以后，在腭面上方1mm左右向后弯出一个大大的U形，然后穿入对颌相同的位置（图8-22）。

　　Balters认为下颌后退位是由于舌位后置引起的，这个U形腭弓可以改变舌的位置。相反，下颌前伸是由于舌位前伸引起的，所以对于Ⅲ类错𬌗，此U形的腭弓顶端在前部，与Ⅱ类错𬌗的腭弓位置相反（图8-23）。

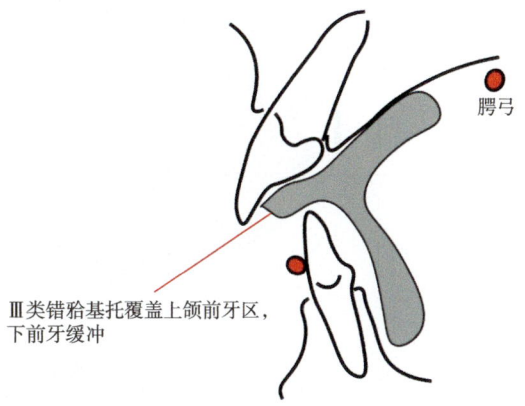

Ⅲ类错𬌗基托覆盖上颌前牙区，下前牙缓冲

图8-21　Ⅲ类错𬌗的患者，基托同样需要延展至上颌腭面，下颌的基托在舌侧设置缓冲，使下牙舌倾

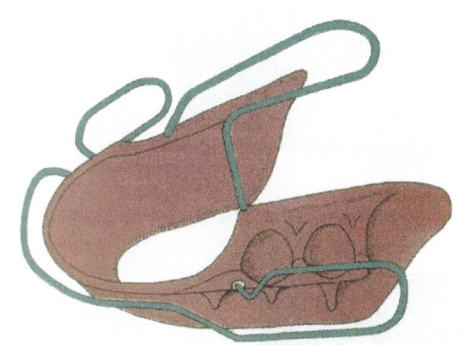

图8-22　Ⅱ类错𬌗的腭弓由粗大的弓丝弯制（一般为1.8mm）

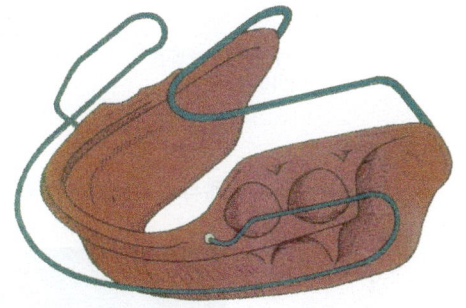

图8-23　Ⅲ类错𬌗，此U形的腭弓顶端在前部，与Ⅱ类错𬌗的腭弓位置相反

3）唇颊弓

　　Ⅱ类错𬌗的唇颊弓由1mm不锈钢丝弯制，前端弯制上中切牙中部的唇弓，在尖牙区附近向外向下弯折，在磨牙区回弯，与后牙保持2～3mm的间隙，形成类似颊屏的功能弯曲，阻挡颊肌，有利于后牙的垂直萌出（图8-24）。

　　Ⅲ类错𬌗的唇颊弓在前牙区段放置在下中切牙唇侧的中部。开𬌗的唇颊弓前牙区段放置在上下切牙切端的中端位置（图8-25）。

3. Frankel矫正器

　　Frankel矫正器于20世纪60年代设计完成，也称功能调节器[3]，强调颊肌和口周肌肉的作用。基本

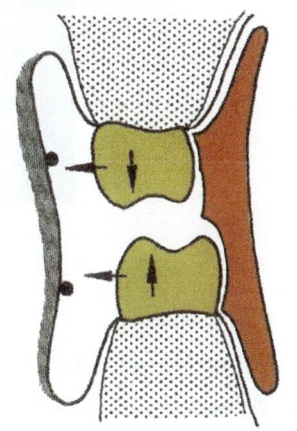

图8-24　Ⅱ类错𬌗的唇颊弓由1mm不锈钢丝弯制

组成部分为基托和唇挡、唇弓、腭杆等，可以根据需要增加舌托和舌刺、舌簧、𬌗支托、尖牙曲卡等附件（图8-26）。

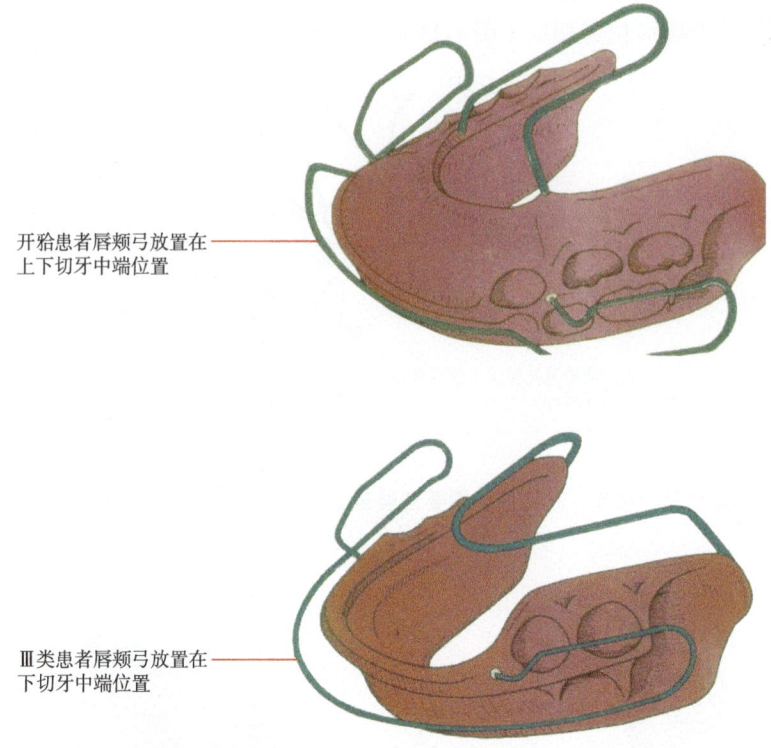

开𬌗患者唇颊弓放置在上下切牙中端位置

Ⅲ类患者唇颊弓放置在下切牙中端位置

图8-25 开𬌗与Ⅲ类错𬌗的唇颊弓在前牙区段放置在下中切牙唇侧的中部

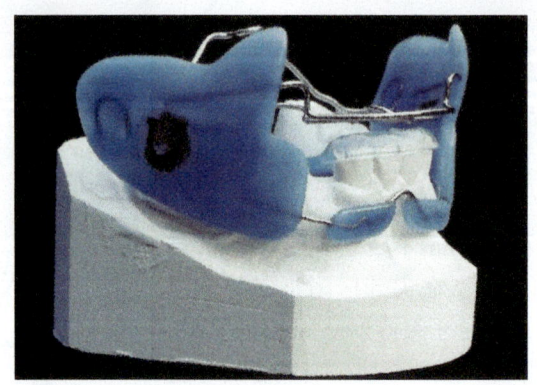

图8-26 Frankel矫正器

1)基托和唇挡

Frankel矫正器的基托位于牙齿的唇颊侧，离开牙齿的颊面一定距离，最远的距离可以达到5mm左右。范围覆盖整个后牙区段，近中大概在尖牙区段，远中到上颌结节和下磨牙后区，基托上下缘尽量延展至前庭沟深处2～3mm，以不产生口腔黏膜软组织受压过度导致溃烂为度，避开一些颊系带。整个结构就是一个很大的颊屏。

在前牙的唇侧也需要做唇挡，同样，唇挡与前牙唇面也要有一定的间隙，唇挡的基托也要延展至前庭沟以下2～3mm。Ⅱ类错𬌗的唇挡设计在下牙，促使下牙前倾和整体前移，在Ⅲ类错𬌗，唇挡设计在上牙，使上牙前移和唇倾。

基托与牙齿唇颊面的距离可以控制，在Ⅱ类错𬌗，需要上颌有适当扩弓效应，上颌牙齿离基托远一些，下颌牙齿离基托近一点，Ⅲ类错𬌗正好相反（图8-27～图8-29）。

2）唇弓

唇弓具有阻挡作用，Ⅲ类错𬌗将唇弓放置在下切牙唇侧，Ⅱ类错𬌗将唇弓放置在上切牙唇侧。

3）腭杆

腭杆起连接左右基托（颊屏）的作用，具有很大的支撑作用，需要比较粗大的钢丝支撑，一般是1.8mm直径不锈钢丝。腭杆可以在腭部制作弯曲，控制舌的运动。

4）其他结构

Frankel矫正器比较灵活，根据需要可以设置很多附件结构。

舌托和舌刺：Ⅲ类错𬌗在下牙舌面制作舌托和舌刺，控制舌前移，使下牙有舌倾的

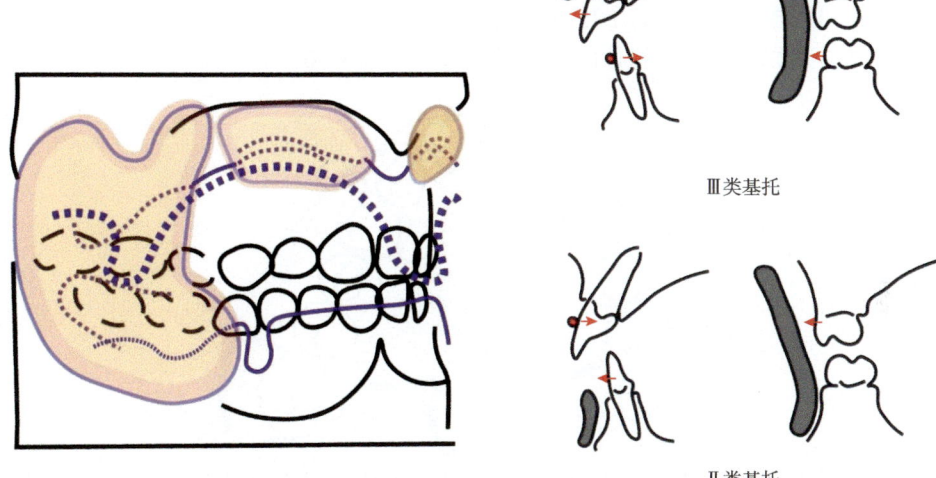

图8-27 Frankel矫正器基托

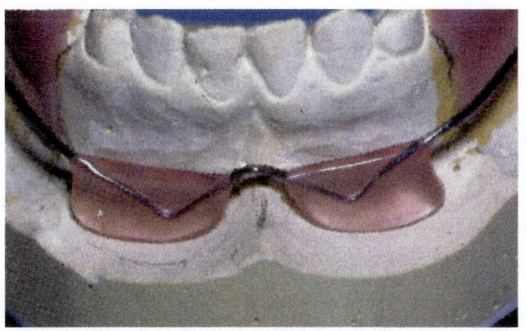

图8-28 唇挡

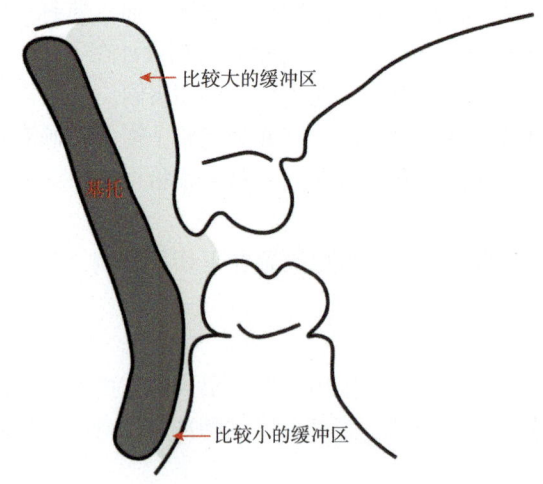

图 8-29 控制基托与牙齿唇颊面的距离

力量。

舌簧：可以推动上下前牙唇倾，根据需要放置在上下前牙甚至后牙的舌面，有类似活动矫正器的功能。

𬌗支托：可以控制上牙或者下牙垂直向的萌出。

尖牙曲卡：可以诱导唇向错位的牙齿排入牙弓（图 8-30，图 8-31）。

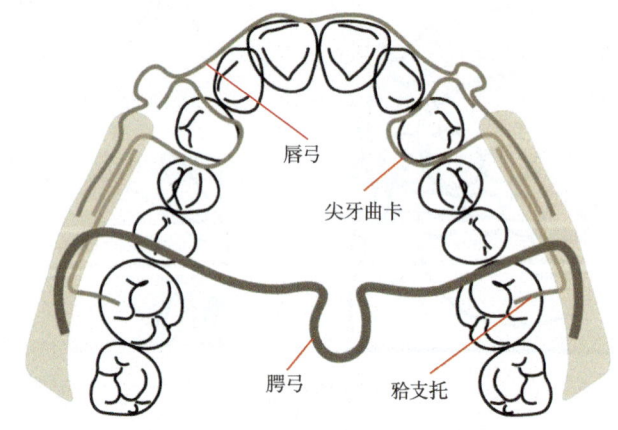

图 8-30 唇弓、腭弓、𬌗支托和尖牙曲卡

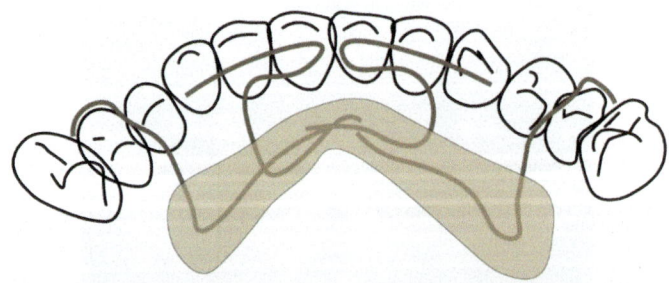

图 8-31 舌簧可以推动上下前牙唇倾，根据需要放置在上下前牙甚至后牙的舌面，有类似活动矫正器的功能

4. Twin-Block 矫正器

Twin-Block 矫正器很多时候被称为双𬌗垫矫正器，充分利用了咬合引导的原理[4]。因为这种矫正器上下颌分开，不影响进食。咀嚼功能性刺激可能更加有利于矫正效果的实现。

其结构包括上下各一副固定在牙齿上的𬌗垫和固位装置。此矫正器同样可以放置许多附属矫正附件（图 8-32）。

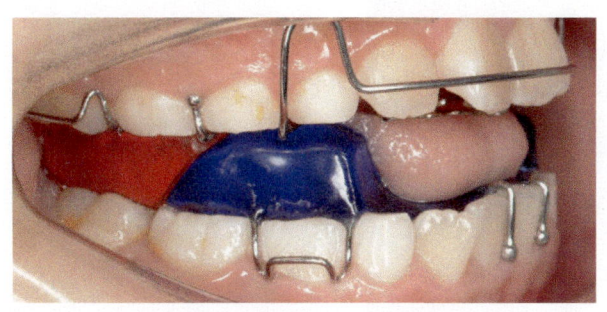

图 8-32 Twin-Block 矫正器

1）𬌗垫

上牙的𬌗垫制作在后牙区段，下牙的𬌗垫制作在前牙区段。𬌗垫覆盖在牙齿的𬌗面，如果希望某个牙齿诱导生长，可以给予其预留空间，因为固位装置和支抗的需要，不可能在所有的牙齿都做这种预留和诱导（图 8-33）。

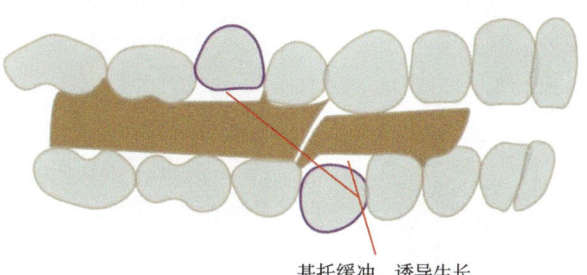

基托缓冲，诱导生长

图 8-33 Twin-Block 矫正器示意图

上下𬌗垫之间有一个连接斜面，此连接斜面大概在前磨牙的位置，可以根据需要适当前移和后移，斜面角度在 70° 左右。

2）固位装置

𬌗垫的固位件可以根据牙齿状况设计成各种卡环。

3）附属装置

在基础 Twin-Block 矫正装置上，可以设计许多附属装置，以达到不同的目的，如扩弓装置（图 8-34），还有前牙开𬌗的牵引装置（图 8-35），同样 Twin-Block 矫正器内也可以设计局部牙齿的诱导、移动加力装置。

5. 其他矫正装置

近年来，出现了越来越多的矫正装置，如 Herbts 矫正器（图 8-36）、Forsus 矫正装置

（图8-37）、隐形矫正器上引导型矫正装置；有些诱导咬合矫正装置，如预成化的MRC矫正器、个性化的儿童早期咬合诱导装置（ETA矫正器），除了诱导咬合，有时有肌功能训练效能，也具有一定的功能矫正的作用（图8-38）；还有一次咬合成型的简易矫正装置。这些装置很多是利用口周和咀嚼肌肉的力量，以及一些引导力量，广义上来说都属于功能矫正的范畴。

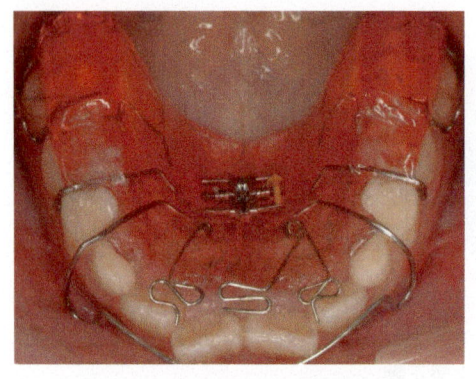

图8-34　扩弓装置（螺旋扩弓器）

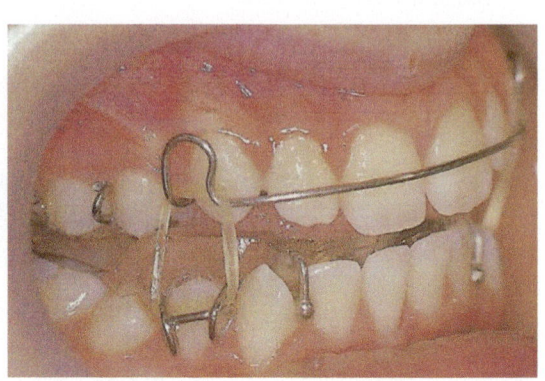

图8-35　前牙开𬌗的牵引装置

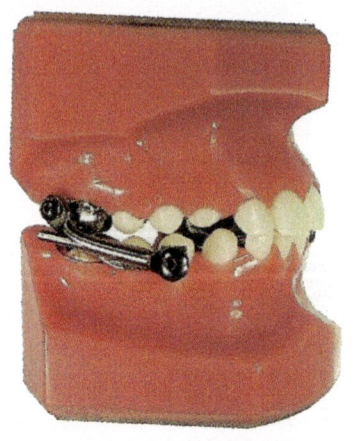

图8-36　Herbts矫正器

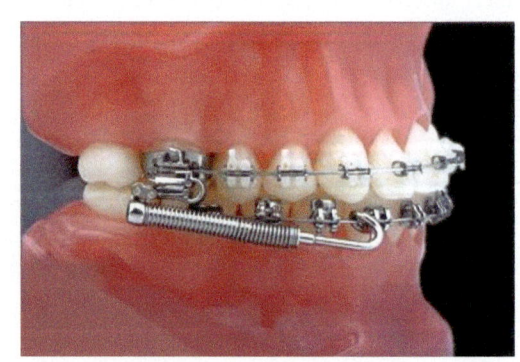

图8-37　Forsus矫正装置

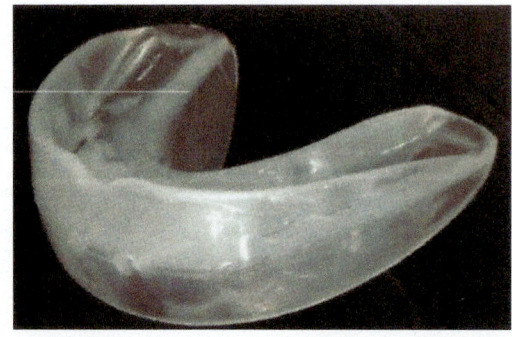

个性化的儿童早期咬合诱导矫正装置——ETA矫正器

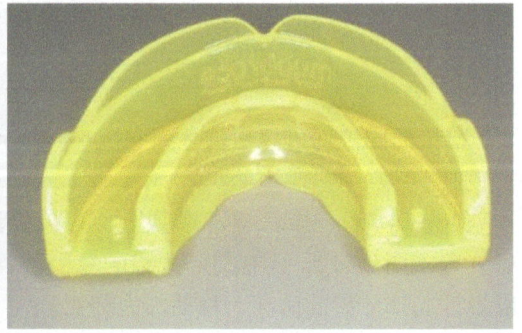

可进行肌功能训练的儿童咬合诱导矫正装置——MRC矫正器

图8-38　MRC、ETA矫正器

二、生长型在咬合重建中的影响

大部分的功能矫正,其作用原理都是重建新的肌肉平衡系统,把下颌从原来的下颌姿势位转移至矫正器重新定位的位置,再重建新的肌肉平衡系统(图8-39)。

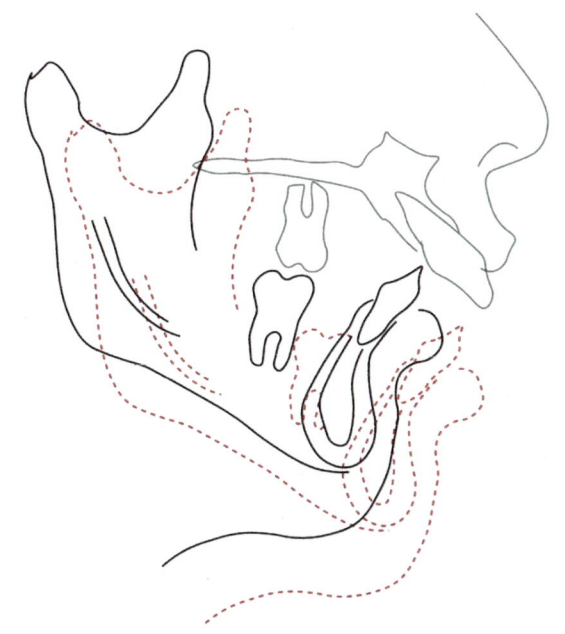

图8-39 把下颌从原来的下颌姿势位转移至矫正器重新定位的位置

对于顺时针生长型的个体,下颌平面角增加,很多时候预示着后牙垂直方向的生长量相对小于前牙垂直方向的生长量,下颌升支的垂直生长量相对小于上下颌后牙区垂直方向的生长量。我们的功能矫正需要更多地引导下颌升支和后牙区垂直方向的生长量,在重建咬合过程中,往往需要更多地打开咬合,而水平前移的量可以适当减小,相当于将下颌尽量往下牵拉,期望髁突受牵拉后能够更大地发挥作用,促进下颌升支在垂直方向产生更多的生长量。

对于逆时针生长型的个体,下颌平面角降低,下颌升支和后牙区的垂直生长量相对大于前牙区,只是下颌的水平生长量可能发育不够,在重建咬合过程中,需要更多地引导下颌向前生长(Ⅱ类错𬌗),所以在牵拉下颌时,往往将它从下颌姿势位前伸一个很大的量如7~8mm,而在垂直方向只需要2~3mm的间隙。我们在咬合重建时,更多的是前移下颌,而不是降低下颌。

这样的分析在很多时候会让临床医生感到困惑。临床上,顺时针旋转趋势的个体,如果后牙抬高,后牙区生长,会产生不可逆转的开𬌗趋势。

我们对于上述生长型的分析,建立在前后牙都建立了咬合的前提下。理论上说,下颌升支和后牙区生长量不够,前牙区为了适应这种生长型,建立起正常的牙齿咬合,需要更大的生长量,如上颌前牙区更多地向下生长,整个咬合平面也相应地向下倾斜(图8-40)。

如果前牙区这种适应性生长不充分，往往导致开𬌗的产生，这是顺时针生长型个体具有开𬌗趋势的机制所在。在下颌升支生长停滞后，抬高后牙区的牙齿，只能让这种开𬌗的趋势显得更加严峻（图8-41）。

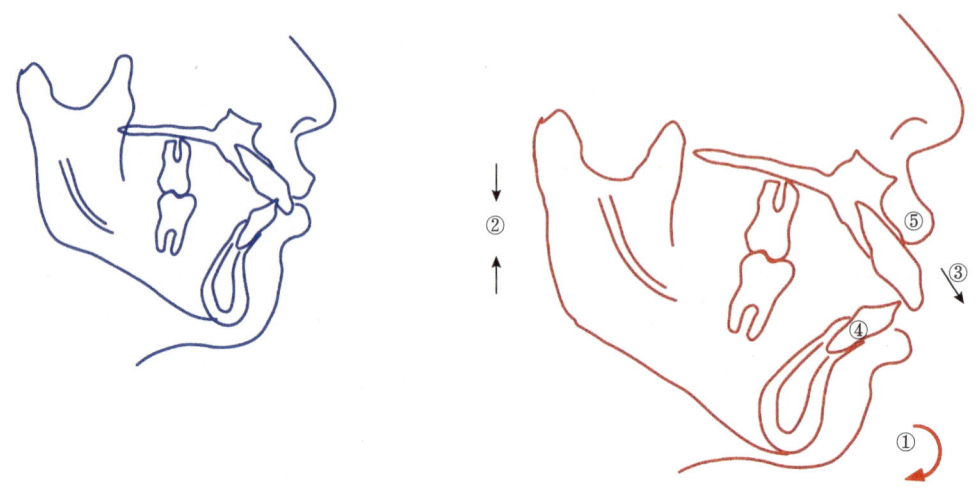

图8-40　顺时针旋转，前牙区适应性生长
①顺时针旋转；②下颌升支生长量不足；③为了建立咬合，上颌牙槽骨代偿性向前下生长；④下颌前牙外倾；⑤上唇组织跟不上上牙槽骨的反应性生长，导致上唇缩短、开唇露齿

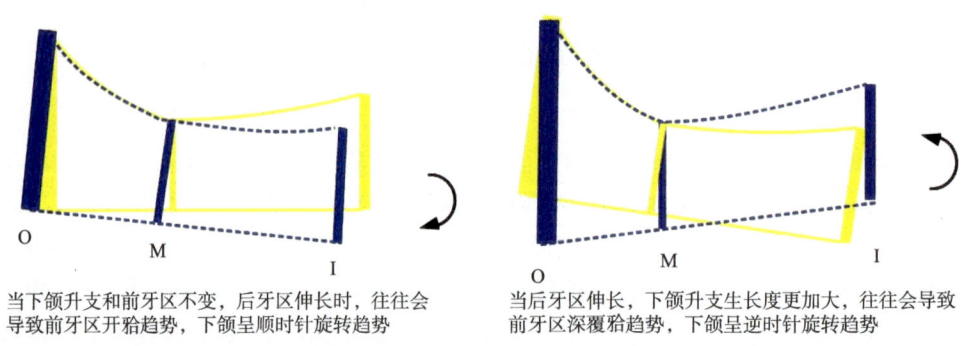

当下颌升支和前牙区不变，后牙区伸长时，往往会导致前牙区开𬌗趋势，下颌呈顺时针旋转趋势

当后牙区伸长，下颌升支生长度更加大，往往会导致前牙区深覆𬌗趋势，下颌呈逆时针旋转趋势

图8-41　在下颌升支生长停滞后，抬高后牙区的牙齿，只能让这种开𬌗的趋势显得更加严峻
O代表下颌升支；M代表后牙区；I代表前牙区

如果前后牙都建立了咬合，有迹象显示这样的咬合不易被破坏，前牙区还有大的适应空间，如果我们的矫正能够促使下颌升支和下颌后牙更大的生长量，矫正后就会得到一个良好的结果。当然，如果我们的矫正没有能够促进下颌升支的生长，只是让后牙区的牙齿伸长，前牙区也没有适应性生长，我们就得到了一个最坏的结果。

所以，整个治疗过程中，我们需要把握两个方面的问题，第一，髁突还有多少的剩余生长空间？矫正措施是否能够促进其产生更多的下颌升支垂直生长量。如果髁突受到过严重的损伤，或者遗传性比较明显的下颌升支生长量不足，或者患者的年龄已经比较大，治疗就需十分慎重。第二，前牙区还有多大的适应空间？上颌前牙区如果前倾得比较严重,或者下牙代偿性唇倾十分严重,表示前牙区为了建立咬合,已经对这种顺时针生长型的颌骨做了很大的代偿努力,其向后的适应空间可能十分有限了。临床上,对这种现象要有所警惕,这样的病例,有可能需要更为复杂和长期的治疗,不能排除各种整形手术包括颌骨整形手术治疗的必要性。

三、牙弓形状的调整在功能矫正中的作用

后牙弓横向不调,往往是影响个体建立正常正中𬌗位的一大因素,Korbitz在早期[5]就将这种情况进行了形象的描述,就像一只脚(下颌)套在鞋(上颌)里面无法前伸,因为鞋太小(图8-42)。下颌后退位置时,与上颌建立的咬合关系一般会比较协调,当下颌在治疗措施下前伸以后,上颌牙弓就显得小了。上颌牙弓的扩展将会促进下颌向前移位。

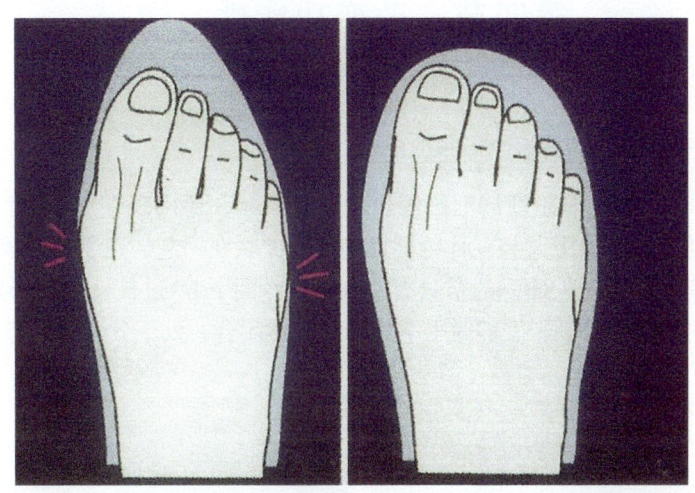

图8-42 后牙弓横向不调往往是影响个体建立正常正中𬌗位的一大因素,就像一只脚(下颌)套在鞋(上颌)里面无法前伸,因为鞋太小

很多时候,上牙弓异常缩窄是为了让上下颌牙弓在正中𬌗位时达到最大程度的协调,下颌咬合时就会功能性后缩,30%的Ⅱ类错𬌗[5],上颌牙弓相对狭窄。

在姿势位时下颌位置靠前,在咬向正中𬌗位时,下颌会向后活动,这种现象称为下颌功能性后缩。除了上述上牙弓狭窄导致下颌被迫后退位的情况之外,局部牙齿的咬合干扰、口周肌功能亢进的婴幼儿吞咽模式、异常吐舌习惯,同样也会产生下颌的这种功能性后缩行为。在功能矫正过程中,不能忽视这些牙齿局部因素和功能性因素的影响,需要同时做一些如扩弓、个别牙齿调整、功能调整等的工作。

四、引导牙齿建立良好的正中𬌗位

功能矫正有三大任务:①建立新的肌肉平衡;②促进或者抑制相应骨骼生长;③建立良好的正中𬌗位。如果能够达成良好的正中𬌗位关系,在咀嚼因素及一些功能因素(如吞咽)等共同影响下,会大大有利于新的肌肉平衡体系的建立,相信对骨骼的改型也会产生有利的作用。很多时候,如果建立了良好的正中𬌗位关系,功能矫正会告一段落。

为能让牙齿更快地建立良好的正中𬌗位关系,临床上经常做一些诱导措施、局部加

外力的正畸措施。诱导措施最为常见,很多是运用"中性区"原理,如在切牙的舌面做一定的缓冲区,舌肌的力量传导不到切牙上,唇颊肌的力量就能发挥作用,达到促使切牙内收的目标。有些矫正装置运用肌张力,如让牙齿的远中面与基托紧密接触,近中面留出一定的间隙,戴上矫正器后,肌张力传导到与基托紧密接触的远中面上,促使牙齿往近中面移位。

五、改变功能性习惯

在功能矫正器上设计一些附件,可以改变有些口腔的功能性习惯。例如,舌刺可以让舌位被迫后置,Alters设计的向后弯曲和向前弯曲的腭杆有舌位调整的作用。

第四节 改变功能性习惯

一、口呼吸习惯的评价和矫正

"腺样体面容"这个描述性词汇已经流传了几百年,还出现在100多年前的文学作品中。人们很早就把腺样体肥大与一种特征性的面型关联在一起,几乎可以确认:腺样体肥大与某种面型有关。这样的面型通常具有一些特征:面下1/3过长、脸颊部狭窄、上唇突、下颌后缩,有时候下唇外翻,安静时上下唇不能自然闭合,处于分开的状态(图8-43)。

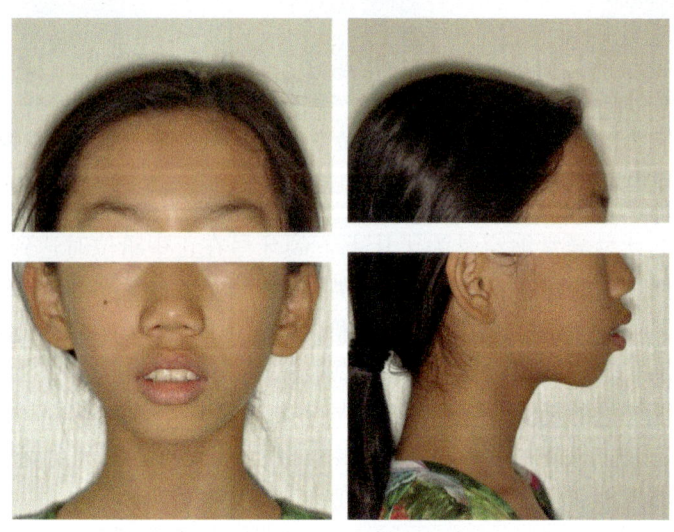

图8-43 腺样体面容

腺样体肥大常常导致鼻呼吸的困难度大大增强,口呼吸增加。很多人推测,导致这种面型的根本原因应该是口呼吸的增加。有人甚至分析其原理为口呼吸习惯导致呼吸时头位改变,下颌和舌体下坠,最终引起面型上的改变[6]。

然而,按照现代医学的观点,常识性判断并不能理所当然地被认为是医学意义上的客观存在,需要经过临床统计和实验的验证。

正常的情况下,鼻呼吸是人类最主要的呼吸方式,但在一些特定的生理状态下,口呼吸会参与进来,如剧烈运动导致空气需求增加。鼻呼吸时,空气经过曲折的鼻腔通道,显然要比经过口腔要费劲,但鼻腔里一些特有的组织结构,使之富有嗅觉功能,有利于人体对外界空气的鉴别、筛选和过滤,以及加热和润湿,这种为空气流通"精心"的安排,使鼻腔天然成为呼吸的首选通道。经过鼻腔的空气有一个流量限制,如果这样的流量满足不了生理功能的需要,气流就会从口腔里通过,其流量限制取决于鼻腔内的阻塞程度,有研究者做过实验,阻塞达到 $3.5\sim4.0\mathrm{cm}\ \mathrm{H_2O/(L\cdot min)}$[7]时,鼻呼吸就会转变为口呼吸。当鼻腔、上颌窦炎症导致鼻腔阻塞时,少量的空气通过就能达到这样的阻塞程度,所以鼻腔阻塞经常会导致呼吸习惯的改变。

1. 口呼吸与面型

动物实验显示:鼻阻塞以后,猴子的头位发生改变,长期鼻阻塞会导致错𬌗畸形的发生[8]。但有人对长面型和短面型的呼吸状态进行比较,口鼻呼吸的状况似乎并没有明显的区别[9],当然,这可以解释为不单单是口呼吸,还有很多其他的因素同样会导致长面型和顺时针旋转趋势生长型。

更多的研究和临床观察显示,口呼吸确实会导致颌面结构特征性改变。这些特征性表现分为两个部分,颜面部分是面下1/3伸长、下颌平面角加大、颏部后缩,呈顺时针旋转生长型;口内部分是上牙弓狭窄、腭盖高耸、上前牙外突、上下前牙唇倾(图8-44)。在消除鼻部阻塞如切除腺样体、切除肥大的扁桃体、鼻窦炎相应治疗以后,或经过正畸的口呼吸习惯矫正,颜面形态和上下切牙的唇倾度会有所改善[10]。

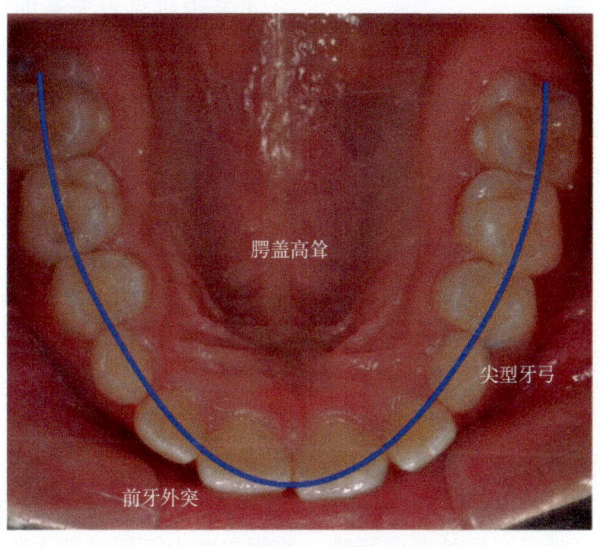

图8-44 口呼吸口内特征性表现

口呼吸习惯之所以产生这样的面型特征性改变,有很多的解释。很多研究者认为[11],这归因于口呼吸者下颌强迫下降位和舌位下降两个因素。

(1)口呼吸强迫下颌处于一定程度的开口位,后牙过度萌出,而下颌升支没有相应的生长,导致颌骨呈顺时针旋转生长型。

(2)舌位下降使上颌腭侧内部没有相应的肌力支撑,"中性区"平衡原理导致上牙弓狭窄。

这样的解释总有些牵强，笔者对部分高角患者做功能性矫正时，还经常利用打开咬合的方法来促进下颌升支垂直方向的发育，口呼吸强迫性的开口位为什么就不能促进升支发育，使颌骨呈逆时针发育生长型？

笔者更愿意用功能性影响来解释这样的临床表现，口呼吸患者的舌位下降，导致舌内肌适应性训练减少，舌的灵活性减弱；同时，为了保证口腔呼吸道畅通，舌位强迫性前移。这种舌功能活动的异常，导致口腔咀嚼、吞咽、吸吮等功能性运动不能很好地从口腔前部转移到口腔后部，有可能是导致下颌产生顺时针旋转生长型的主要原因。另外，鼻腔呼吸功能的下降，有可能使鼻腔失去相应的功能性刺激，鼻腔相应缩小，腭盖高耸，由口腔占据这个本应该是鼻腔占据的位置。

2. 口呼吸的正畸治疗

前庭盾经常被用作口呼吸习惯矫正器（图8-45），整块基托遮蔽住口腔，使气流无法通过口腔，强迫性地让患者使用鼻呼吸。

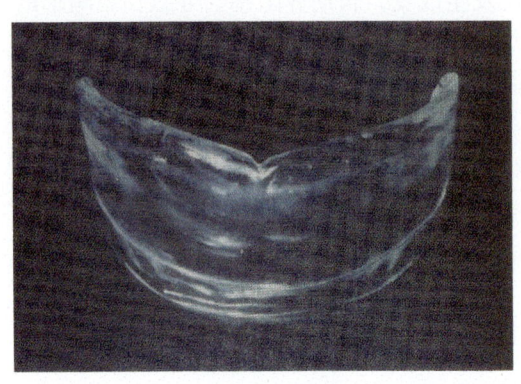

图 8-45　前庭盾

1）前庭盾

制作前庭盾可在确定上下颌关系时，不需要将下颌从下颌姿势位拉伸至一个强迫性的位置，下颌略微前伸，上下前牙呈相对对刃关系即可。将这样的上下颌关系转移到普通的𬌗架上，就可以制作前庭盾。

前庭盾制作相对简单，整个形状为一块遮蔽口腔前庭区域的基托，除了少部分前牙区域，这块基托与牙齿颊面之间一般会留有2～3mm的间隙，有时为了适当改建牙弓形状，这个间隙会更加大一些。基托的边缘同样需要延展至前庭沟颊黏膜转折处以上区域，使颊肌产生一定的张力，在基托的边缘需要避开肌肉附着点和系带等组织。

每天戴用前庭盾需要一定的时间才会有治疗效果，戴用时尽量保持嘴唇闭合状态，使唇颊肌保持最大程度的应力状态。

所以在纠正口呼吸习惯的同时，一般需要观察舌位是否靠前，舌功能是否有所退化，如果同时伴有舌习惯和舌功能退化，笔者建议在前庭盾上加装舌刺和舌托。

2）纠正口呼吸习惯的其他装置

在去除鼻部的器质性疾病以后，依然保有口呼吸，睡眠时，口呼吸的气流量远远大于鼻腔，一般是不良呼吸习惯的养成所致。关闭口腔上下唇就能去除这习惯。同样可以采取一些简单的关闭口腔的措施，甚至简单的胶布封闭法。口呼吸习惯的纠正，很多时候就会带来面型的改变。

3）口呼吸与功能矫正

口呼吸习惯经常会产生一些颌骨发育和功能发育上的缺陷，按照既有的颜面发育状态和口腔异常，如下颌后缩、开𬌗，有可能需要采取相应的功能矫正措施如拉伸下颌。如果怀疑颜面的异常发育状态与口呼吸有关，在实施功能矫正之前，必须改变这种不良习惯。

二、舌位置和舌习惯

在前面两个部分，笔者一直在强调舌的位置和舌的习惯、舌的功能状态，在颜面发育、颜面形态结构中发挥非常巨大的影响作用。舌的位置、活动和功能状态，与咀嚼功能、呼吸功能、语音功能息息相关，在保持牙齿颊舌两侧肌力平衡、保持牙齿位置、牙齿的萌出和建𬌗等方面也至关重要。舌活动与口腔固有功能有关联，也同时参与构建口腔颜面部的形态框架，所以对颜面形态结构有巨大的影响力，口腔正畸医生需要对它十分关注。

1. 舌功能状态评估

舌的活动由舌骨上下肌、舌外肌、舌内肌共同完成。临床上，舌体的位置和舌尖的动度集中表现了其功能状态，在口腔完成一些固有功能活动的过程中，观察舌的运动和位置状态，也可以对舌的功能状态有一个大体的评估。

1）伸舌

正常的舌尖伸出口腔可以触及上唇中部甚至鼻底，下探可以覆盖下唇颏唇沟处。舌功能活动降低者经常达不到上述标准，同时在伸舌过程中不自觉地前伸或者降低下颌，期望通过下颌运动来代偿伸舌活动中的缺陷。

2）翘舌

翘舌是口腔功能活动中舌运动的一个基本组成部分，舌活动降低的患者常常无法用舌的独立活动完成这个动作，在上翘顶住腭盖的过程中偏软无力，同时，下颌需要做相当多的补偿运动。

3）舌尖形态

伸舌和顶小型食物时，可以很好地观察舌尖的形态，舌功能降低者，在伸舌时不能形成尖型的舌尖形态，舌的尖端呈扁平状，舌系带牵拉过度者，伸出舌尖时呈特有的M形舌尖。

4）发音

因为舌肌力量偏软，在发舌腭音时，舌功能降低者舌尖与腭部的接触面积比较大，发出的擦音和塞擦音会感觉有些混浊，舌后音发音如"g""k"音比较困难，常常需要下颌做相应的代偿活动。

5）吞咽

舌活动受限者，常常伴有吐舌吞咽。舌肌活动受限以后，吞咽动作常常做不到口腔的负压状态，常常依靠下颌降低、头位抬高、伸舌等动作，使食物更多地依靠重力的作用进入食管。

6）舌位

舌功能下降的患者，安静时舌体会平摊在下颌前牙部位的舌面，下颌微微张开，舌的位置总体处于前位。舌功能正常的人，安静时更多地将舌自然地保持微微后缩的状态，舌的位置总体靠后，处于相对正常的位置。

2. 舌功能纠正

临床上用正畸的手段纠正舌功能状态，一般采取被动和主动两种方式，主动方式主要包括一些舌肌功能训练，被动的方式为应用舌刺或者舌托强制性地将舌位后置。

1)舌功能训练

舌功能训练的方式很多,包括一些语音训练,这样的治疗效果取决于患者的配合度。同时,各种舌肌的训练常常不能改变舌的功能位置习惯,改变不了咀嚼、吞咽、语音等功能习惯,所以常常不能取得很好的效果。舌功能训练包括舌尖顶橡皮圈训练、N点训练、瘦舌训练、弹舌训练、卷舌训练、口香糖摊饼训练(图8-46)。目前比较流行的一种预成矫正器(产品化的功能矫正装置)——MRC功能矫正装置,在腭前部放置一个小橡皮片,患者戴用矫正器时用舌尖去"玩弄"这些橡皮小片,会起到一定的肌功能训练效果(图8-47)。

2)舌刺和舌托

舌刺和舌托装置将舌位强迫性后移(图8-48),在临床上常常会取得相对理想的效

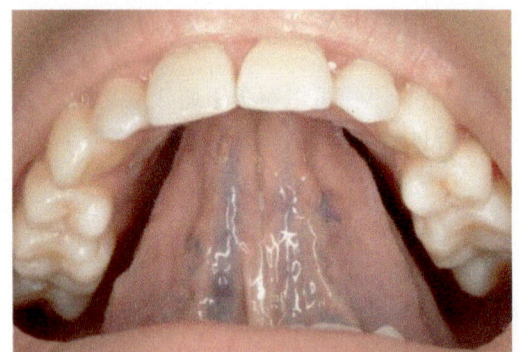
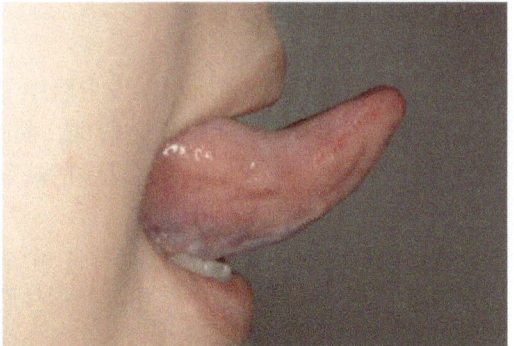
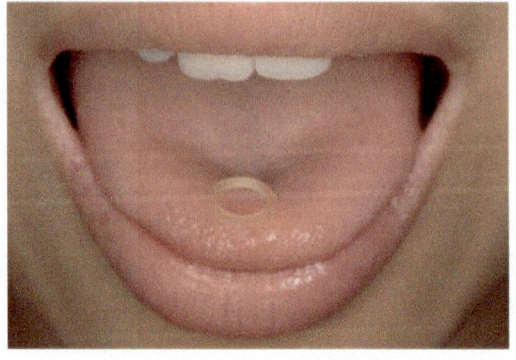

图8-46　舌功能训练

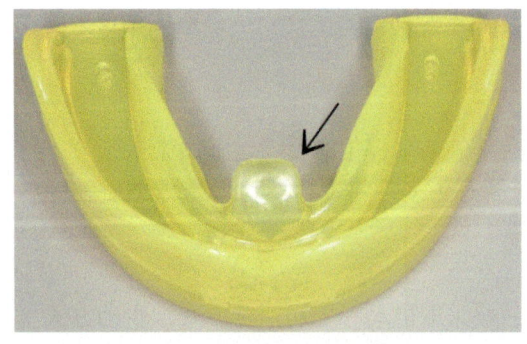

图8-47　MRC功能矫正装置

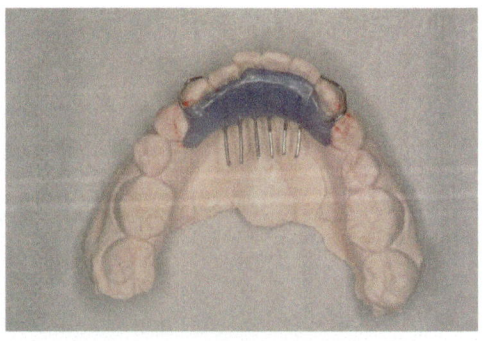

图8-48　一种简易的舌刺装置

果。因为其戴用时间比较长，舌肌可以长期处于舌后位，在短时间内会改变一些功能性习惯。这样的装置会在较短的时间内改变颏下部的形态结构，增加颏唇角，使颏部形态得到改善。在戴用过程中，嘱咐患者保持闭口状态比较重要，舌位后退以后，很多患者下颌自然打开，颊肌松弛，常常导致下唇一定程度的外翻（图8-49）。

3）舌系带延长术

如果在观察舌功能状态的时候，舌系带牵拉舌部影响舌部活动，必须尽早进行舌系

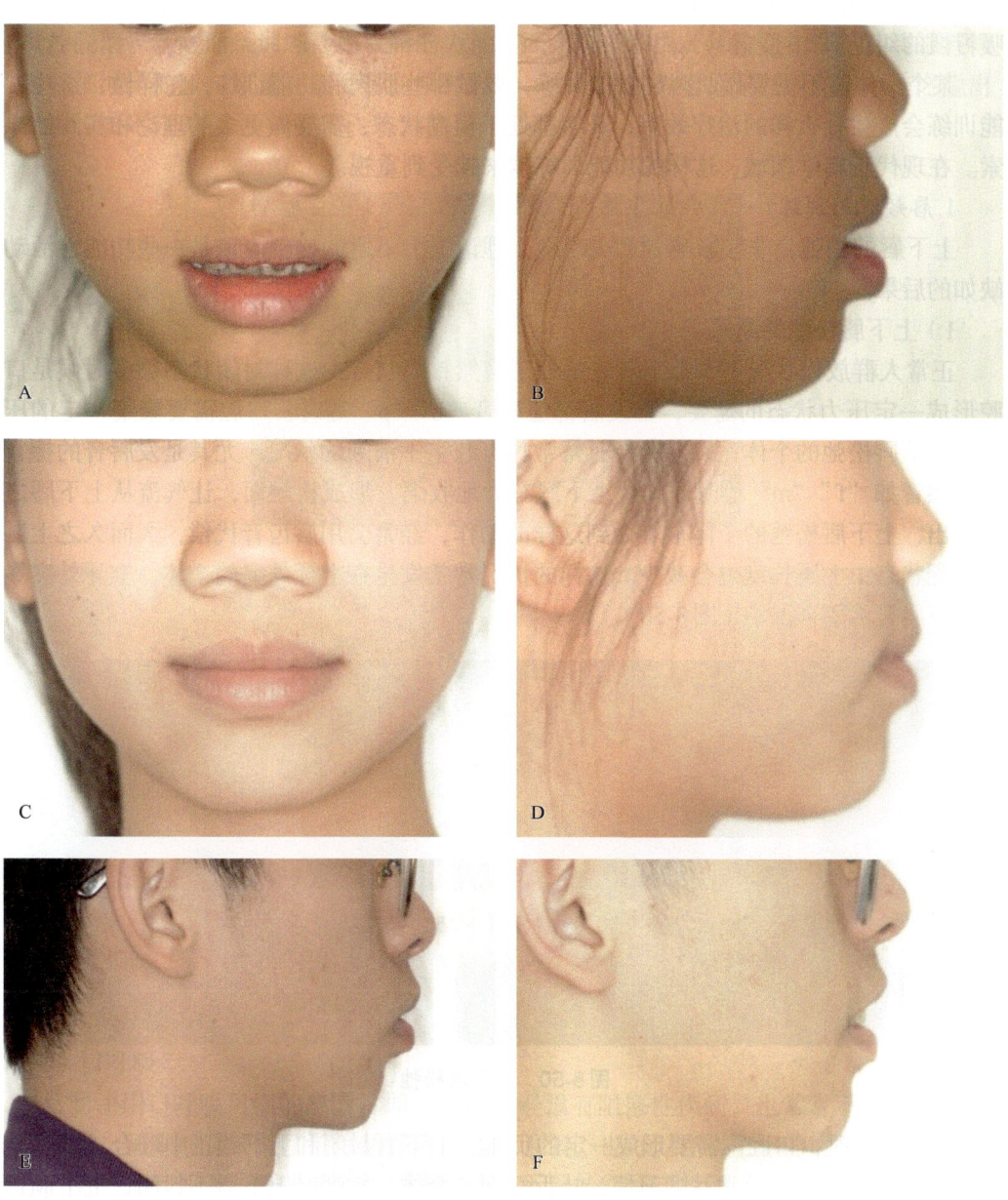

图8-49 舌刺和舌托装置将舌位强迫性后移

A～D.女，12岁，不拔牙矫正。下唇略外翻，颏后缩，在正畸治疗过程中戴用舌刺，取得比较好的效果。A、B为舌刺戴用前，C、D为戴用舌刺2个月以后

E、F.男，20岁，矫正结束后第5年，颏部后缩，单纯戴用简易舌刺1个月后，颏部形态有较大改善

吸气。坚持的步数越多，鼻呼吸的习惯性会越强。

2）异常吞咽

异常吞咽习惯一般需要制作一些口内矫正装置予以纠正，如舌刺装置、舌刺+前庭盾等。在戴用矫正器的同时，可以做一些主动吞咽行为，在不戴用矫正器的时候，也可以进行一些保持正确位置的吞咽训练。

正常的吞咽习惯时，舌尖的位置抵住上腭前部没有移动，嘴唇呈放松自然关闭状态，牙齿处于正中𬌗位。进行吞咽训练时，必须强调上述要点，其中舌部的位置最难控制。可以在舌尖置小物如一些小食品，舌尖抵住食品于前腭时，不让舌尖上的小食物产生移动。

第五节　早期干预治疗

有些颜面部整体比例结构的破坏，来自一些局部的因素，如某个牙齿萌出障碍、某个牙齿的疾病（如蛀牙）或乳牙的过早脱落。乳牙时期某些不良习惯或者局部因素，导致乳牙反𬌗，而这种乳牙反𬌗的存在，很多时候会影响整体颜面部硬组织和软组织的发育。无论何种情况，当存在牙齿和局部因素有可能会影响整体颜面部发育的时候，我们必须尽早给予干预治疗，以免发展成不可控制的生长缺陷。

有些颜面部整体比例结构的破坏，很难理解为是某些功能性因素造成的（有可能还未能发现其真实的原因），如有些上颌骨发育不足的个体，常常在下一代中出现同样的状况，即使明确了影响颜面部整体发育的影响因素，不考虑病因或去除病因以后一样可以使用外力，而不仅仅利用口腔固有的肌肉力量来阻止或者促进颌骨的发育，如上颌前牵引装置治疗、颏兜治疗、扩弓治疗等。

一、乳牙和替牙期的正畸治疗

1.乳牙反𬌗

乳牙反𬌗的存在有可能源自于一些局部因素，如局部牙齿萌出过程中的障碍，或者一些不良的吸吮、咬指习惯等。还有部分乳牙反𬌗来自于强大的遗传因素，预示着上颌骨发育的不足。无论什么原因造成乳牙反𬌗，如果不予尽早干预，下前牙的阻挡或上前牙唇向咬合刺激的减少，都会造成上颌骨的继发性发育不良。

4周岁左右幼儿会有一定的合作性，而6周岁以后乳前牙的牙根已经开始吸收，无法对乳前牙进行施力，乳牙反𬌗矫正的年龄一般选择在3.5～5.5岁。

大部分的乳牙反𬌗可以进行相应治疗，并会取得比较好的效果，如下颌舌面导板、乳牙𬌗垫式反𬌗矫正器等矫正装置（图8-52）。

𬌗垫式乳牙矫正器的𬌗垫用于解除下前牙的阻挡，对于覆盖较浅的反𬌗并不需要。依靠舌簧加力推动上前牙向唇侧移动，基托和𬌗垫需要有比较强的固位力，舌簧的推力才能有效地作用在前牙，在制作矫正器时，是否具有强大的固位力往往是矫正成功与否的关键。戴用矫正器2周至2个月以后，反𬌗应该能够全部或部分解除，如果矫正器有效戴用2个月后，前牙还不能处于对刃状态，乳牙反𬌗的咬合关系依然十分稳固，需要

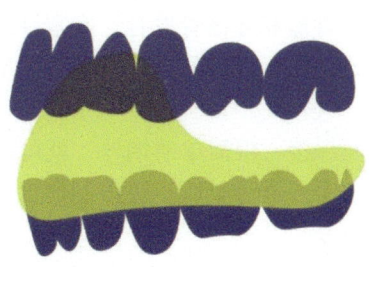
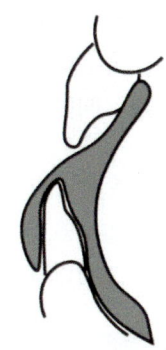

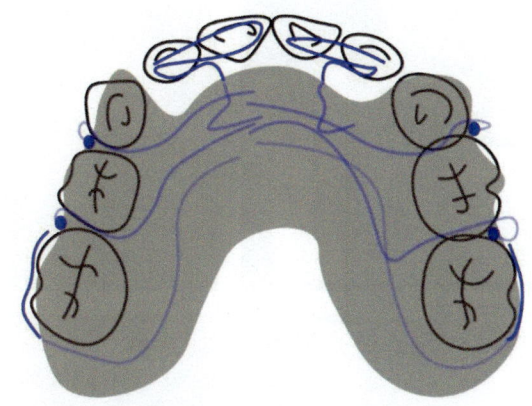

图 8-52　下颌舌面导板、乳牙𬌗垫式反𬌗矫正器
A.下颌舌面导板；B.乳牙𬌗垫式反𬌗矫正器

考虑以下相关因素：

（1）矫正器制作未到位，如𬌗垫不够高，固位力不充分。

（2）患者佩戴矫正器时间太短，或者没有戴用矫正器。

（3）具有一些导致反𬌗倾向的习惯性动作没有纠正。

（4）是否具有严重的骨性反𬌗趋势或先天性上颌发育不足。

乳牙反𬌗纠正以后，如果不能达成比较大的正覆𬌗，需要一定程度的过矫正，通过逐次磨改𬌗垫，建立稳定的正覆𬌗和覆盖的咬合关系。很多乳牙反𬌗纠正以后，并不能保证不发生恒牙反𬌗。

并不是所有的乳牙反𬌗都能取得比较明确的效果，如果反𬌗源自下颌骨发育异常过度、上颌骨发育明显不足或两者皆有的严重骨性问题，以及乳牙全牙弓反𬌗，任何简单的矫正装置往往达不到解除反𬌗的目标。只能长期戴用𬌗垫或者戴有功能矫正性质的矫正器（如MRC矫正器等），以期减缓上下颌骨发育比例不协调的问题。在替牙期再设计更为复杂、有力的矫正装置如上颌前牵引、种植支抗的上颌前牵引，或者其他相应治疗。

2.间隙保持器

因各种原因导致乳牙早期脱落，替换恒牙不能正常萌出，乳牙脱落以后的间隙经常会被后牙的近中移动所占据或导致后牙近中倾斜，造成牙列总体间隙不足，局部恒牙萌出障碍。同时，失去恒牙萌出和建殆所引导的骨骼和牙槽骨发育，常常导致局部或一侧的颌骨发育受限。间隙保持、牙弓维持的干预措施可以有效防止这种乳牙早脱引起的严重缺陷。

间隙保持的方式可以有很多种，带环上面焊接一根简单的钢丝，就可以很好地完成间隙保持任务；如果双侧乳磨牙早脱，或者多个乳磨牙早脱，可以制作舌弓；甚或局部义齿修复缺失牙，用以保持牙齿间隙（图8-53）。

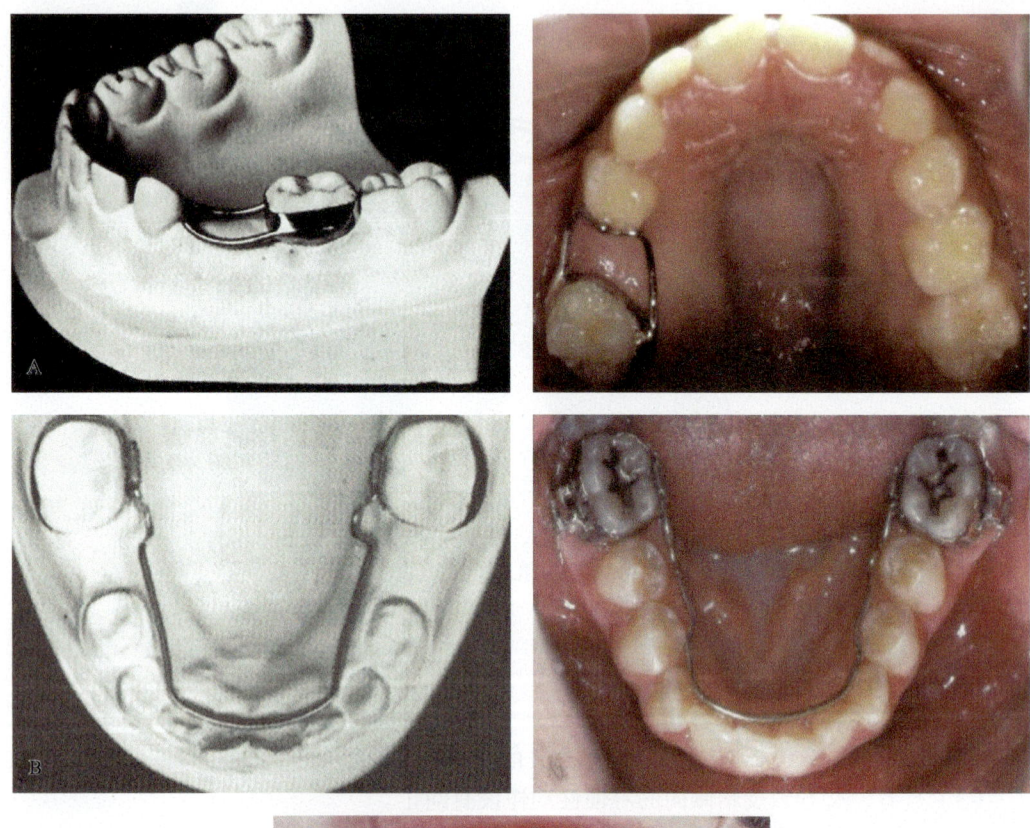

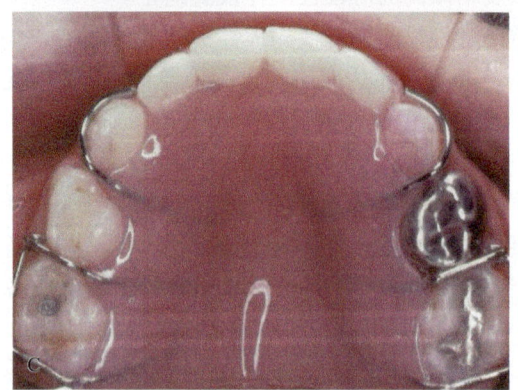

图8-53　间隙保持器

A.带环间隙保持；B.舌弓间隙保持；C.义齿间隙保持

3. 其他干预治疗措施

1）个别牙齿舌腭侧萌出

上颌侧切牙舌腭侧萌出较为常见，为了避免对此侧切牙的咬合重创，有些个体整体下颌后退，建立磨牙远中咬合（图8-54）。早期纠正这种错位牙可以引导下颌正常发育，诱导下颌建立良好的正中𬌗位。

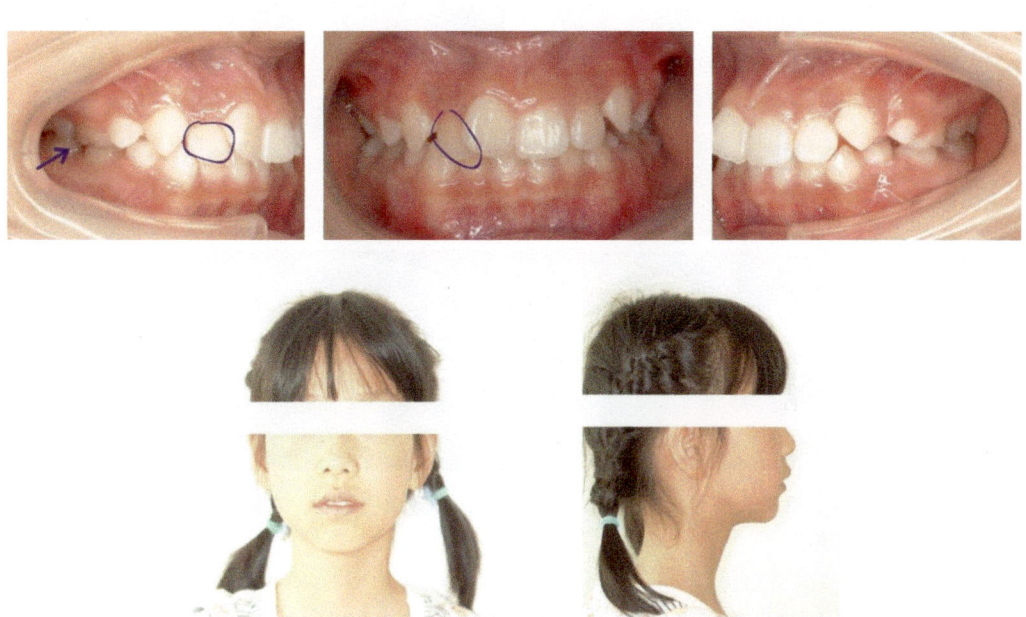

右上2舌倾，阻挡下颌发育，左侧面部发育略多于右侧，右侧后牙偏远中

图8-54　上颌侧切牙舌腭侧萌

2）𬌗干扰引起偏斜

乳牙反𬌗，局部牙齿的反𬌗，常常导致一定程度的𬌗干扰，引起下颌偏斜。

上牙弓狭窄，有时候一些轻度的上牙弓狭窄，常常引起严重的下颌偏斜，在建立咬合的过程中，这些上牙弓狭窄患儿如果保持对称性的下颌位置，常常会导致上下颌牙尖对牙尖，为了寻求到最大的牙尖交错，提高咀嚼效能，需要偏斜一定角度。一段时间以后，这种咬合就会稳定下来，不予处理通常会带来成年后比较严重的下颌偏斜，两侧的骨骼发育也不对称。

一些乳尖牙异常的位置，也经常导致下颌在偏斜的位置建立正中𬌗位，适当地调磨就能改变这种状况，如果不予尽早纠正，会导致下颌发育的对称性丧失，有时候甚至引起严重的骨性偏斜。

3）龋齿和牙齿疾病

个别牙齿的疾病通常不至于引起严重的骨骼发育缺陷，牙齿具有很强的代偿能力。在有些情况下，尤其是建立咬合阶段（乳牙建𬌗或者替牙期建𬌗时期），在咬合时为避开局部罹患疾病的牙齿，需要单侧咀嚼，这种单侧咀嚼如果持续一段时间形成习惯，会导致颌骨的不对称发育，引起一系列错𬌗表现（图8-55）。

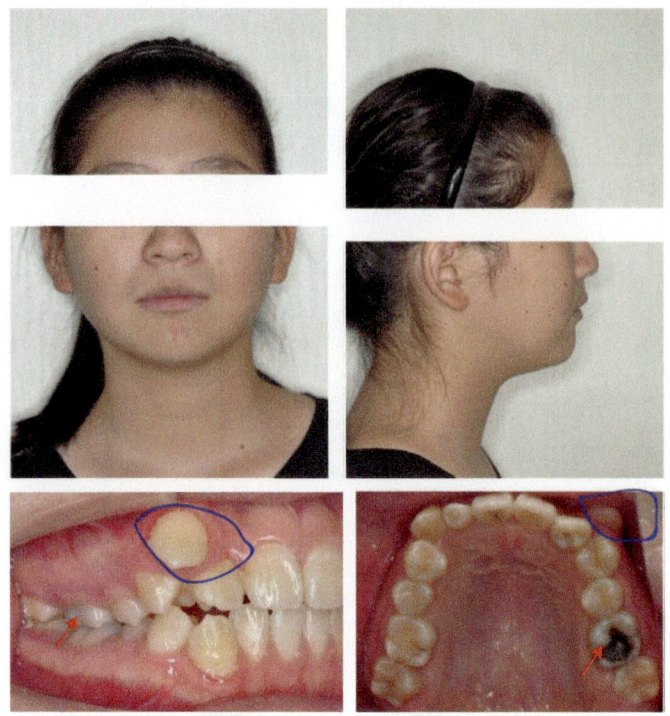

图 8-55 右侧上第二乳磨牙长期龋齿，咬合不适，导致单侧咀嚼，右侧上颌发育受限，面型不对称，尖牙颊侧萌出

专业正畸医生在儿童时期早期介入其实十分重要，在检查治疗儿童口腔疾病的时候，需注意关注个别疾病对整体牙殆发育的影响。

二、前方牵引

上颌骨的发育受正常颅骨发育的影响，一些颅脑疾病和颅脑综合征经常引起上颌骨的发育受限；下颌骨的发育形状、上下牙列咀嚼功能的行使、口腔和鼻腔功能性因素也能影响上颌骨的正常发育，还有很大部分的上颌骨发育异常无法找出明显的原因。

上颌骨前后向、垂直向发育不足都能导致Ⅲ类错殆，早期进行的上颌前方牵引通常可以获得较好的临床疗效。

上颌前方牵引的原理和理论依据是期望用一种力量直接作用于上颌颌骨与颅骨的骨缝，通过牵张骨缝引导骨缝间骨质增生。

1. 矫正年龄

一般来说，年龄越小，移动上颌骨向前越简单有效，尽管有些报道显示，直到青春发育高峰期开始时，上颌骨仍然可以发生前后向的移位，但真正发生骨骼变化的机会在 8 岁以后逐渐减少，而临床治疗的成功率在 10～11 岁以后逐渐减少[11]。随着微种植体技术的发展，前方牵引的适用年龄似乎可以适当延长一些。

2. 矫正装置

经典的上颌前方牵引治疗使用 Delaire 面弓或者 Rail 面弓（图 8-56），利用额部和颏部做支撑，拉动上颌。口内制作上颌夹板，作为矫正力的作用部位，这个夹板一般基本包裹所有的牙齿，可以固定黏结在牙齿上，也可以设计成可摘形式；托槽和钢丝也可以作为前方牵引的口内装置（图8-57）。一般在尖牙（或者乳磨牙）区域的𬌗平面上方安置两个对称的牵引钩，在牵引钩和面弓之间拉橡皮筋，橡皮筋的力量每侧为350～450g。

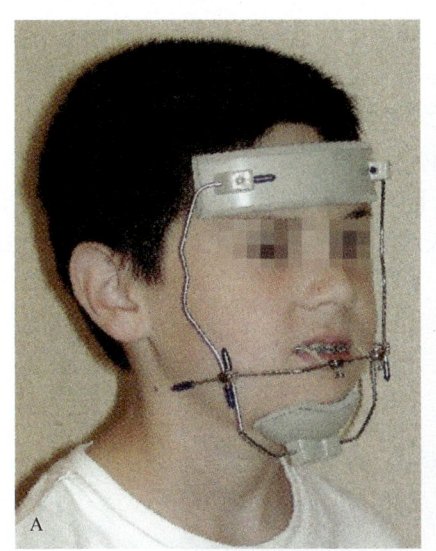
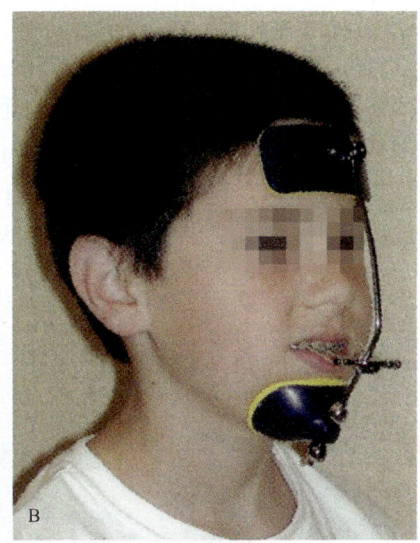

图8-56　Delaire面弓（A）或Rail面弓（B）

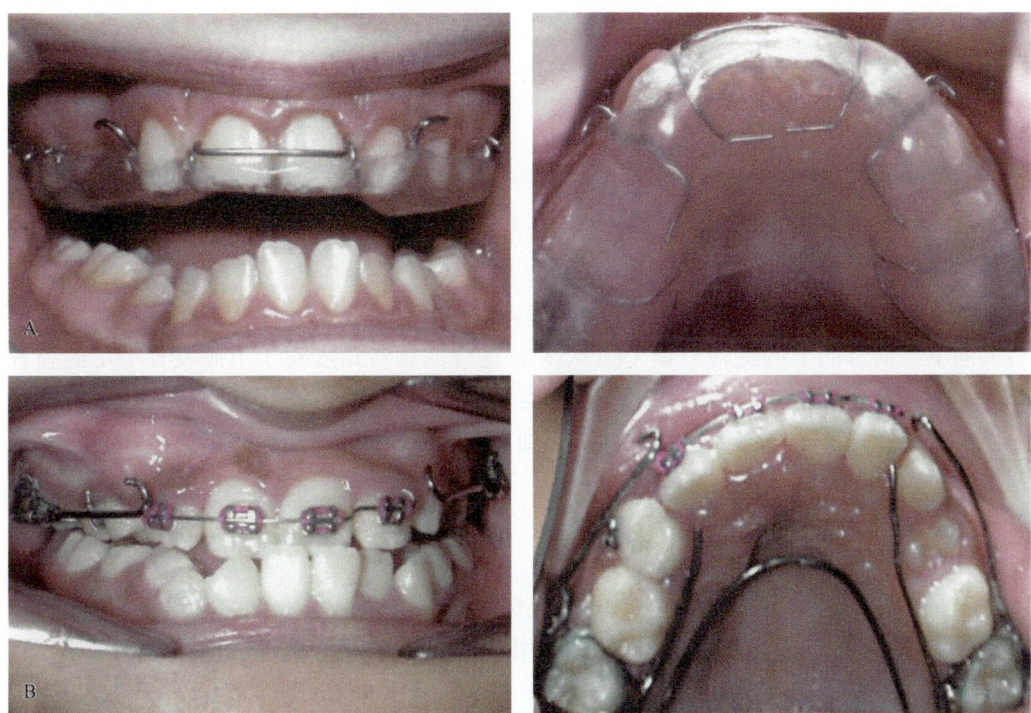

图8-57　口内制作上颌夹板或使用托槽和钢丝作为前方牵引的口内装置
A.前方牵引口内夹板固位体；B.托槽和钢丝口内固位进行前方牵引

矫正装置的作用力首先作用于牙齿，然后间接作用于上颌骨的骨缝，不可避免地会出现牙齿移动。一般前方牵引在第一恒磨牙和切牙萌出以后再施行，恒牙强大的牙根有利于增强牙齿的支抗作用，能够使矫正力更好地传导到骨缝，临床上还是会不可避免地出现一些不期望发生的牙齿移动，如牙齿伸长、切牙唇倾。

近年来，微种植体技术比较广泛地应用于临床，在颧弓基部和上颌前部植入微种植体与面弓牵拉，因为儿童的骨密度较低，又涉及恒牙牙胚的发育，这种种植体需要选择在上颌骨基骨（颧弓基部），年龄不能太小，大约在10岁。但其上颌牵拉矫正效果比经典的前方牵引装置更好，同时不会导致上颌骨的旋转。

如果年龄再大一些（12岁左右），种植体可以植入常规牙槽骨部位，在上颌后部和下颌尖牙近中牙槽骨部位植入种植钉，进行Ⅲ类牵引。虽然这种牵引的力量不可能很大（大概15gm），但因为不需要面弓，可以全天戴用，矫正效果也相当理想（图8-58）。

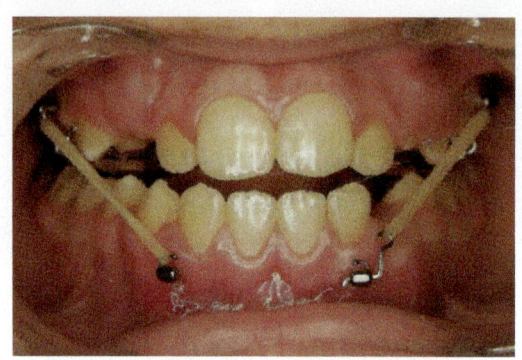

图8-58　种植体可以植入常规牙槽骨部位

这两种微种植体的上颌牵引装置的矫正力都直接作用于上颌骨，有效避免了矫正力对牙齿的作用和影响。

3. 颌骨和𬌗平面的旋转

前方牵引的力量作用在上颌、下颌和额部骨骼，如果不是应用微种植体技术，矫正力量也会作用在上颌牙齿上。

理论上来说，上颌的阻抗中心位于牵引钩的上部，向下的牵引力量也能给上颌一个后部向下、前部向上的旋转力量（图8-59），这样的旋转角度对于上颌发育不足的患者建立Ⅰ类𬌗相当有利。但是，很多下颌升支垂直向发育不足的患者（高角患者），往往上颌前部已经做了很多向下移动的代偿，面下1/3长度已经很长，在前方牵引时，应该禁忌使用向下的力量。

三、抑制上颌和下颌发育

除了利用口周肌肉的功能矫正装置，临床上抑制上颌骨发育过度的矫正措施是一种"口外弓"的装置，在早期阶段，还经常利用颏兜装置用来抑制下颌骨的发育。

口外弓一头连接头帽或颈带（图8-60），一头插进颊面管或者其他一些口内装置上。以头部或者颈部作为支撑，矫正力量通过口外弓传导到口内装置上，对上颌施以一个向后的力量。

第八章 口腔正畸的目标和措施

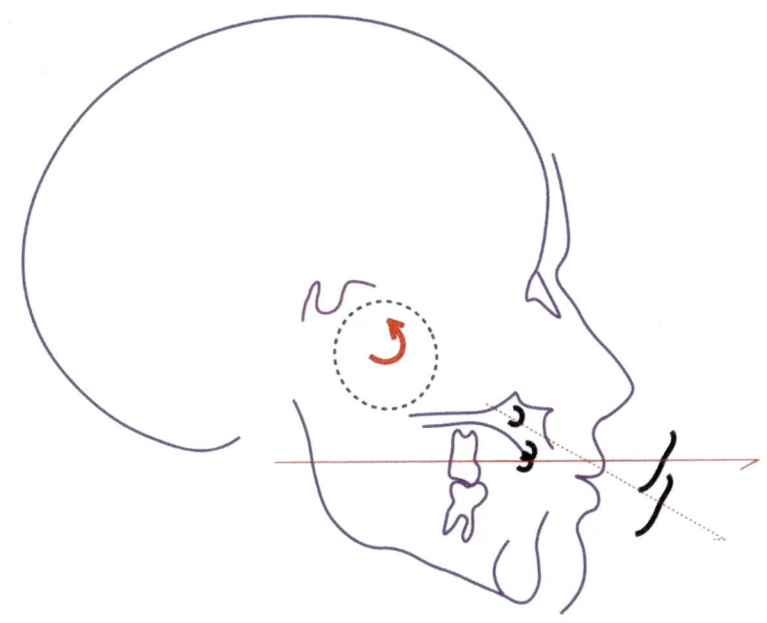

图8-59 前方牵引力在上颌阻抗中心的下方，导致上颌逆时针旋转，除非将牵引装置尽量地抬高，牵引力朝下，否则在前方牵引过程中，一般会导致上颌后部下降，前部上升，从而导致开𬌗

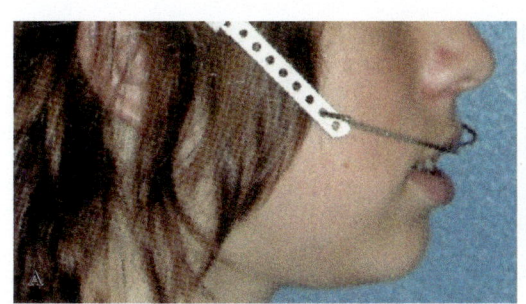 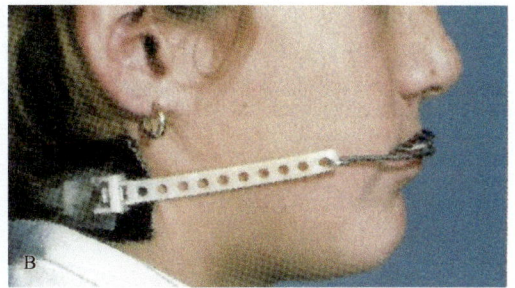

图8-60 口外弓
A.头帽式口外方；B.颈带式口外方

1.口外弓口内装置

口内装置可以是磨牙的带环，当然，两颗磨牙的力量往往支撑不了强大的口外力量，需要联合口内其他牙齿的力量；也可以将颊面管黏结在塑料基托上，整个塑料基托覆盖所有上颌的牙齿（图8-61）；有些塑料基托连接上下颌，具有一定的功能矫正器功能。

2.口外弓矫正力的方向

作用在口内装置的口外力产生两个作用力，一个是针对牙齿的作用力，一个是针对上颌骨整体的作用力。

1）针对牙齿的作用力

针对牙齿的作用力相对比较好分析。例如，牵引头帽对磨牙的力量是向上、向后的力量，再加一个对牙齿的旋转力量，这个旋转力量取决于作用力点和作用方向是经过牙齿阻抗中心的上方还是下方。如果是上方，使磨牙冠向近中、根向远中呈逆时针旋转，如果是下方，使牙齿冠向远中、根向近中呈顺时针旋转（图8-62）。

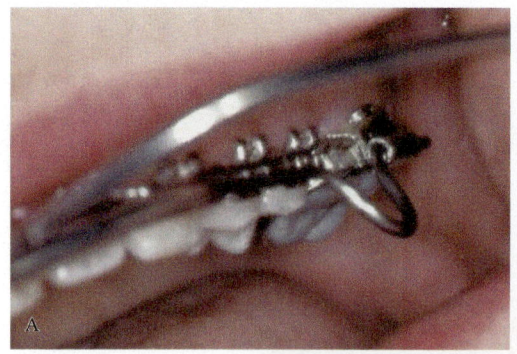
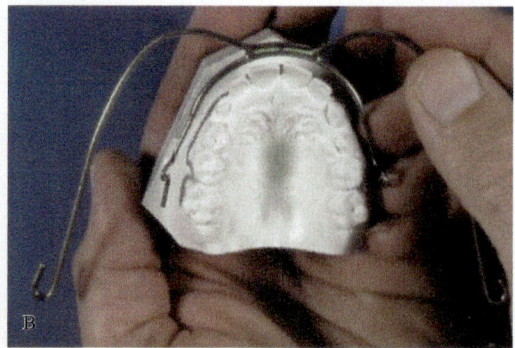
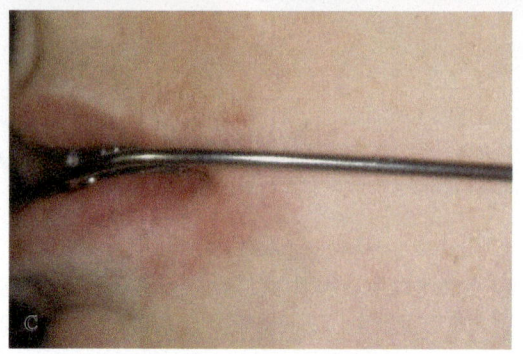

图8-61　口外弓口内装置

A.口外方口内部分：口内牙齿可以通过托槽连结为一体（口外方作用于所有牙齿），也可利用V形曲线单独作用于颊面管，作为限制上颌第一磨牙近中移动的支抗措施；B.口外方整体结构；C.口外方口外部分：连接头帽式颈带

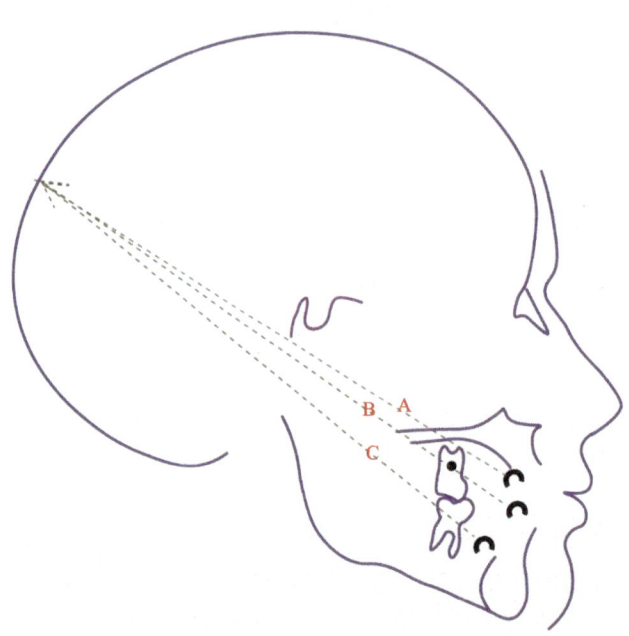

口外弓头帽对牙齿的作用力分析

第八章 口腔正畸的目标和措施

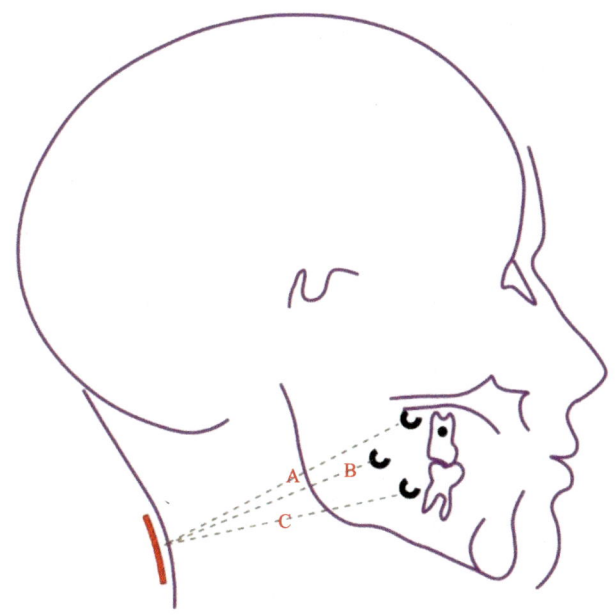

口外弓颈带对牙齿的作用力分析

图 8-62 口外弓针对牙齿的作用力

除了促使牙齿远中、向上的力量以外，随着作用力点位置的不同，会使上颌牙齿产生不同的旋转：
A.力量经过牙齿阻抗中心上方，上颌牙齿逆时针旋转，牙冠近中移动，牙根远中移动；
B.力量经过牙齿阻抗中心，上颌牙齿不旋转；
C.力量经过牙齿阻抗中心下方，上颌牙齿顺时针旋转，牙冠远中移动，牙根近中移动

因为口外弓针对牙齿具有很强的作用力，在常规固定矫正时，经常被用来增强后牙的支抗，使后牙不向近中移动，或者推磨牙向后。

2）针对整体上颌骨的作用力

口外力针对上颌骨整体的作用力也有两个力量，一个是与力的作用方向相同的力量，一个是使上颌骨旋转的力量。第一个力量比较好掌握。因为上颌骨的阻抗中心位置很难确定，对上颌骨整体的作用是顺时针还是逆时针旋转有时候很难确定（图8-63）。

口外弓的矫正力量对颜面部的影响，需要同时考虑牙性和骨性两方面的影响，这两种力量在临床上很难分辨，但都会对正中𬌗位的建立产生影响，对颜面部整体观感也能产生比较大的影响。

同时，在矫正过程中，不能忽略患者自身的适应代偿能力，虽然我们的矫正力量作用于上颌骨和上颌的牙齿，很多时候下颌骨和下颌牙齿也会产生适应性改建，这种改建和代偿往往不能忽视。

3. 颏兜

理论上直接作用于下颌髁突的口外力将会限制其生长。所以颏兜这样的装置，很早就在临床上被广泛应用。颏兜的结构比较简单，一头是包裹颏部的装置，一头是头帽，两者之间用橡皮筋牵拉，人们期望这样的牵拉力量能够阻止下颌骨的异常生长。

仔细对颏兜进行力量分析会发现，颏兜的使用应该能限制下颌升支垂直向的生长，当然，也会限制下颌骨水平向生长。其中，限制下颌升支垂直向生长，往往导致下颌后部的生长量小于前部的生长量，从而引起面下1/3拉长。这样一来，颏兜治疗变成了

减少颏部前后向突度和增加面高之间的"战争"(图8-64)。对大多数人来说,这样的"战争"结果往往是不利的。况且,颏兜治疗对颞下颌关节的压迫作用往往让医生有所担忧。

目前主流的学术观点并不认为颏兜治疗是一个值得推荐的抑制下颌生长的治疗措施[12]。

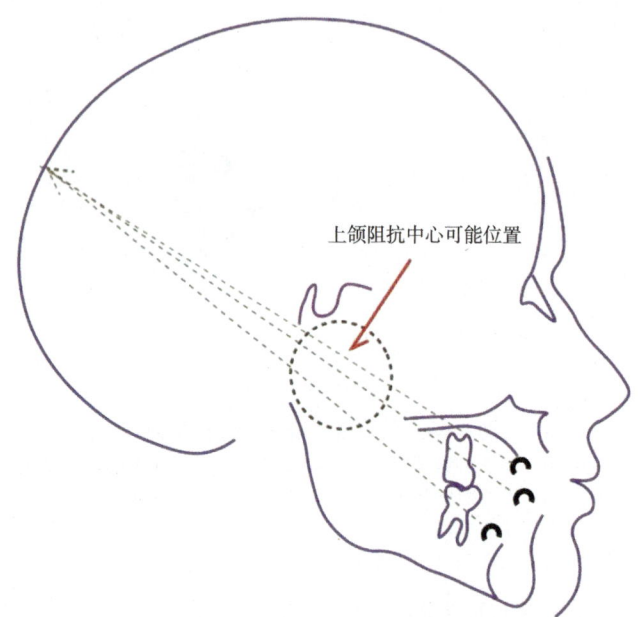

图 8-63　口外弓对整体上颌骨的作用力

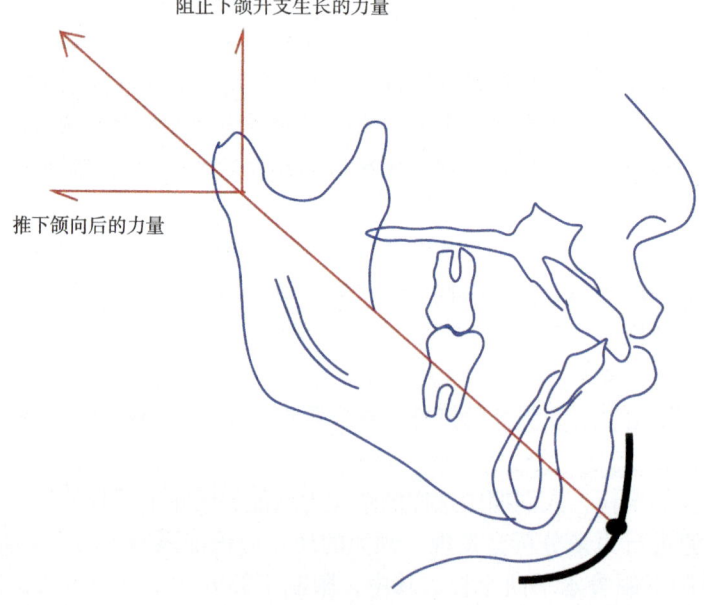

图 8-64　颏兜的作用力分析

参 考 文 献

[1] Andreson V. Funktions-kieferorthopadie. Leipzig: H. Meusser, 1938.
[2] Balthers W. Eine Einfuhbrung in die bionater methode. Heideberg: Herman Verlag, 1973.
[3] Frankel R. Funktionskieferorthopadie uhd der mundvorhof als apparative basisi. Berlin: VEB Verlagl, 1967.
[4] Clark WJ. The twin block trzction technique. Eurj Orthod, 1982, 4: 129-138.
[5] McNamara JA. Maxillary transverse deficiency. Am J Orthod Dentofacial Orthop, 2000, 117: 567-570.
[6] Gianelly AA. Evidence based treatment strategies: an ambition for the future. Am J Orthod Dentofacial Orthop, 2000, 117: 4543-4544.
[7] Warren DW, Mayo R, Zajac DJ, et al. Dyspnea following experimentally induced increased nasal airway resisitance. Cleft Palate-Craniofac J, 1996, 33: 231-235.
[8] Harvold EP, Tomer BS, Vargervik K, et al. Primate experiments on oral resipiration. Am J Orthod, 1981, 79: 359-372.
[9] Field HW, Warren DW, Black K, et al. Relationship between vertical dentofacial morphology and respiration in adolescents. Am J Orthod Dwntofac Orthop, 1991, 99: 147-154.
[10] Woodside DG, Linder-Aroson S, Lundstorm A, et al. Mnadibular and maxillary growth after changed mode of breathing. Am J Orthod Dwntofac Orthop, 1991, 100: 1-18.
[11] Kim JH, Viana MC, Graber TM, et al. The effectiveness of protraction face mask therapy: a meta-analysis. Am J Orthod Dwntofac Orthop, 1999, 115: 675-685.
[12] William RP, Henry WF, David MS. 当代口腔正畸学. 第5版. 王林译, 北京: 人民军医出版社, 2014.

第九章

常规正畸手段改善颜面部外观

进入发育高峰期或高峰期以后,我们很难通过引导和促进骨骼的发育来改善颜面部外观。很多时候,移动牙齿的位置同样可以改变颜面外观。这种变化主要来自于以下几个方面:

(1)上下前牙的突度改变,影响颜面的侧面面型。
(2)改变上下牙列𬌗关系,咀嚼效能和咀嚼习惯、口腔语音、吞咽等功能行为相应有所变化,导致肌肉和骨骼改型。
(3)排齐牙齿,协调上下前牙与周围软组织的关系,获得良好的微笑面容。

第一节 上下前牙的突度和侧面面型

功能矫正治疗是改变颌面部侧面面型一个显著的手段,如果适应证选择正确,治疗措施合理,在功能矫正治疗中各方面的控制比较到位(如水平向控制、垂直向控制等),往往能减少颜面比例不调的比例,达成一个相对理想的侧面面型。

常规固定正畸治疗过程中,通过调整上下前牙的内倾度,同样可以取得一个相对理想的侧面面貌改观。例如,上前牙外突的个体,通过内收上前牙,间接内收上唇,加大鼻唇角,从而达到一个相对正常的侧面面型(图9-1)。

一、评价牙齿的突度

1.颜面形态和牙齿突度

从侧面轮廓很容易判断面下1/3是否存在外突或者内收的状况,从鼻根到上唇基部,以及上唇基部到颏部画出两条线。这两条线之间呈现180°左右的角度,可以认为其侧面脸型很"正",角度过大和过小,一般认为存在相应外突和内收的问题。

在这种评价系统中,颜面形态的面下1/3取决于颏部、鼻根点、上唇基底三个数据,似乎整个颜面形态与上下牙齿的突度没有关系。实际情况却并不是这样,这样的评价系统很难判定上下唇各自处于外翻还是内收的状态,有时候上下唇的外翻和内收状态,直接影响整体侧面面型的轮廓和外观。而上下唇的形态位置与牙齿的突度和位置直接关联。

E线和Steiner线可以判定唇缘的外突点和上下唇的基底是否处于相对正常的位置,从而从某个角度判定上下唇的外翻和内收程度。在E线的评价体系中,超过2~3mm

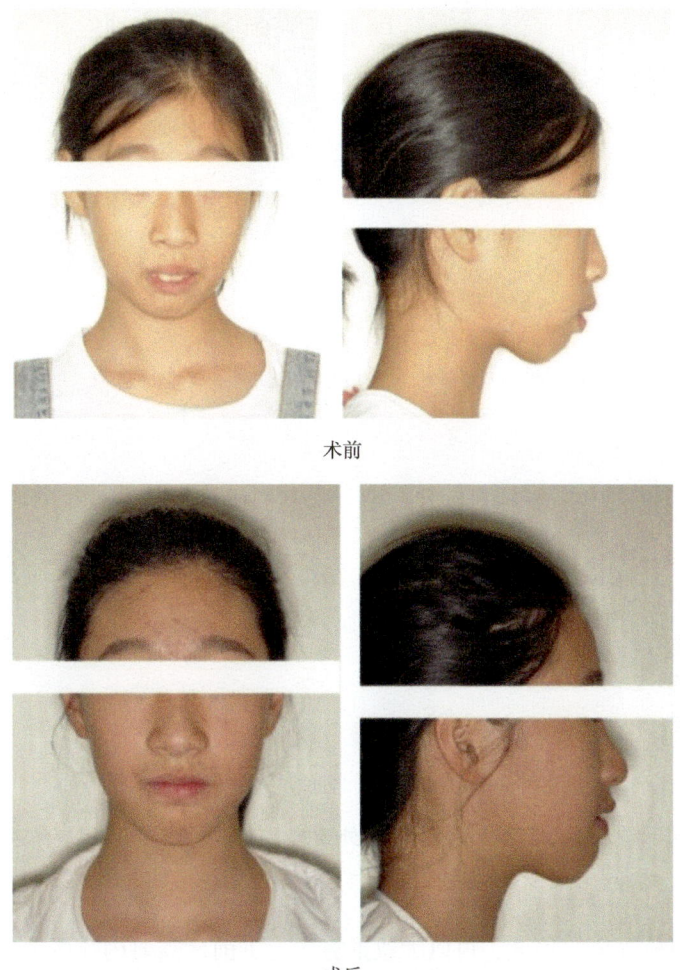

术前

术后

图 9-1 通过调整上下前牙的内倾度，很多时候可以取得一个相对理想的侧面面貌改观

女，口呼吸导致前突，恒牙期（12岁）才来治疗，拔除 $\frac{4|4}{4|4}$ 固定矫正

的唇突度就预示着牙和牙槽突的前突。这两条线一般被称为审美线，上下唇的突度、上下唇的基底与鼻尖或颏部共同构成了侧面的审美平面，通过正畸手段调整上下前牙的突度，可以改变上下唇的外型和突度，从而在很大程度上可以改善审美平面。

Merrified[1]期望用一条线判定下唇突度与面下1/3整体结构之间的关系，用以简化正畸设计中错综复杂的面部软组织关系，并提出Z线和Z角的概念，软组织颏部至最突唇部的切线为Z线，Z线与眶耳平面的夹角就是Z角，75°～78°的Z角被认为是理想面型的关键指标，通过简单的演算，正畸医生似乎就能判断出下切牙应该内收或者外翻多少。虽然这样的推算显得比较粗糙，具有很多的不确定性，但这样的事实也充分说明了，正畸治疗通过改变前牙的突度可以改善面部形态外观。

2. 上下唇形态与牙齿突度

牙齿的突度会在很大程度上改变上下唇的形态和状态。外突的下前牙常常伴随着下唇外翻，外突的上前牙常常伴随着鼻唇角过小，上唇外翻（图9-2）。甚至很多时候，通

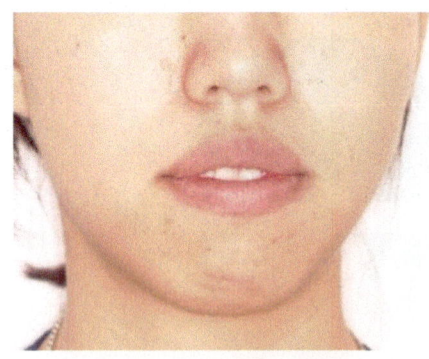
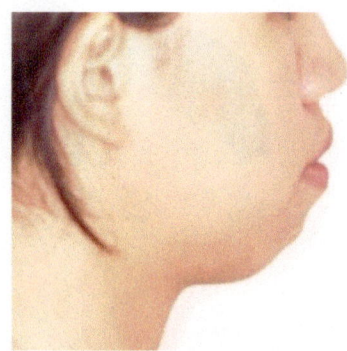

女，22岁，双颌前突，上下唇外翻，上唇短，颏部外型不佳

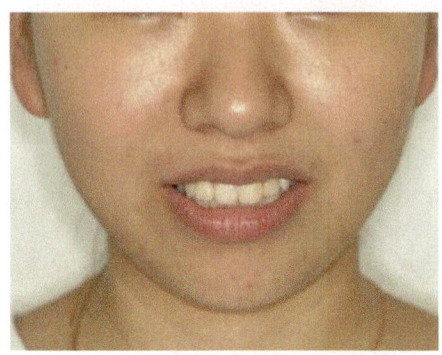
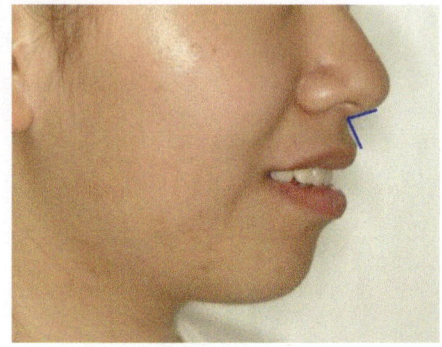

女，18岁，双颌前突，上下唇外翻，鼻唇角小

图9-2 外突的下前牙常常伴随着下唇外翻，外突的上前牙常常伴随着鼻唇角过小、上唇外翻

过测算颏唇角和鼻唇角的角度，可以大致推算出上下前牙需要内收或者外展多少角度。

然而，上下唇和牙齿突度之间的关系非常复杂，大部分的时候并不能用一些简单的公式推导出来。一些面下1/3高度较短的患者，有时候会有外翻和前突的上唇，但这只是源于其习惯性抿嘴，将上唇紧闭于下唇之上，而并不是其牙齿的外突。

临床上正畸的终极目标是达到牙齿与骨骼、软组织的协调和平衡状态。从某种角度看，我们并不需要知道，为了整体颜面达到美观的标准，上下切牙需要内收或者外展多少的角度。在下颌姿势位时，上下唇最好应该呈自然闭合状态，分开超过一定的限度如3～4mm，往往预示着上下唇与上下切牙之间的位置关系不合理。切牙一定程度的内收可以改善这样的状况。当然，这样的开唇露齿很多时候也可能是上唇过短、上颌牙槽骨过于向下延伸生长等情况造成的，上下切牙的内收并不见得会取得良好的效果。

3. 牙齿突度和颌骨与牙槽骨的关系

判定牙齿相对于牙槽骨和颌骨是否处于一种内收和外展的状态对正畸临床十分重要。

有些面下1/3外凸的患者，上牙却呈现比较直立的状态，如果牙齿处于正常的位置，也许面下1/3的外突会显得更加明显。而有些面下1/3外凸的患者，完全是上下前牙的外突造成的。如果仔细观察，临床上比较容易判断这种外突面型主要成因来自哪里，是上下颌骨发育过度引起的，还是单纯的上下前牙外突导致的，或者两者兼而有之（图9-3）。

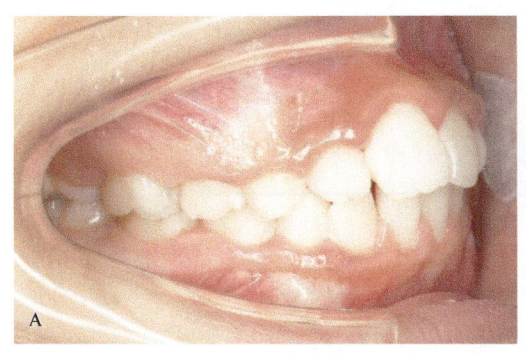 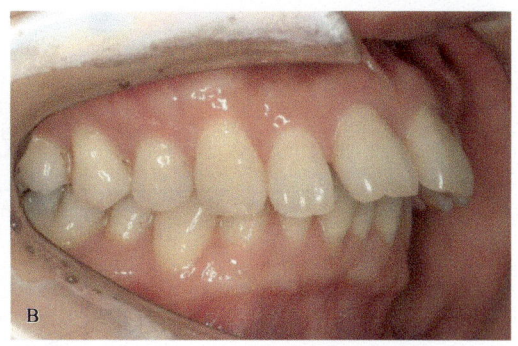

图 9-3 有些面下 1/3 外凸的患者，上牙却呈现比较直立的状态，如果牙齿处于正常的位置，也许面下 1/3 的外突会显得更加明显。有些面下 1/3 外凸的患者，完全是上下前牙的外突造成的
A.前牙相对处于内收状态；B.前牙处于外展状态

当然，X线头影测量能够帮助医生更好地判断这一切：上下前牙相对于基准平面和参照平面呈现一个比较良好的角度，或者相对内收的角度，而同时上下颌骨的长度及SNA角和SNB角显示颌骨过度生长，基本上可以判定面下 1/3 的外凸来自于颌骨。上下前牙相对于基准平面和参照平面呈现一个外凸的角度，而同时上下颌骨的长度及SNA角和SNB角显示颌骨发育处于正常状态，基本上可以判定面下 1/3 的外凸来自于上下前牙的外突。这两种外凸分别称为骨性外凸和牙性外凸，很明显，牙性外凸患者经过正畸治疗会取得比较理想的结果，而正畸治疗骨性外凸效果不佳。

二、取得一个合理的牙齿突度

怎样的牙齿突度是最为合理的？这样的牙齿突度与上下唇的形态、上下颌骨和牙槽骨、整体颜面形态都要保持相对协调的状态，同时，上下牙齿和牙列之间还要取得一个良好的咬合关系。

很多知名的正畸学家期望用最简略的办法来明确矫正目标，确定牙齿突度。

Tweed截取两个重要的线段来代表整体骨骼面型，下颌平面和眶耳平面，结合下切牙长轴的线段，组成了一个三角形，即Tweed三角（图9-4）。通过对正常面型儿童进行测量研究，Tweed[2]认为眶耳平面与下切牙的夹角为65°是建立良好面型的重要条件，Tweed三角中三个夹角均值分别为25°、90°和65°。在临床中，通过调整下切牙的角度，使Tweed三角中FMIA和IMPA尽量达到正常值范围。Merrifield沿承了Tweed的思想，引入Z角这个指标。

Steiner同样试图通过一些简单的数据分析来确定目标位牙齿的突度。对理想面型的X线头影测量数据进行分析，∠ANB与上下牙突度的数据相关性最大[3]，即上下切牙突度的数据应该与∠ANB相匹配，用个体不同的∠ANB来确定最终上下切牙的突度。

要确定牙齿最理想的突度并不是那么简单，一般来说确定一个个体上下牙齿突度要综合考量各方面的因素，如整体颜面比例是否协调、上下唇形态能否匹配、上下颌骨和牙槽骨结构是否允许、牙齿移动到这样的位置是否现实可行、支抗能否实现等。

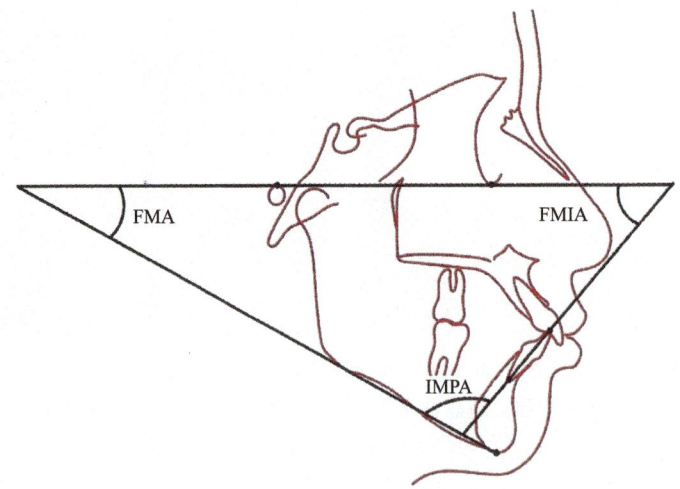

图9-4　下颌平面和眶耳平面，下切牙长轴的线段，组成Tweed三角

FMA：下颌平面与眶耳平面的夹角；FMIA：下切牙长轴与眶耳平面的夹角；IMPA：下颌平面与下切牙长轴的夹角

三、正畸的限度

在一般情况下，正畸治疗移动牙齿有一定的限制。图9-5[4]描绘了上下前牙在牙槽骨里可能移动的幅度，最里面的圈表示常规正畸可能移动牙齿的范围，中间的圈表示常规正畸治疗+生长改良可能移动牙齿的范围，最外面的圈是正颌手术能够移动牙齿的范围。每个方向的移动潜力并不相同（图9-5）。

考量这样的牙齿移动量时，必须考虑到牙齿在正畸治疗以前，在上下颌骨中处于什么样的位置。在很多时候，牙齿在整个建𬌗过程中已经做了相当程度的代偿措施，留给正畸治疗的移动量已经很少了。例如，一个下颌发育过度的患者，下前牙有相当程度的内倾，上前牙代偿性地外倾，上前牙外倾的潜力和下切牙内倾的潜力已经基本挖掘殆尽，我们进行正畸治疗时上下前牙几乎已经不能做丝毫的移动。又或者，一个下颌升支发育不足而下颌长度发育基本正常的高角患者，为了建𬌗的需要，上颌牙槽骨向前下延伸，上切牙外倾，下切牙内倾，正畸治疗已经很难再做颜面形态的改善了。

在图9-5中，基本看不到正畸治疗能够做到多少的软组织改型。牙齿的移动与软组织的形态密切相关，但绝不是一种直线相关，同样要分析牙齿周边的软组织如上下唇的形态是一种代偿状态还是一种失代偿状态。例如，有些患者上下前牙外突，因为外倾的切牙阻滞上下唇的闭合，发唇音时，选择在上唇的内侧缘与下切牙切缘接触，以唇齿音代偿，久而久之，上唇外翻，上唇长度缩短。上下前牙的内收再加一定程度的语音训练，可以很大程度上改善上唇的形态。但有些情况并不是这样，如有些患者上颌骨为了建𬌗的需要过度向下延伸，上唇显得过短，但上唇唇红较薄，上唇处于内收状态，表示其上唇已经做了一定程度的代偿，无论在正畸治疗过程中对上牙做怎样的移动，其上唇组织应该不会有很大的改善。

单纯的正畸治疗很多时候并不能满足颜面美观的要求，正畸治疗+局部整形手术、正畸治疗+微整形、正畸治疗+正颌手术的组合都会成为患者的选择项。

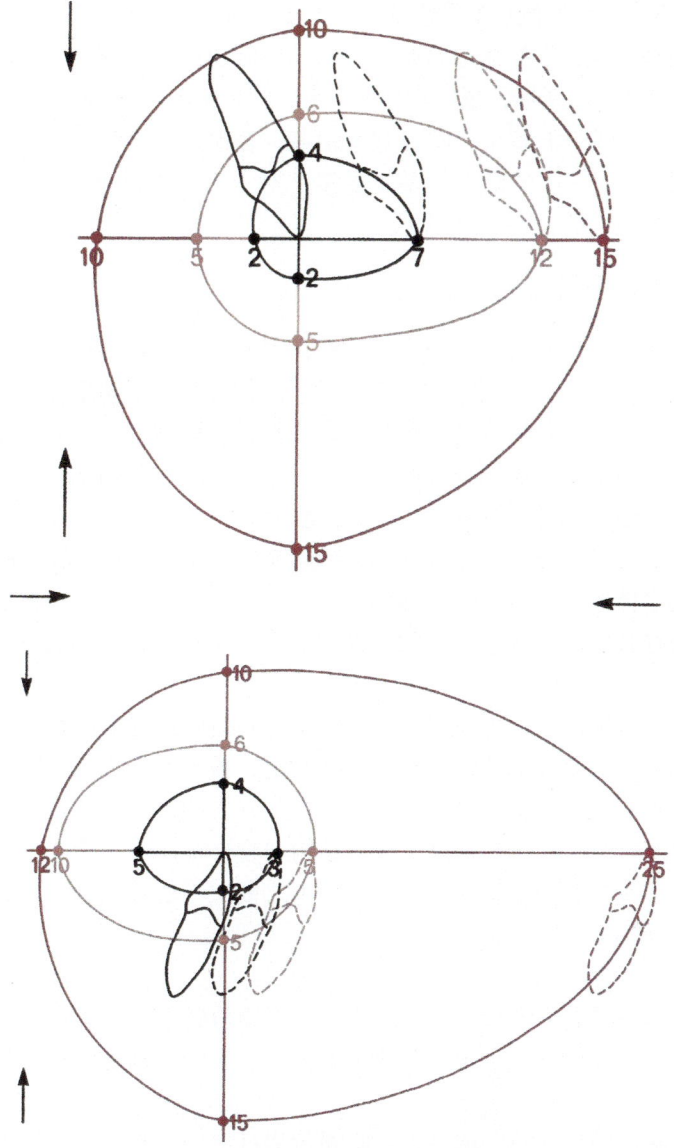

图9-5 上下前牙在牙槽里可能移动的幅度

对软组织形态进行准确的预后估计;将这样的预后估计结果准确地传达给患者;充分了解患者对颜面形态的心理需求;了解包括正颌手术在内的各种整形和微整形常规。每一项都非常难做到,正畸医生在很多时候需要做到以上所有的要求,才能正确地为患者提供最佳的治疗方案。

第二节 瘦 脸

按照现代的审美趋向,过大的下颌角称为下颌角肥大,非常影响美观。临床上,常常成为患者的主要诉求。

从颌骨骨骼和X线头影测量的角度来说，升支平面与下颌平面构成的角通常称为下颌角，从软组织面型来说，下颌角通常是耳屏点、下颌角点、颏顶点组成的角度。下颌角是反映下颌骨形态的一项指标，更加重要的一点，它是预示生长趋向的一项重要指标。

从横向角度看，两个下颌角之间的宽度距离，表现出咀嚼肌及颌骨的粗壮程度，是构成脸型尤其是面下1/3正面形态的基本要素。对于大多数诉求"小脸"的个体来说，这个指标的减小是他们的首要追求目标。

一、下颌角肥大与咬合关系

下颌角大小基本上是矢状面上的检测指标，而下颌角之间的宽度更多的是从正面视角看的观测指标，两个指标之间经常伴有非常强的相关性。下颌平面角较低的个体，常常伴有咀嚼肌肥厚，下颌骨后缘宽度增加，表现在正面面型上，下颌宽度增加、下颌角肥大，呈方形脸。而下颌平面角较高的个体，经常伴有咀嚼肌削弱、下颌骨后缘宽度减少，表现在正面面型上，下颌宽度减少，呈尖脸型。

更多的研究证实[5]，下颌平面角的大小与咀嚼肌力的大小之间呈现很强的相关性，咀嚼肌力强大的个体经常伴有下颌平面角的减少。咀嚼肌力弱小的个体经常伴有下颌平面角的增高。这样其实能够理解，下颌平面角的大小与平常意义上的下颌角肥大通常是同一个概念。

从另外一个角度看，下颌角的肥大、下颌角之间横向距离的增宽，是口腔咀嚼功能强大的适应性结果。如果我们能相应增加咀嚼效能，或者直接降低咀嚼力量，应该能起到"瘦脸"的效果。

从𬌗关系和牙列结构观察，在以下牙列结构和咬合特征中，临床上经常伴随有下颌角肥大。当然，因为口腔咀嚼结构及结构与功能之间关系的复杂性，这样的关联性在少数个体得不到体现。

1.深覆𬌗和深覆盖

深覆𬌗，尤其是深覆𬌗伴有深覆盖的个体，下颌角肥大的可能性比较大。有些个体随着年龄的增长，后牙的磨耗增加，或者后牙缺失，覆𬌗逐渐加深，下颌角也会越来越肥厚（图9-6）。

对于逆时针旋转生长型的个体来说，咀嚼行为过早地往后转移，下颌体后缘骨质增生充分，下颌体后部有充足的骨质空间，下颌后牙常常在下颌体靠后部位萌出，导致下颌后牙相对远中移位。同时，由于前牙咀嚼力量的减弱，前面骨吸收比较多，前牙为了建𬌗的需要，牙齿和牙槽骨代偿性地伸长，导致过深的Spee曲线及突出的颏部。

前牙关系在咀嚼行为中主要行使调控的作用，研究表明[6]，前牙的前导能够控制髁突的运动范围，也相应地控制了咀嚼行为中后牙的运动幅度，前牙大的覆盖允许后牙比较大范围的运动。所以这种逆时针生长型伴有深覆盖的个体，常常拥有强大的咀嚼肌群和下颌角处骨质增生，导致下颌角肥大。在有些大覆盖的前牙，上下前牙在正中𬌗位时甚至没有良好的接触关系，下牙咬在上牙腭侧牙龈部位，在咀嚼行为过程中，正中𬌗位前牙没有接触，前牙的压力感受装置触发不了咀嚼肌的舒张行为，导致咀嚼肌过度收缩，这也是导致咀嚼肌群过于强大的一个原因。

对于逆时针生长型个体，如果深覆𬌗伴有浅覆盖，咀嚼行为会有一定的约束，除非

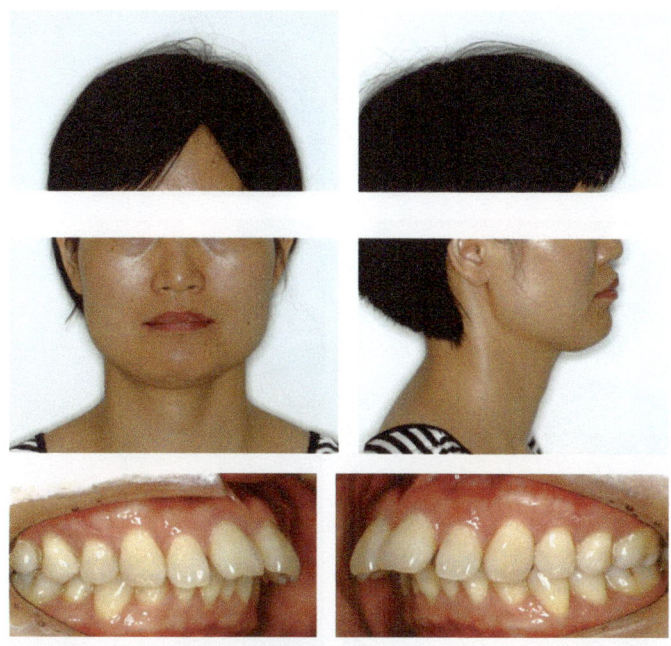

图 9-6 深覆𬌗，尤其是深覆𬌗伴有深覆盖的个体，下颌角肥大的可能性比较大

女，42 岁，Ⅲ度深覆𬌗深覆盖，咀嚼肌十分肥厚

有少量代偿性的咀嚼肌增强状况，大部分这样的个体咀嚼肌群并不肥厚，下颌角通常不会显得过于肥大。

这种伴有深覆𬌗深覆盖逆时针生长型的个体，临床正畸治疗中打开咬合十分困难，移动牙齿也需要相对更大的力量。如果通过抬高后牙的手段达成比较理想、比较稳定的前牙覆𬌗覆盖关系，通常表明其咀嚼行为习惯已经有所改变，建立了一种新的咀嚼平衡体系，其下颌角肥大表现也会得到相应的改善。如果这种咬合关系没有稳定下来，预示着并没有很好地建立新的咀嚼行为体系，其下颌角肥大表现也会显示改善不明显，如果结合瘦脸针和整形手术的应用，让其咀嚼行为习惯得到彻底改变，"瘦脸"效果就更能稳定和持久。

2. 尖牙区宽大的牙弓形态

临床上，尖牙区宽大的牙弓形态即方形牙弓，常常预示着下颌角的肥大和下颌宽度增加，有些尖牙高位，没有形成良好的尖牙关系的个体会同样伴随有这样的状况。

整个后牙侧向咀嚼行为受很多组织器官和神经肌肉的控制和调节。推测从牙齿层面看，如果没有其他牙齿的代偿，上下尖牙之间的关系是介导这种侧向咀嚼行为的主导力量。尖牙区宽大，在整个侧向咀嚼行为中，下颌偏移到一个比较大的角度才能使尖牙产生接触。而只有尖牙产生接触，尖牙的侧向嵴才能引导咀嚼肌向对侧移位，并且最后导致降颌肌群停止收缩，升颌肌群开始工作。这样一来，下颌在做侧向咀嚼行为时，摆动幅度明显增加，更少受到限制的咀嚼肌群在更大的范围内运动，势必增加咀嚼集群的力量。这些咀嚼力量的增强要求颌骨进行适应性的改建，导致方形脸的产生（图 9-7）。

在口腔正畸过程中，因为颊肌固有长度很难改变，颊舌肌之间的平衡很难打破，大幅度地改动牙弓形态，通常会产生不可抑制的复发趋势。但对具有方形牙弓同时伴有下

口腔正畸与颜面美容

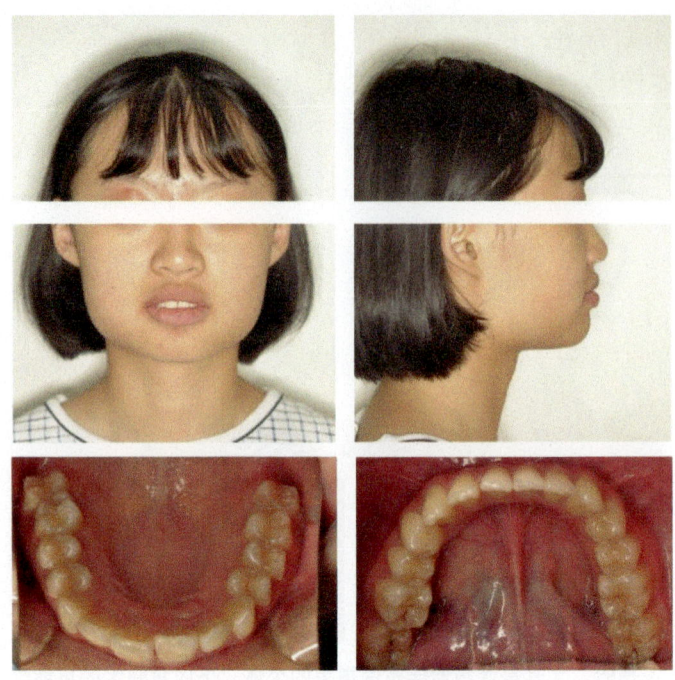

女，18岁，牙弓宽大，呈典型的方形脸

图9-7　尖牙区宽大，在整个侧向咀嚼行为中下颌偏移到一个比较大的角度才能使尖牙产生接触，降颌肌群才能停止收缩，升颌肌群开始工作。尖牙区宽大个体，下颌侧向咀嚼摆动幅度增加，导致咀嚼力量增强，形成方形脸

颌角肥大的个体，如果想得到一定的"瘦脸"效果，正畸医生改变牙弓形态是必要的选项，当然，这样的牙弓改型是有限度的，如果不能取得一个新的肌力平衡状态，口腔正畸效果会有复发的趋势。

尖牙缺失或尖牙高位，造成没有稳定的尖牙关系，如果没有其他的牙齿代偿行使尖牙的这种"介导"功能，也会产生所谓的"咀嚼动度"过大的问题。有学者发现，对于一些严重前牙开𬌗、没有正常尖牙功能的成年人，仍然会长久保留儿童型咀嚼模式[4]。所谓的儿童咀嚼模式，就是侧方大幅度摆动，以及咀嚼行为规律性缺如。很显然，这样的咀嚼模式会导致咀嚼力量不必要地增强，从而导致下颌角肥大。

3.前牙开𬌗、无咬合接触或者对刃𬌗

如果下颌升支的垂直生长量跟不上下颌体垂直方向的生长量；或者颌骨停滞发育后，后牙区的牙齿抬高，都能导致开𬌗的产生。无论哪种情况，一般都预示着下颌平面角增加。下颌平面角的增加导致下颌角变小，一般来说似乎不大容易导致下颌角肥厚的发生。

但事实上，很多前牙开𬌗、前牙在正中𬌗位时没有咬合接触及对刃𬌗的个体常常会伴有下颌角肥大的现象（图9-8）。我们把这种现象的形成，解释为"前牙调控咀嚼"能力的丧失。

因为前牙处于开𬌗、没有咬合接触和对刃的咬合关系，前导丧失。在正中𬌗位时，前牙并没有接触，或者前牙在正中𬌗位时，感受不到咀嚼压力，触发不了前牙的压力感受器，升颌肌群继续收缩，咀嚼肌继续发挥强大的咬合力量，直到迟钝的后牙压力感受

器感受到压力,咀嚼力才停止收缩。久而久之,咀嚼力量变得更为强大,强大的咀嚼力量让颌骨产生适应性改建,从而形成下颌角部肥厚,呈现方形脸。几乎所有这种类型的下颌角肥大临床上都能看到牙齿明显的磨耗,以及广泛的楔状缺损,这些现象从另一个侧面预示着咬合力量的过于强大和调控异常。

固定正畸以后,很多时候因为人为的因素,前牙经常不能建立良好的正中𬌗位接触。对有些深覆𬌗的患者进行正畸以后,很多医生会有意识地增加一些过矫正,Begg医生认为[7],澳大利亚土著人健康的牙齿经常保有这种浅覆𬌗和浅覆盖,甚至对刃𬌗的状态,它被很多研究者认为是一种生理性的状态。然而不可避免的是,这样的过矫正常常会导致咀嚼力量的增强,对于伴有下颌角肥大的患者,这样的矫正结果应该是不能被允

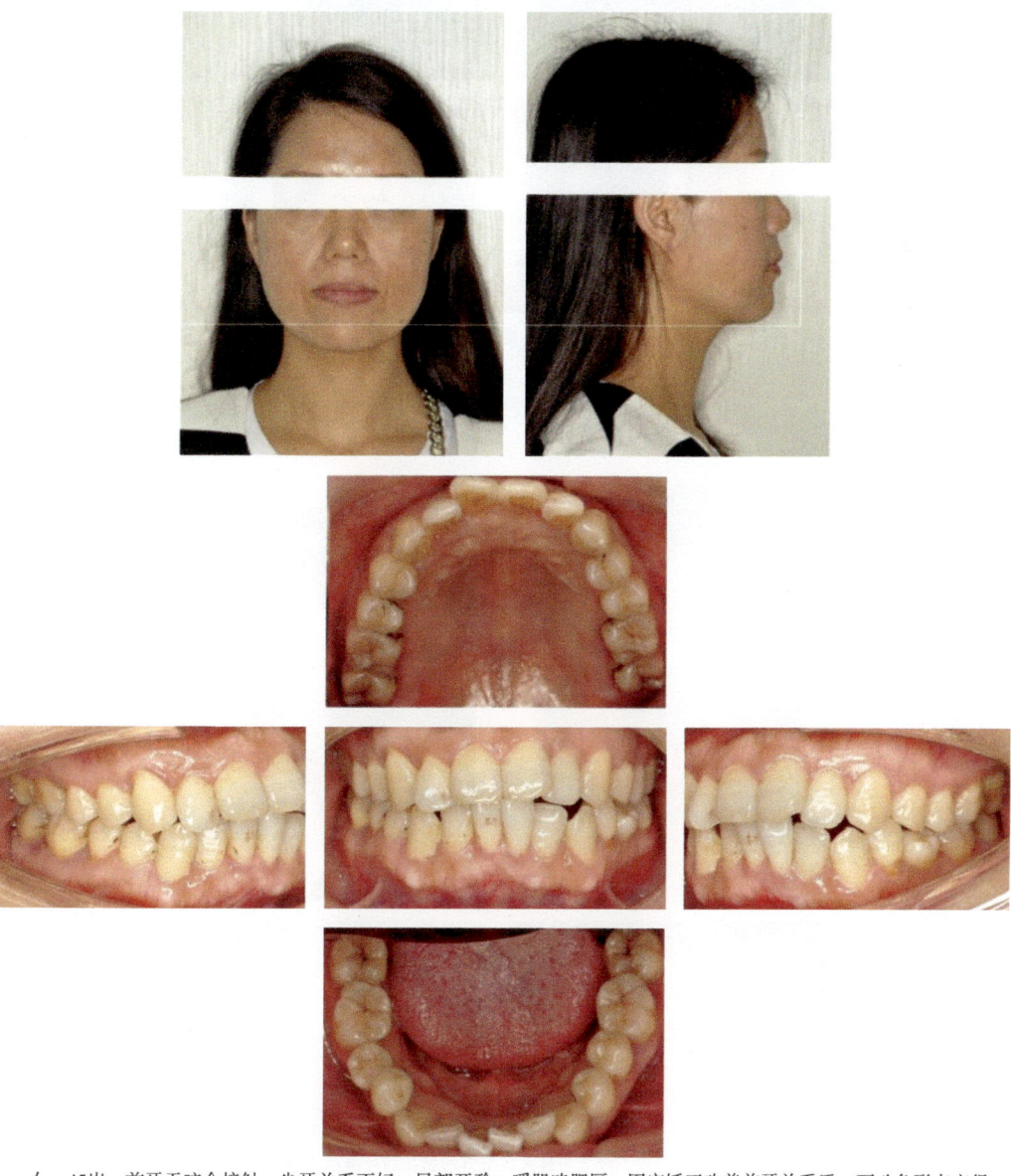

女,45岁,前牙无咬合接触、尖牙关系不好、局部开𬌗、嚼肌略肥厚,固定矫正改善前牙关系后,下颌角形态变得柔和(见图9-10)

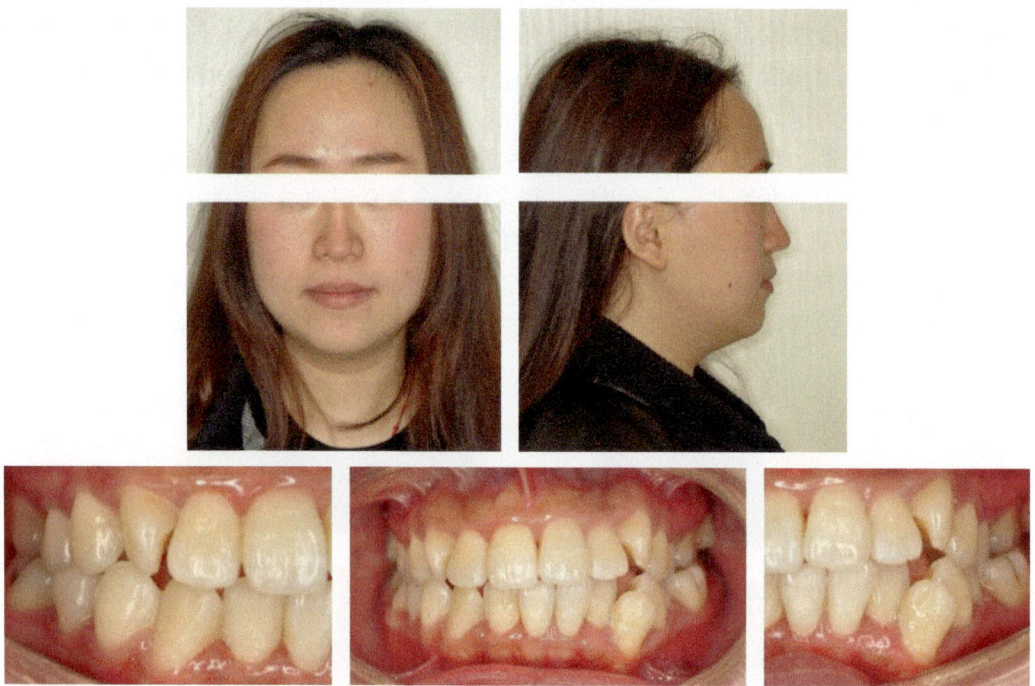

女，22岁，前牙无咬合，尖牙关系缺如，咬合力量大，呈典型方形脸

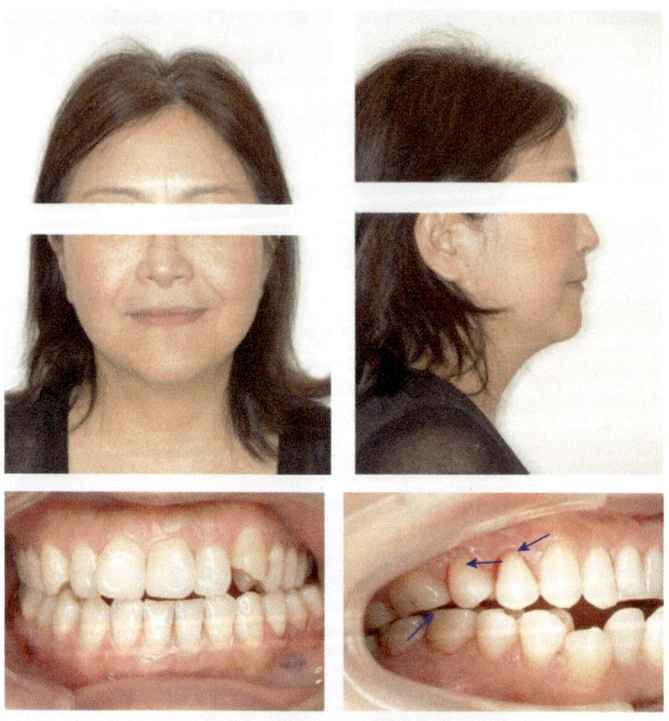

女，51岁，前牙及部分后牙开𬌗，咬合力量大，呈方形脸。后牙磨耗比较严重，广泛的楔状缺损

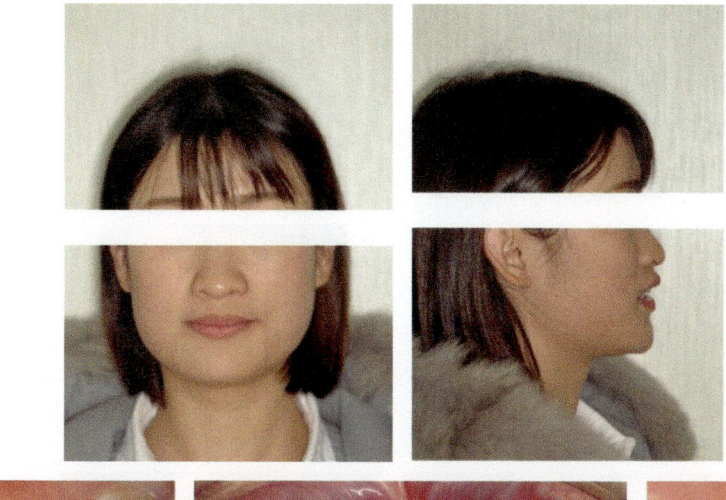
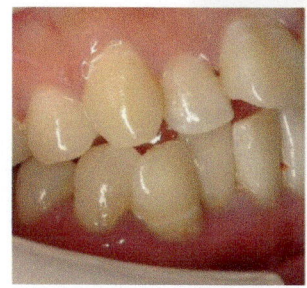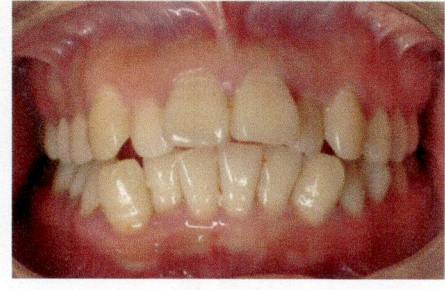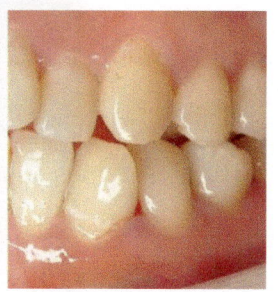

女，20岁，前牙无咬合，尖牙关系缺如，呈典型的方形脸

图9-8 前牙开𬌗、无咬合接触、尖牙关系丧失、对刃𬌗的个体常常会伴有下颌角肥大的现象

许的。当然大部分时候，经过一定时间的调整，尤其是通过后牙磨耗等代偿，前牙最终会达到一个良好的接触关系。只有这种前牙接触关系真正建立起来，一个新的咀嚼行为习惯体系才能最终稳定下来，口腔𬌗关系也才能最终稳定。

4. 后牙磨耗严重和后牙缺失

后牙磨耗是很多因素作用的结果，有可能是正常磨耗、牙质问题，有可能是颞下颌关节和牙尖高度之间不协调，也有可能是后牙局部牙齿不协调，或者前牙与后牙之间的不协调。

很多时候后牙磨耗是咀嚼肌肥厚产生的结果，而不是因为后牙的磨耗导致下颌角肥大。但这种后牙磨耗同样会加剧下颌角肥大的现象：下颌后部压低，导致下颌角变小，更小的下颌角会降低面下1/3的高度，让人感觉下颌角肥厚。同时，后牙磨耗导致后牙的牙尖被磨平，降低了咀嚼效能，咀嚼肌的摆动幅度相应增加，加强了咀嚼肌的力量，咀嚼肌力量的增加和摆动幅度的增加，导致下颌角更加肥厚，下颌宽度增加（图9-9）。

一侧后牙缺失以后，有时缺失侧的咀嚼活动会转移到对侧，这侧咀嚼力量的降低会使咀嚼肌萎缩，看上去这侧的脸更加瘦。但更多的时候会出现下颌角更加肥厚的表现。其原因有可能同样是下颌平面的降低或咀嚼肌力量代偿性增生。

对下颌角肥大现象的所有分析，都建立在咀嚼功能基础上。咀嚼力量的强大，咀嚼活动范围的增加似乎是引致下颌角肥大的唯一要素，而这种肥大现象，也只是在适应强

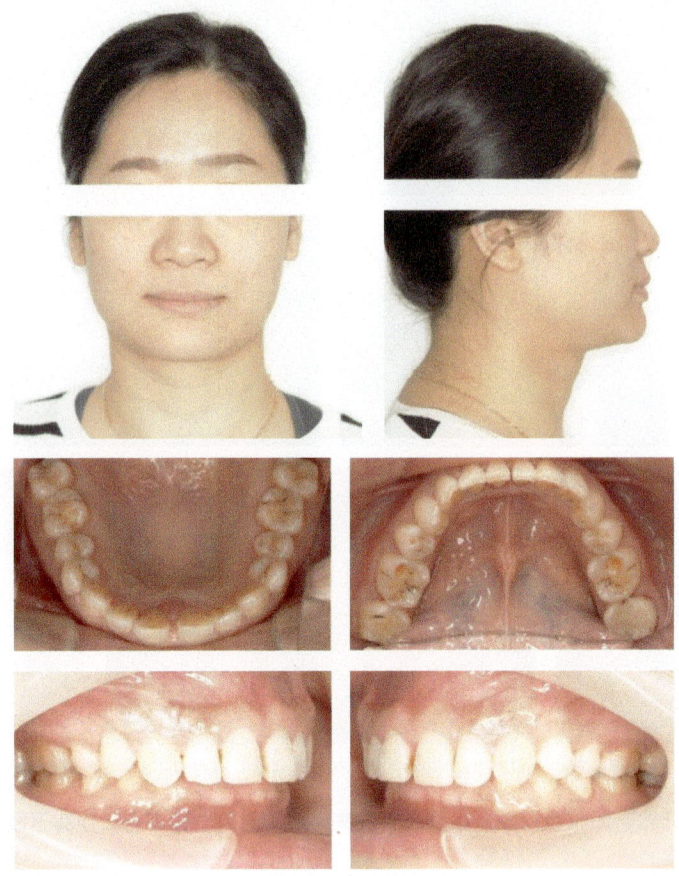

女,32岁,10年前曾经做过正畸治疗(不完善)。牙弓宽大,覆𬌗和覆盖比较大,伴有广泛的牙齿磨耗,呈比较典型的方形脸

图9-9 伴有下颌角肥大的成年个体,能看到牙齿明显的磨耗,如果牙槽骨不丰满会同时伴有广泛的楔状缺损。所有的这一切都说明了咀嚼力量的强大

大咀嚼功能的需要。在临床上也经常碰到有许多几乎相似的咬合类型,产生几乎完全相反的下颌角形态特征,咬合类型和下颌角形态特征之间的相关性似乎还缺乏直接的证据,这是因为每一种咬合形态的产生是人体很多因素共同促成的结果,这些因素之间相互作用,互为代偿,形成错综复杂的因果关系。深覆𬌗与开𬌗是咬合关系的两种极端,但这两种极端咬合状态经过相关分析,都是引致强大咀嚼力量的诱因,这种强大的咀嚼力量导致出现同样的下颌角肥大现象。

这种针对个体各相关因素进行的综合分析,往往不能单纯地依靠既往大量临床统计数据,似乎缺少一些科学性和确定性。但这样的临床分析有时候反而会更富有针对性,对患者的评价和预后会取得一个更加准确的结果。

二、颌骨的生长型、咀嚼力量及脸型

在生长发育过程中,下颌升支主导后面部垂直方向的生长。如果前面高生长量缩小,面下1/3过短,下颌升支的生长量超过前面高的生长,导致下颌平面角缩小,呈低角状态。下颌角偏小的面型通常伴有后牙咀嚼力量的增强,咀嚼肌肥大,个体面型显得方和短。

相反,下颌升支的生长量少于前面高的生长,导致下颌角增大,面下1/3伸长,呈现高角。同时,下颌角偏大的面型通常伴有后牙咀嚼力量弱小,个体面型显得尖和长。

以往的研究表明,下颌平面角大小及生长型与个体咬合力量强弱具有很大的相关性。但是,无法用这样的数据证明正是这样的咀嚼力量才导致了这些生长型的区别。有研究者提出,在生长发育前期,无论是哪种生长型,咀嚼力量的强弱几乎不会有区别,只有在恒牙𬌗关系确立以后,这两种生长型与咀嚼力量强弱的相关性才充分体现出来。所以是不同的生长型和颌骨形态结构才导致了不同的咀嚼力量,而不是不同的咀嚼力量导致了不同的生长型。

分析认为,整体的咀嚼力量在幼儿时期确实没有区别,但不同的咀嚼模式最终导致这两种生长型之间的分化。这些咀嚼行为模式的分化体现在舌的活动范围、咀嚼力量集中的区域、前牙前导关系,以及这种前导关系与后牙和颞下颌关节的协调性等多个方面。幼儿期结束以后,如果口腔前部功能弱化,主要咀嚼力量往后牙区集中,前牙的前导结构作为咀嚼调控结构正常建立起来,颌骨发育会趋向正常。如果咀嚼力量没有往口腔后部转移,前后牙之间没有建立起不同的结构分化,下颌一般会呈顺时针生长趋势:升支的垂直生长量小于下颌体后牙区段,后牙的垂直生长量小于前牙的垂直生长量,前牙趋向开𬌗趋势。下颌后缘的水平生长量过小,前面骨吸收减少,颏部趋向后缩。

相反,幼儿期结束以后,如果口腔前部功能过早过快地弱化,咀嚼力量过早过快地往后牙区集中,下颌一般会呈逆时针生长趋势:升支的垂直生长量大于下颌体后牙区段,后牙的垂直生长量大于前牙的垂直生长量,前牙趋向深覆𬌗趋势。下颌后缘的水平生长量过大,前面骨吸收过多,颏部趋向明显突出。

还没有明确的研究数据证实正畸能够改变下颌角的大小,这可能关联到数据测量的准确性,以及理论探究上的欠缺。无效和非准确的矫正治疗方案,往往改变不了下颌角的数据。而一些针对性的治疗往往会取得一些良好的效果,随着咬合关系的调整,特别是取得良好的前牙和尖牙关系以后,脸型会有明显改善,有些甚至从方形脸向尖形脸转变(图9-10)。

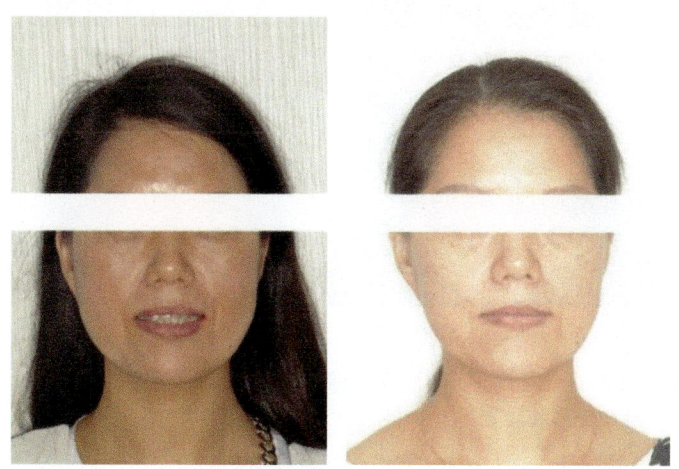

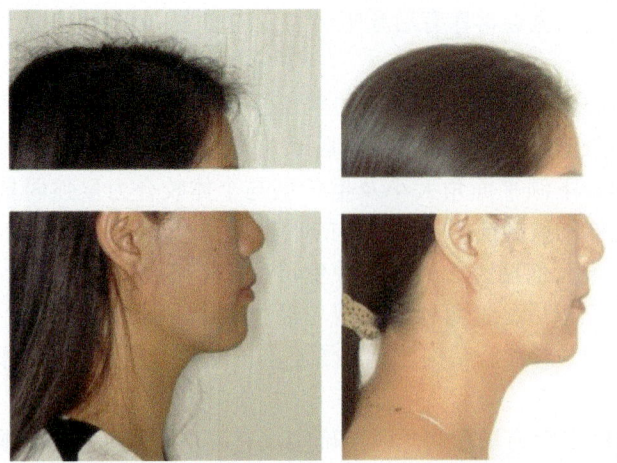

女，45岁，排除 $\frac{4|4}{4|4}$ 固定矫正，改善前尖关系，下颌角柔和度增加

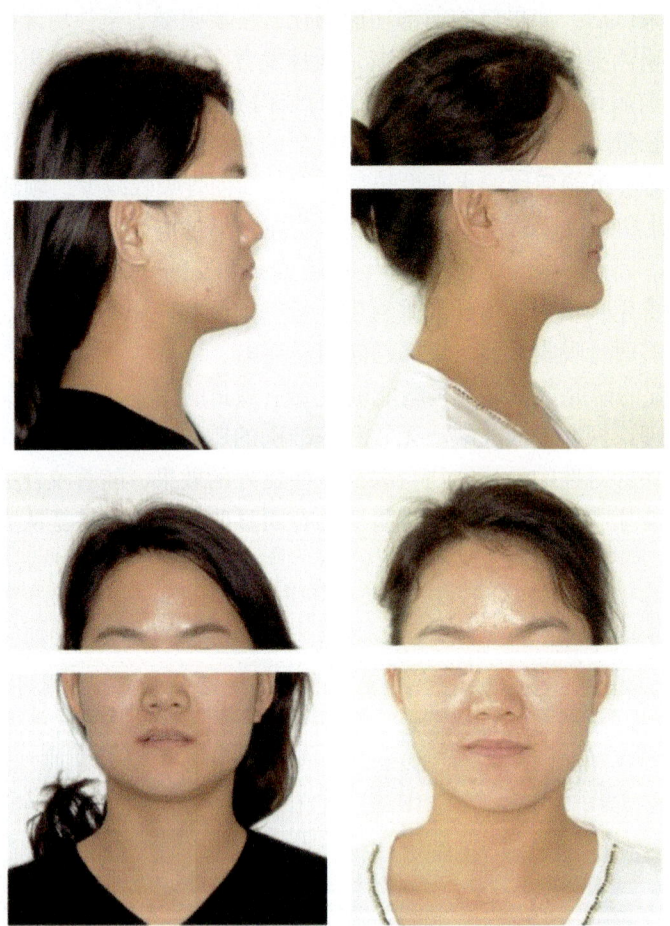

女，25岁，牙方宽大，覆𬌗覆盖大。隐形矫正改变方型，改善前牙咬合关系后，方形脸出现较大改善

图9-10 一些针对性的"瘦脸"正畸治疗措施，往往会取得一些良好的效果，脸型会有明显改善，有些甚至从方形脸向尖形脸转变

第三节 颏部塑形

改变颏部的形态特征是现代面部美容行业非常关注的一个方面。很多颏部整形手术得以开展，颏部注射整形成为目前非常流行的一个整形手段。

正畸医生与整形医生关注的颏部塑型有重大的区别，整形医生通过手术和注射的方式，直接改变颏部位置形态结构，达到颏部形态结构的重塑，临床上的效果确切有效，但其基本上不会考虑颏部组织结构生理性和功能性的意义。

通过改变下切牙的位置，甚至部分牙槽骨的结构，正畸医生也像整形医生一样直接改变了颏部的形态结构，虽然这些结构形态的变化主要集中在颏部的上半部分，但对整个颏部形态学的改型作用不能忽视。关键的是正畸医生可能更加关注颏部结构的生理性意义，期望通过一些功能型改变促使颏部能够得到一个形态结构的良好改型。这样的努力具有理论基础的支持，在临床上同样取得了一些良好的效果。

一、颏部的结构及其生理性意义

从骨骼硬组织形态看，颏部是下颌体的一部分，处于下颌体的前端，是左右下颌体中央连结的部位。狭义的颏部是下颌体前端的下面部分，广义上的颏部也包括下颌体前端上面部分的牙槽骨和下切牙。

包绕颏部的软组织并不是很多，除了神经、血管等组织，主要附着有颏舌肌，舌骨上肌群作为降颌肌群的主要肌肉群，同颈阔肌等表情肌一起很大部分附着于颏部的前方和后方。

从功能角度考量，颏部应该主要具有以下几个作用：

（1）舌肌的重要附着部位，是舌肌某些运动的支撑结构。

（2）降颌肌群的一个重要支撑部位，肌肉附着在下颌体前端部位，可以最有效地打开下颌。

（3）下切牙的支撑部位，下切牙的咬合力量直接传导到颏部位置。

（4）下颌体联合结构，通过颏部结构将整个下颌体联为一个整体。

在颏部及颏部软组织的生长发育过程中，出现一些功能性改变，为适应这些变化，颏部的结构形态也会随年龄的增长产生一些变化，这些变化集中表现为：随着生长发育期的结束，颏部组织逐步突出。

很多研究者将这样的改变解释为两种结构共同作用的综合结果[4]：

（1）下颌前面骨吸收。

（2）下颌后缘骨组织沉积导致下颌水平面上变长。

出现上述结构性改变，是口腔各功能性运动造成的，包括咀嚼、吞咽、语音、吸吮等功能性运动，随着年龄增长出现整体性后移。其中舌部运动的改变，是在这些功能性运动总体后移中的关键环节，无论咀嚼、吞咽，还是语音、吸吮，舌部活动状态和活动形式都会随着这些功能性运动的改变产生相应改变。

二、口腔正畸对颏部形态的改变

1. 功能性矫正

功能性矫正引导下颌骨的骨性发育已经被大量的临床结果证实，尤其是水平方向的发育增加，常常伴随着颏下部突出，形成良好的颏部外型结构[8]。在功能性矫正过程中，垂直方向的控制十分关键，如果垂直方向不加控制，没有足够的生长，导致下颌骨呈顺时针旋转的生长型，或者顺时针旋转的下颌骨生长型没有一定程度的改变，同样不能取得良好的颏部外型。按照既有的理论，颏部突出是下颌骨后缘增生、下颌体水平向生长的结果，但没有垂直向的伴随生长，随着下颌平面角的抬高，这种颏部突出现象会被下颌骨整体的顺时针旋转掩饰掉。

2. 内收和外展下前牙

临床实践证实，内收或者外展下前牙可以很大程度上改变颏部形态结构。这样的改变可以得到测量数据的证实，包括颏唇角、颏唇沟，有时，对颏下组织的形态结构也会有所影响（图9-11）。

我们可以将这种改变简单地理解为，作为下唇组织的支撑结构，牙齿和牙槽骨改型导致了上述变化。外倾的下切牙更多地表现为下唇外翻，内倾的下切牙经常表现为下唇内倾。外翻和内倾的下唇可以改变颏唇角，促使颏部形态发生一定的改型。对于颏下部结构，这种下唇的外翻和内倾有可能伴有颏部的突出，也有可能伴有颏部的后缩，单纯

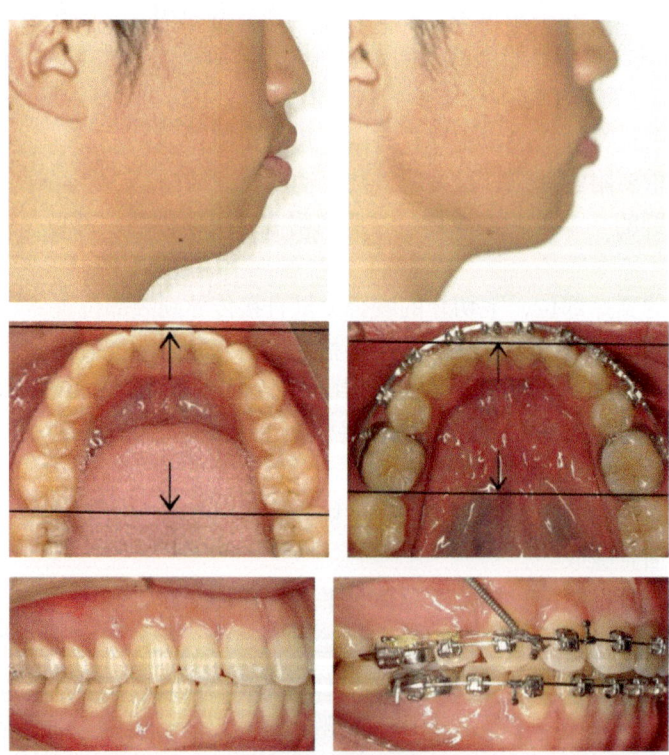

图9-11 内收或者外展下前牙，可以改变颏部形态结构，对颏下组织的形态结构也会有所影响

男，16岁，拔除四颗第一双尖牙正畸治疗，内收上下前牙，颏部及上唇外型有所改善

矫正引起的下颌前部结构性改变,理论上应该很少会影响颏下部的外观形态。

然而,临床上的实践结果通常没有这么简单,在很多时候随着这种切牙的内收或者外翻,颏下部结构经常会产生一些改变,这样的改变还十分明显。一些功能性的改变,在某种程度上可能影响了颏下部形态结构的变化:

1)下牙位置的改变,导致牙齿承受咀嚼力的方向和力量大小有所改变。矫正以后,经常会有下切牙内倾角的改变,上下前牙的咀嚼方向和咀嚼力量也产生了改变,导致颏下部的结构改型,这样的改型具有什么样的规律特征,尚待更多的临床研究。

2)下切牙位置的改变,导致口腔功能性习惯产生一定程度的改变,尤其是舌部位置的改变,会对颏下部的形态结构产生影响,一个更加后缩的舌部位置经常预示着颏下部的突出和颏唇角的加大。

3. 舌部矫正装置和舌体功能训练

从理论上来说,舌体的位置和舌尖的动度,集中体现在口腔功能区域是集中在前部还是后部,如果舌体动度灵活,舌尖能够伸出口外足够的长度,舌体的位置基本会比较靠后,口腔功能区域更有可能集中在后部区域,这样的功能行为往往伴随着下颌长度上的充足发育和下颌前面骨的吸收,从而获得良好的颏部外型。

反之,如果舌体动度减小,舌尖不能够伸出口外足够的长度,或者舌系带过度牵拉,舌体的位置基本会比较靠前,更多的时候舌体会平摊在下颌前牙部位的舌面,口腔功能区域更有可能集中在前部区域,这样的功能行为往往伴随着下颌长度上的发育不足,下颌前面骨吸收减少,颏部呈现后缩的状态。

舌刺和舌挡经常被当成改变舌部状态位置的矫正装置。对于相对年轻的患者,这样的装置会在临床上改变颏下部的形态结构,导致颏下部外突,尤其是增加颏唇角(图9-12),其形态学上的改变通常在很短的时间内实现。而对于成人,这样的装置似乎很难取得良好的效果。

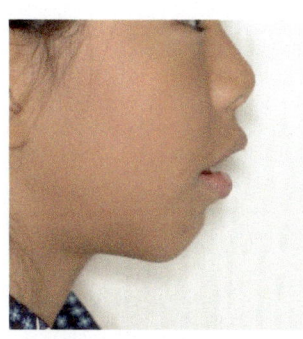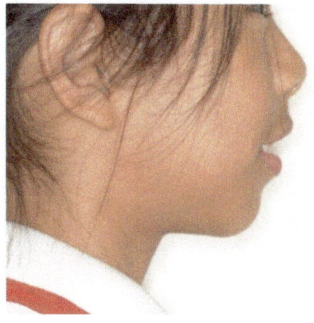

图 9-12 舌刺和舌挡经常被当成改变舌部状态位置的矫正装置。对于相对年轻的患者,这样的装置会在临床上比较快地改变颏下部的形态结构

女,12岁,口呼吸习惯,戴用前庭盾2个月,面部形态改善不明显,在前庭盾内侧放置舌刺,1个月后复诊,下颏形态产生比较大的变化

舌刺和舌挡会取得比较肯定的效果,理论上来说是增加舌部的活动,加强舌肌训练也应该是一个比较好的办法,不过这样的舌肌训练需要什么样的强度和频率,怎样监控个体的配合程度,都是一些未知数,所以临床效果还不是很确切。

参 考 文 献

[1] Merrified LL. The profile line as an aid in critically evaluation facial esthetics. Am J Orthod, 1966, 804-822.
[2] Tweed CH. Evolutionary trends in orthodontic: past, present and future. Am J Orthod, 1953, 39: 81.
[3] Steiner CC. Cephalometrics for you and me. Am J Orthod, 1953, 39: 729.
[4] William RP, Henry WF, David MS.当代口腔正畸学.第5版.王林译.北京：人民军医出版社，2014.
[5] Proffit WR, Field HW, Nixon WL. Occlusal forces in normal and long face adults. J Dent Res, 1983, 62: 566-571.
[6] 谢秋菲.临床𬌗学——成功修复指导.第2版.北京：科学出版社，2014.
[7] Begg PR, Kesling PC. Begg Orthodontic Theory and Technique. Philadelphia: WB Saunders, 1977.
[8] Graber TM, Rakosi T, Petrovic A. Dentofacial orthopedics with functional appliances. St. Louis: Mosby, 1997.

第十章

微笑面容和微观美学

第一节 微笑面容

一个人容貌的吸引力，通常更多地取决于其微笑状态，而不仅仅指静止状态。换一个角度来说，我们期望正畸治疗能够对口面部的容貌产生良好的作用，不能仅仅对面貌进行静态分析，更多的时候应该多做动态观察。

微笑分为姿势位微笑和大笑两种，国人所理解的微笑经常称为社交微笑，或者姿势位微笑。尽管每个人的微笑千变万化，对审美的理念每个人也不尽相同，但我们仔细观察，还是能提取出一些迷人微笑的共性特征。

一、牙龈暴露量

1. 理想状态的露牙量

理想状态下，在静止状态时上下嘴唇接触，不暴露牙齿。但在微笑时，口角向上牵拉，上下嘴唇分开，暴露牙齿。上唇的边缘位于切牙的龈端1/3左右或者平牙龈位置，最好不要超过牙龈太多，理想的露龈量称为中位唇线；如果微笑时暴露牙龈2mm以上，称为高位唇线；如果微笑时，只暴露切牙的牙冠1/2之内，或者只暴露上牙的25%，往往达不到比较美观的微笑面容，称为低位唇线（图10-1）。随着年龄的增长，上唇的长度会有所增加，女性的唇线水平会比男性略高一点，所以在感觉上略高的唇线水平具有年轻、女性化特征，但按照国内传统审美观念，过高的唇线水平和露龈量，通常不被大部分人接受。

正常情况下，无论是在静止还是微笑状态，下牙是不能暴露的。静止状态下，下牙切缘位于下唇弧线的位置是正常的位置，下切牙切缘暴露过多，往往伴随着下唇外翻和唇红增厚，下切牙在唇线以下，往往伴随着下唇内收和唇红变薄。

2. 露牙量异常的病因

露牙量与上下唇的长度、突度，牙齿的突度，牙槽骨水平，颌骨和牙槽骨的突度都有关系，是上下唇组织与硬组织之间发育不协调的集中体现。

上下唇的形态与牙齿和牙槽骨硬组织之间的协调性是生长发育期互为适应、互相代偿、共同作用的结果。例如，在顺时针旋转生长型的个例中，下颌升支长度发育不足，为了建𬌗的需要，上牙槽骨适应性生长，牙槽骨向下延伸，而上唇组织如果不能伴随生长，其很大部分上下唇封闭功能由牙齿代偿完成，上唇长度会显得与上牙槽骨和上牙不协调，开唇露齿比较多。又如，上颌骨和上牙过度发育，上唇口轮匝肌被颊肌牵拉，如果不能适应性生长，其固有长度决定了上唇只能稳定在牙齿和牙槽骨的上缘部分，而不是包裹住牙齿，很大部分唇的功能性活动也被牙齿或者下唇代偿，导致上唇上翘、长度缩短，产生严重的开唇露齿（图10-2）。

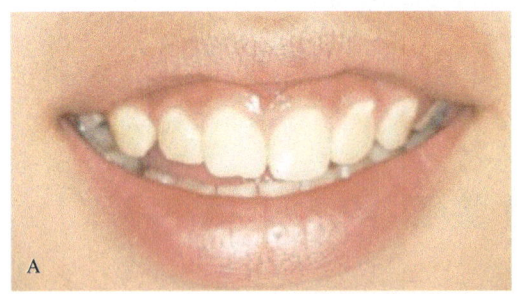
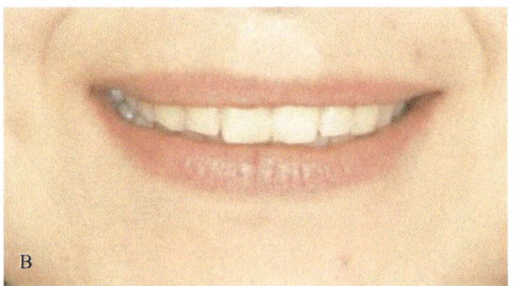
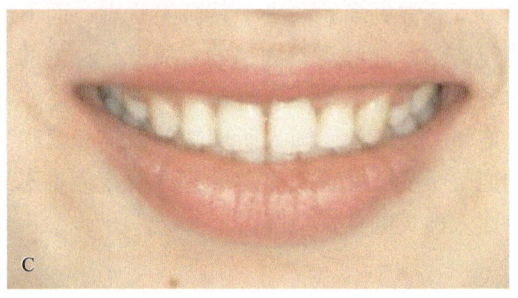

图10-1　高位唇线、低位唇线和中位唇线
A.高位唇线；B.低位唇线；C.中位唇线

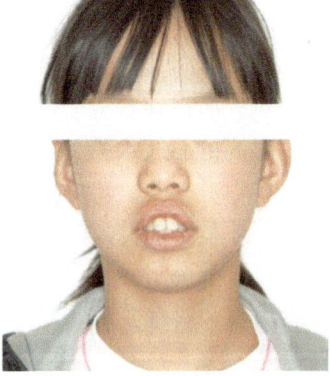
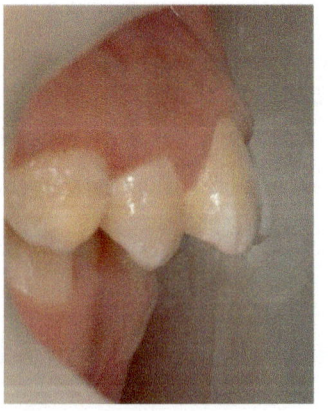

图10-2　上颌骨和牙槽骨过度发育，导致开唇露齿

3. 露齿量异常的治疗

在生长发育期诱导上下颌骨的正常发育，可以减少唇部软组织与硬组织之间的不协调状况。唇肌的功能性训练、语音训练也能促进这种协调性。

在常规正畸治疗中，很多时候通过压低或伸长牙齿来调整露齿量。种植支抗或者片断弓是有效压低上前牙的手段；将托槽有意识地黏结在靠龈端或者切端，可以一定程度上完成这样的伸长和压低任务。

调整牙齿的突度是控制露龈量的有效方法，过于突出的前牙往往导致上唇上翘、长度缩短，随着牙齿的内收，上唇上翘的状况一般会有所改善，上唇经过自我适应或一些功能训练，其长度也会有所改变。需要特别指出的是，前牙的轴倾角很多时候是恢复这种唇齿关系的关键，经过前牙的转矩控制，很多患者会得到比较理想的唇齿关系。

对很多患者来说，牙龈成型手术不但可以取得良好的牙冠长宽比例及理想的龈缘弧度，还能有效降低一部分患者的露龈量，临床上被普遍采用（图10-3）。

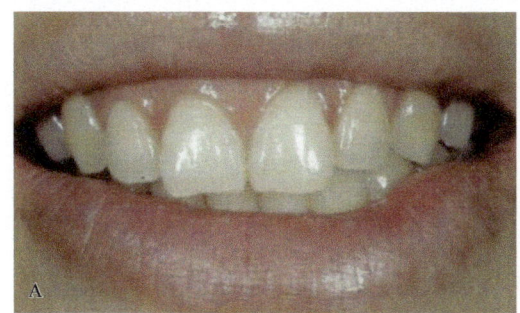
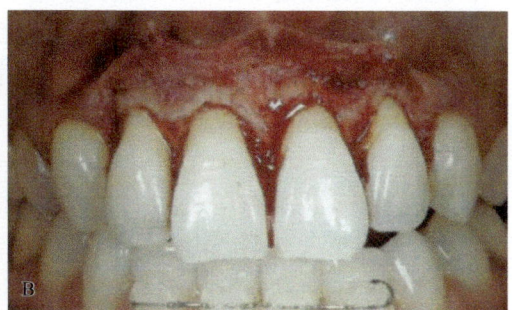
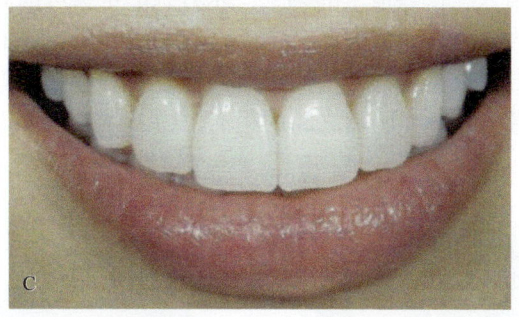

图10-3 牙龈成型术不但可以取得良好的牙冠长宽比例、理想的龈缘弧度，还能有效改善一部分患者的露龈量

A.牙龈成型手术之前，有露龈笑，龈缘形态欠佳；B.翻瓣手术；C.牙龈成型术后，龈缘形态改善，微笑时的露龈量趋于正常

二、笑线

微笑时，下嘴唇的唇缘沿着上前牙切缘的轮廓线向上微微翘起，形成一个基本重叠和匹配的弧度。上颌前牙切缘轮廓线形成一定的曲率，称为笑线，有时称为微笑弧度。笑线与下唇微笑时的曲率不相匹配，经常显得不那么美观，或为"年老"的体现，对于老年人来说，切牙磨耗、唇红丰满度下降，微笑时上切牙切缘与下唇之间经常会出现比

较明显的间隙（图10-4）。所以，恢复理想的笑线往往让人显得年轻和富有朝气。

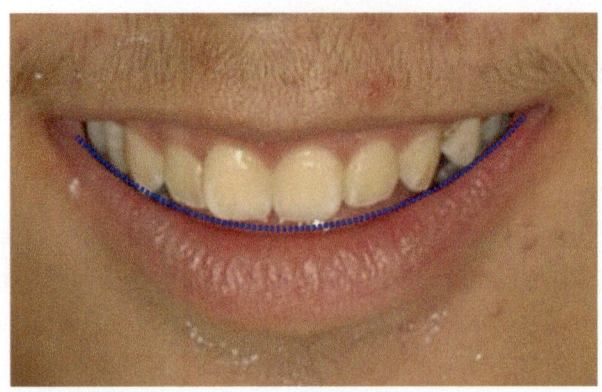

图10-4　笑线

在整体露龈量趋于正常，唇齿关系基本协调的情况下，笑线的调整在正畸实践中相对就比较简单，通过改变托槽定位一般就能达成，也可以弯制一些垂直方向具有一定弧度的弓丝曲，改变上切牙的弧度。正畸治疗过程中，时常关注微笑弧度做简单的调整，有时会取得超过预期的美观效果。

三、颊旁间隙

1. 颊旁间隙的概述

对于大部分西方人来说，一个更加宽泛的微笑，微笑时比较大又相对窄的口裂，似乎更加富有吸引力，给人"很热情"的感觉。东方人的审美可能有所区别，虽然笑不露齿的审美理念已经成为过去式，但大部分国人，尤其是相对传统的人相对比较青睐较小的口裂。但无论东西方，有一个共同的微笑时的指标称为颊旁间隙或阴性间隙，表现为上颌后牙（前磨牙或者磨牙）与面颊之间的距离（图10-5）。

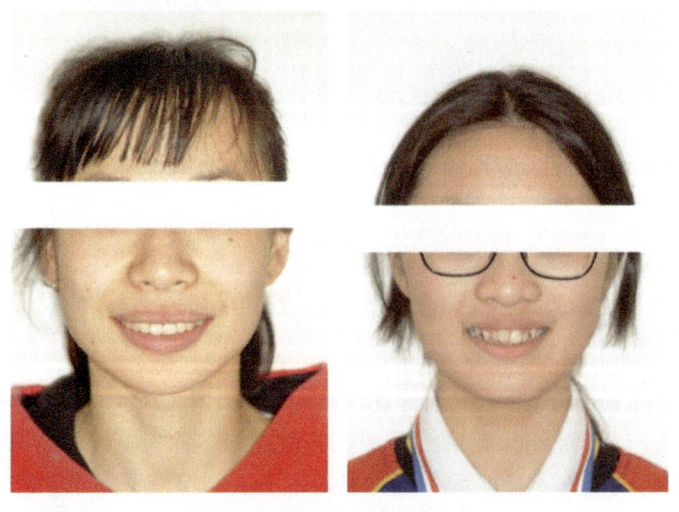

图10-5　颊旁间隙

审美上，过宽的颊旁间隙会降低美观度，一个饱满的微笑更加富有吸引力，当然没有颊旁间隙，甚至在微笑时显露出颊肌的紧张同样会降低美观度。怎样的颊旁间隙是合理的，应该怎样定性测量这样的颊旁间隙，其实还没有完全形成共识。

2. 调整颊旁间隙

目前没有人认为颊旁间隙的大小会影响口腔的一些固有功能，除了有关美观度，似乎还找不出这个间隙存在的功能性理由。过大或者过小的颊旁间隙是否预示着牙弓宽度的不协调，目前为止似乎还找不出相关证据。

低角和咀嚼力量比较强大的个体更加容易产生过大的颊旁间隙。高角，尤其是面下1/3过长的个体，往往有比较小的颊旁间隙，低角和咀嚼力强盛的人群可能拥有相对更宽的面型，但具体什么样的机制形成这样的结果似乎很难进行判定。以客观数据为依据的现代医学研究方法很难解析人体中细小和动态的生理现象如表情肌、舌肌的作用，又如咀嚼活动、吞咽活动的运动规律等。

改变弓型可以改变颊旁间隙的大小，一定程度的扩弓能让牙齿在笑起来时更加丰满。对牙齿尤其后牙进行相应转矩控制也能达到相应的效果。正畸拔牙与否好像并不会改变这个数据。颊旁间隙的大小很大程度上还是取决于前牙尤其是尖牙的弓型弧度。

四、对称性

1. 颜面部对称性缺陷的原因

颜面部的对称性来源于各个层面。并不是所有的颜面部不对称缺陷都可以通过口腔正畸纠正，有可能是骨骼发育的不对称，上下颌骨在长度、宽度、高度三维方向上的不对称发育；也有可能是牙齿排列的不对称，左右牙弓垂直方向不一致或左右牙弓弧度不一致，或者牙齿纵向排列偏向一侧（上下切牙中线往某一侧偏斜）；也有可能是唇颊部软组织存在差异，或者两侧表情肌收缩不一致。

牙弓垂直方向上的横向偏斜，往往比牙齿纵向排列（牙齿中线）出现的问题更加影响美观。一个横向偏斜的颌平面是不能被容忍的，细小的偏斜（偏斜的角度达到2.8°）就能被反映出来，特别是微笑的时候。相反，少量的上下牙中线偏斜，只要控制在一定范围，如上下中线偏斜在2.0～3.6mm，对美观观感来说，通常不会产生很严重的后果，大部分的时候不会被察觉。所以在正畸治疗过程中，要求我们更加关注垂直方向的牙弓对称性。通常的临床实践中，正畸医生可能会更加关注中线偏斜问题，因为只要让患者做正中𬌗位咬合，这样的不对称状况很容易被察觉。

2. 不对称发育

1）髁突骨折

几乎每个人的颜面部发育都不是完全对称的，但大部分并不会产生严重的审美和功能缺陷。严重的面部不对称可能来源于一些先天性疾病，很大部分来源于外部创伤，尤其是髁突骨折。有许多髁突骨折患者在外伤当时并没有被诊断出来，随着颜面部的发育，其对称性缺陷越来越显露出来，可能才会意识到发生了髁突骨折。

2）偏侧咀嚼

偏侧咀嚼是引起轻微和中等程度颜面部不对称发育的主要来源。偏侧咀嚼常常导致建𬌗时上下牙齿和牙列的错位，而这种牙齿错位很多时候又会在更大程度上加重偏侧咀嚼。在生长发育期间，很多偏侧咀嚼会导致上下颌骨的不对称发育。早期纠正偏侧咀嚼并不困难，可能是单纯某个牙齿的局部病变引起的，如果产生比较严重的牙齿和牙列错位，应该尽早在生长高峰期之前给予相应的干预治疗。

3. 正畸调整

1）中线偏斜

很多人将中线偏斜理解为"偏航"，整个牙弓在纵向排列上偏向左或右，在牙列完整的情况下，上下切牙的中线不在面部中线位置（图10-6）。出现这种状况有可能是颌骨发育不对称的一种表现，也有可能单纯来自牙齿排列异常，如单侧牙齿缺失或一侧牙齿远中移位、另外一侧处于正中关系。下牙的偏斜更多是下颌骨发育异常的一种表现，是牙齿对颌骨发育异常的一种代偿状态，这种牙性和骨性的混合状态在临床上常常夹杂在一起，很难分开。

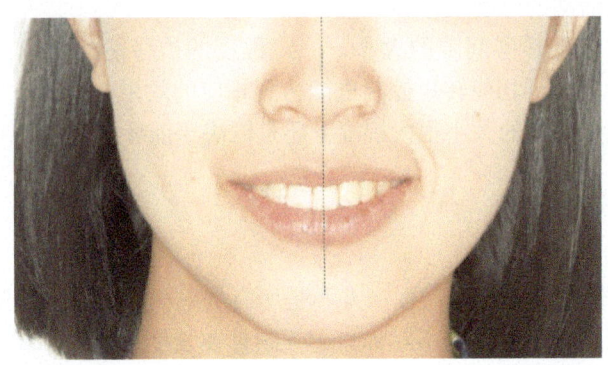

图10-6 "偏航"：整个牙弓在纵向排列上偏向左或右，在牙列完整的情况下，上下切牙的中线不在面部中线位置

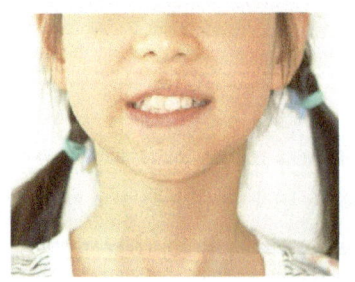

图10-7 上牙中线有少量的向右偏斜，而下牙中线在静止状态处于正中位置，微笑时，口角状态的不对称，显得下颌向右整体偏斜

不同的治疗中线偏斜方案往往会产生不一样的美容效果。一般来说，将上前牙中线处于相对上唇正中的位置为基准，然后调整下前牙的排列位置是一个比较稳妥的方法，无论如何，在微笑时，上前牙与上唇的位置关系被充分显露出来。在图10-7中上牙中线有少量的向右偏斜，而下牙中线在静止状态处于正中位置，微笑时，口角状态的不对称，显得下颌向右整体偏斜。

2）𬌗平面偏斜

𬌗平面偏斜被人理解为"滚转"，两侧牙弓组成的𬌗平面不在一个水平面上，一侧高，一侧低，与水平位置的口角连线形成一定的角度（图10-8）。一般在微笑时会显露得比较明显。大部分的时候，我们会对颜面部的整体不对称采取"漠视"的态度，但对牙弓的这些不对称常常表现为"零容忍"。所以，对𬌗平面是否处于水平位置，要引起十分的关注。压舌板和口镜柄，或者FOX板能监测这样的不对称性，微笑时的露牙量也可以直接观察到这种不对称现象。

有时候，由于双侧表情肌的不对称收缩，口角连线并不是处于水平位置，而𬌗平面处于一个水平位置，显露出双侧露龈量的不一致（图10-9）。很多时候，口腔正畸解决不了这样的不协调状态，只要𬌗平面处于正常的水平位置，大部分患者能够接受这样的状况。

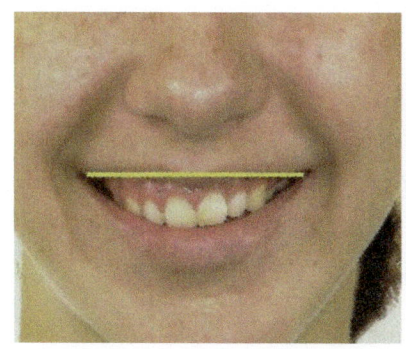 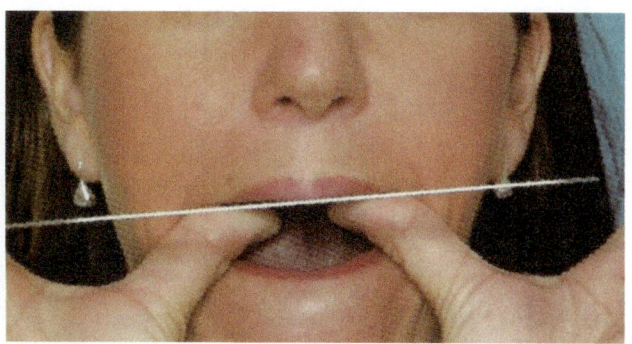

图10-8 "滚转"：两侧牙弓组成的𬌗平面不在一个水平面上，一侧高，一侧低，与水平位置的口角连线形成一定的角度

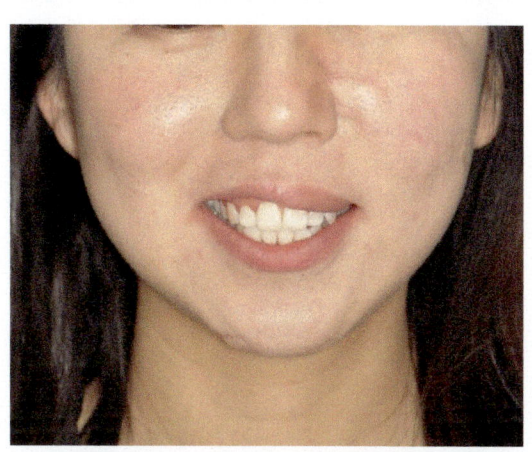

图10-9 左侧面神经受到损伤，表情肌牵拉受限，导致面部不对称

𬌗平面偏斜常常来自左右牙列的不对称咬合状态和不对称排列方式，如一侧的锁𬌗和反锁𬌗、两侧牙齿的轴倾角差异。解除这样的咬合错乱，一般就能取得良好的结果，从正畸检查、设计、黏结托槽、排齐、调整的各个阶段，需要时刻关注这种双侧垂直向的不对称状态。

第二节 微 观 美 学

近几年美容牙科的概念不断被提及。无论是口腔修复、种植还是树脂充填、正畸，都十分重视牙齿的微观美学。对牙齿必要的微观层面上的美学研究是必需的，有时细小的改动会带来意想不到的美观效果。

很多人将牙齿的微观美学分为白学和红学。所谓白学就是指牙齿、牙冠的大小、形态、色泽。红学是指牙龈和牙周的形状、轮廓、色泽等。

一、白学

1. 牙齿的大小、形态

对牙齿大小形态进行分析，理想的状况下，牙冠的宽度和高度之间需要有一定的比例关系，每个牙齿的大小也需要具有一定的比例关系。在正畸治疗过程中，一般不改变牙齿的大小和形状，只是移动它们的位置。但应用一定的手段与口腔修复、种植、牙周医生合作，可以达成这样的理想前牙外观。

1）牙冠长宽比

上中切牙牙冠的宽度应该是牙冠高度的75%～80%，平均高度是10.0～11.0mm，其宽度大致为7.5～8.0mm，侧切牙宽度在6.0mm左右，尖牙的宽度为7.0mm左右（图10-10）。

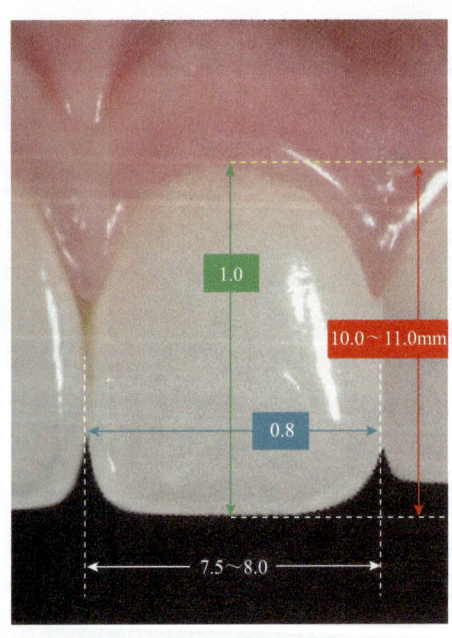

图10-10 上中切牙牙冠的宽度应该是牙冠高度的75%～80%，宽度大致应为7.5～8.0mm，侧切牙宽度在6.0mm左右，尖牙的宽度为7.0mm左右

2）正面牙齿黄金比例

在一个完美的微笑弧度状态下，从正面观，中切牙、侧切牙、尖牙、第一前磨牙，形成黄金比例，每个牙齿的宽度从内到外按62%的比例逐步缩窄（图10-11）。

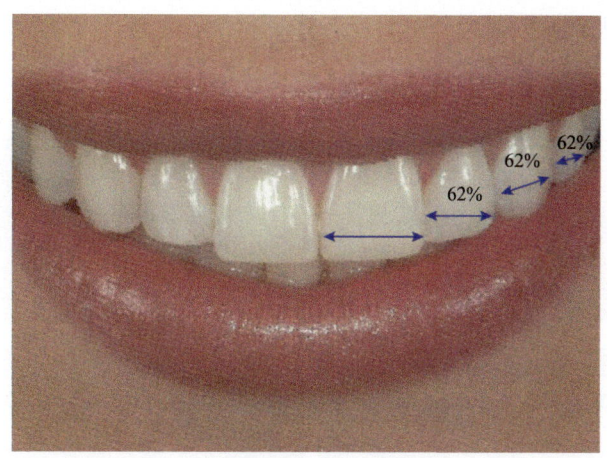

图10-11　从正面观，中切牙、侧切牙、尖牙、第一前磨牙形成黄金比例

3）牙冠的外型

牙冠的外型一般分为方形、三角形和卵圆形三种，方形牙冠较为厚重，近远中面近于平行，牙颈部宽大，切缘平直，垂直于长轴，方形牙冠经常有厚实的牙周组织与牙槽嵴相匹配；三角形牙冠形状较为薄弱，近远中面沿着颈部方向成锐角倾斜，切缘相对较宽并呈曲线，三角形的牙冠经常有薄龈与菲薄的牙槽嵴相匹配。

每个牙齿的牙冠长轴并非平行，相互之间有一定的角度，这种牙冠长轴的角度呈现一定的规律，如上中切牙略向近中倾斜，成5°～10°的夹角，上颌侧切牙夹角更大一些，上颌尖牙的夹角小于侧切牙，比中切牙略大（图10-12）。

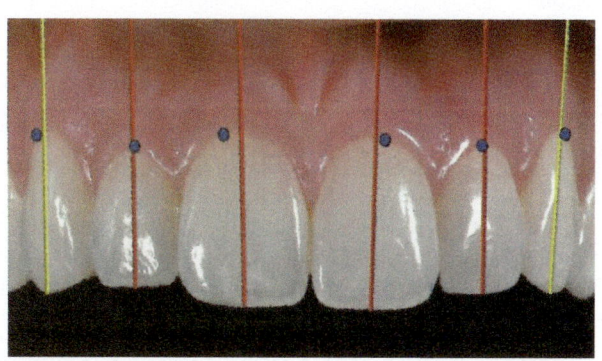

图10-12　上中切牙略向近中倾斜，成5°～10°的夹角，上颌侧切牙夹角更加大一些，上颌尖牙的夹角小于侧切牙，比中切牙略大

4）运用减径技术调改牙齿的形状

越来越多的证据显示，磨除0.3mm以内的牙釉质表面层，并不会直接增加龋齿的发

病率[1, 2]。但在牙齿减径过程中，不能恢复其良好的外展隙，形成良好的邻接关系；邻近牙面的表面粗糙不平，抛光不彻底。这样的减径常常导致食物嵌塞和残留，间接引起龋齿发生。

基于这样的理念，严谨的减径技术和必要的牙齿修整，越来越频繁地运用到正畸临床中（图10-13），大部分的时候可以解决正畸中的间隙问题，为牙齿移动提供空间，同时，在减径过程中，可以修整牙齿的外型，以达到最大的美观效果。

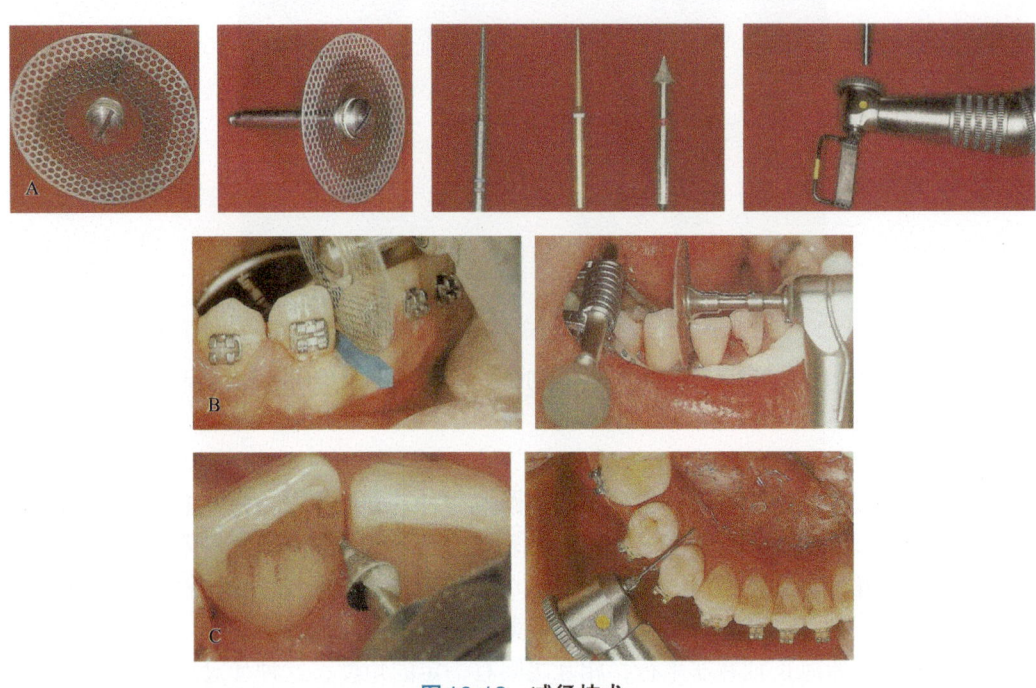

图10-13　减径技术

A.减径工具；B.减径时注意保护牙龈；C.减径注意修整邻接面，恢复正常的外展隙

5）给牙齿预留空间

一些畸形的牙齿，或者牙齿缺失的患者需要进行修复治疗。这样的修复通常选择在正畸治疗完成以后，如果有这样的问题，正畸治疗中需要精确定位修复牙齿的大小，预留合适的空间。在这样的过程中，给牙齿制作临时修复体是个不错的选择，不需要时刻想着到底给牙齿留多大的空间比较合适。这样的临时修复体还能有效防止正畸以后复发导致的预留间隙变形。

2. 尖牙替换侧切牙

上侧切牙缺失比较常见，在很多正畸治疗中，经常会将尖牙挪动到侧切牙的位置，然后以第一前磨牙代替尖牙。这种位置的挪动经常会带来一些问题，如牙冠形态不协调、龈缘形态不协调，关键还要考虑到牙槽骨空间是否适合这样位置的移动，有时候，尖牙位置的牙槽骨比较肥厚，而侧切牙位置的牙槽骨相对菲薄，尖牙完全移动到侧切牙的位置并不现实，即使移动到位，尖牙牙根形态结构在牙龈部位显露出来，非常影响美观；尖牙的牙根粗壮，对口角部位是一个良好的支撑，同时其是控制侧方咬合的主要介导结构，第一前磨牙并不具有尖牙的这种形态结构特征，完成尖牙的功能性作用有些勉为其难。综合以上的分析,除非迫不得已,尖牙替代缺失的侧切牙并不是最佳选择。

3. 牙齿的色泽和质地

正畸治疗黏结托槽以后,有很多患者会形成釉质脱矿的现象(图10-14),牙齿变黄,呈白垩色,然后出现牙齿的缺损,呈现凹凸不平的表面,严重的时候会导致牙齿敏感、甚至侵犯到牙髓腔,引起牙髓炎症。

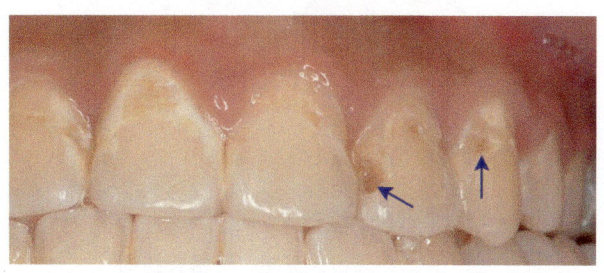

图10-14 釉质脱矿现象

这样的现象被理解为正畸黏结中的酸蚀作用,是托槽黏结后牙齿自洁性减少引起的,没有人认为与所施加的正畸力量有关。

无论如何,牙釉质脱矿被认为是口腔正畸一种严重的"不良反应"。发生这样的现象时我们应该如何处理,拆除矫正器是否是必需的,牙釉质脱矿后会不会再矿化,怎样促进再矿化,什么时候进行美容修复治疗才合适,所有这样的问题都需要有个权威的建议。

几乎所有的口腔常规正畸治疗以后,都会多多少少出现牙齿变黄、牙表面色泽变暗的现象,这种现象是否与牙釉质脱矿出于同样的原因,目前没有定论。

对牙齿可以施行相关的治疗措施,包括涂氟、再矿化、漂白、充填、瓷贴面、牙体修复等,这些治疗手段可以极大改善牙齿的美观度。

二、红学

1. 理想牙龈的特征

1)牙龈的结构和外型

牙齿、牙槽骨、牙龈其实是一个连结的整体。

在牙槽嵴顶的上方,牙龈通过附着在牙根表面的结缔组织连结在牙齿上,其上面部分牙龈通过结合上皮与牙齿连结,这两部分的牙龈固定在牙齿上,称为附着龈,由于结缔组织的牵拉,此部分牙龈有时候会出现点彩。通常情况下这部分牙龈呈现一个固定的宽度,称为生物学宽度。附着龈的上方有游离龈,游离龈与牙齿没有连结,游离龈与牙齿之间的空隙组成龈沟(图10-15)。

2)龈缘和牙龈顶点

牙齿颈部区域被牙龈覆盖,牙龈围绕牙冠呈现四个面的波浪形轮廓,其轮廓线与釉牙骨质界的走向基本一致。在这条波浪线中,最高点处于牙齿之间,为龈乳头,每个牙的最低点为龈缘顶点,或称Zenith点(图10-16)。

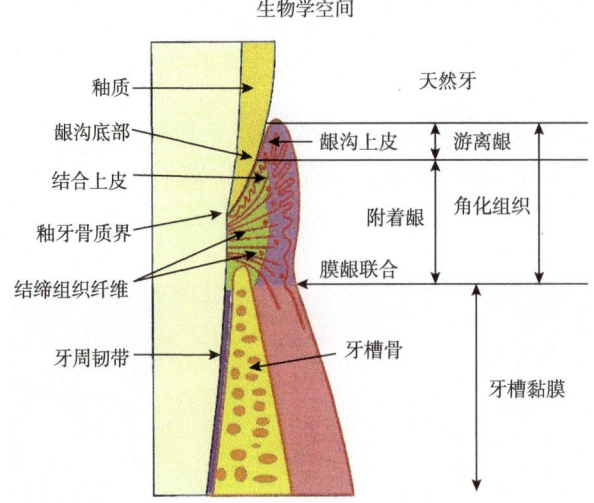

图10-15 牙齿、牙龈、牙槽骨结构

Zenith点的位置和高度很有规律，中切牙和尖牙的牙龈顶点略偏牙齿的远中位置，该顶点位置表现的是牙长轴的角度，如果牙龈顶点偏离位置，视觉上会感觉出牙齿的长轴产生了变化。每个牙齿的牙龈顶点高低位置在美观上影响很大，对称的牙齿应该具有相同高度的顶点位置，侧切牙的顶点位置水平低于中切牙和尖牙，其高度相差1.5mm左右（图10-17）。

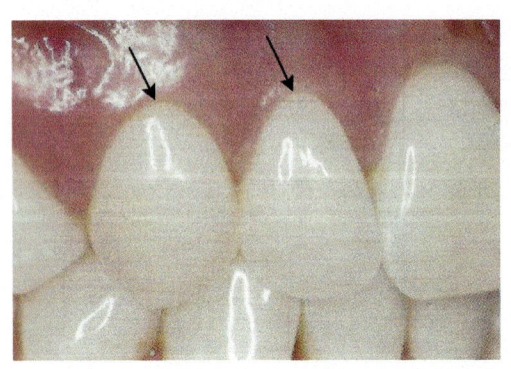

图10-16 龈缘轮廓线：龈乳头的高度越朝远中越降低，对称的牙齿应该有相同的龈乳头高度

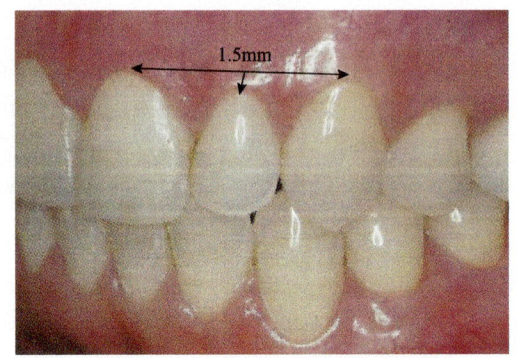

图10-17 Zenith点的位置和高度

牙龈乳头的高度与很多因素有关，如牙齿邻接面、牙槽嵴顶水平。正常情况下，龈乳头的高度越朝远中越降低，对称的牙齿应该有相同的龈乳头高度。

3）牙龈的生物学类型

在人群中，牙龈的厚度、牙槽骨的厚度、牙冠的形状经常是相互匹配的[3]，厚重的牙龈和厚实、较为平坦的牙槽骨相互匹配，它们经常配有方形的牙冠，这种形状的牙龈弧度比较小，龈乳头与龈缘顶点之间的距离也较小，波浪形龈缘外型并不是很明显（图10-18）。此种牙龈的生物学类型被称为Ⅰ型。

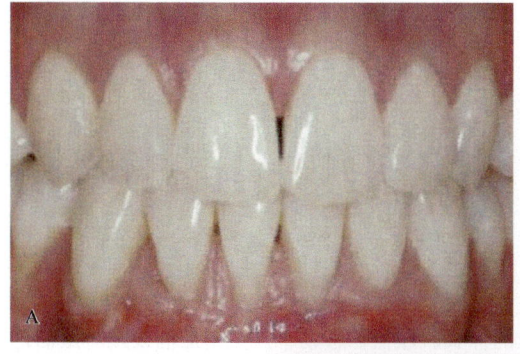
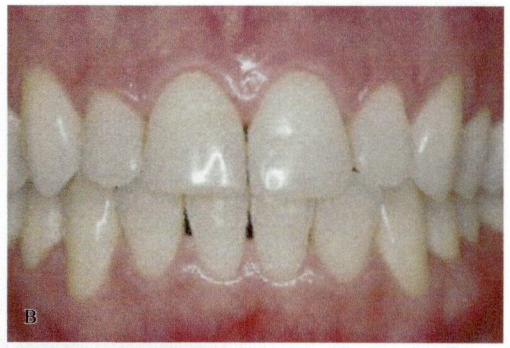
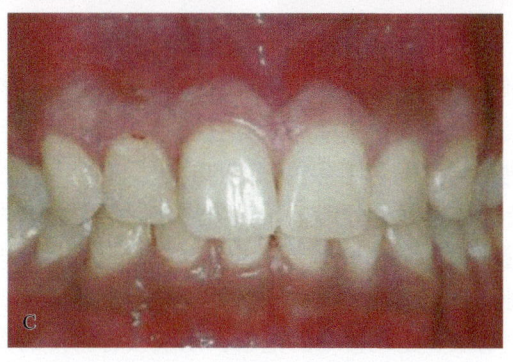

图 10-18　牙冠的外型一般分为方形、三角形和卵圆形三种。方形牙冠经常有厚实的牙周组织与牙槽嵴相匹配，三角形的牙冠经常有薄龈与菲薄的牙槽嵴相匹配

A. Ⅰ型牙龈匹配三角形牙冠；B. Ⅱ型牙龈匹配卵圆形牙冠；C. Ⅲ型牙龈匹配方形牙冠

相反，薄弱的牙龈与菲薄的牙槽嵴（这些牙槽嵴因为比较薄弱，经常伴有开裂和穿通的现象）相匹配，它们经常配有三角形的牙冠，这种形状的牙龈弧度比较大，龈乳头与龈缘顶点之间的距离较大，龈缘外型呈现典型的波浪状外观。此种牙龈生物学类型被称为Ⅲ型。

介于Ⅰ型和Ⅲ型之间的牙龈为Ⅱ型，牙龈和牙槽骨中等厚度，牙冠为卵圆形。

2. 正畸与牙龈

1）正畸治疗与牙槽骨改建

牙槽骨的水平高度和形状对牙龈等软组织附着至关重要。很多时候，正常的牙槽骨水平和形状是建立健康和美观牙龈组织的基础。

正畸治疗类似于牙齿的正常萌出和建𬌗，正常情况下，牙槽骨水平随着牙齿的伸长、压低、移动，会产生相应的改建。正是因为牙槽骨和牙槽嵴顶的改建，很多排列不整齐的牙齿在正畸治疗后，通常会伴随有相对正常的龈缘弧度（图10-19）。

正畸治疗可以诱导牙槽骨的改建，很多时候可以防止牙齿拔除以后的牙槽骨萎缩和牙槽嵴顶的水平下降。利用这样的原理，可以对牙槽骨水平下降的拟拔除牙进行一定程度的牵拉，期望其带动牙槽骨水平的提高，然后拔除这颗牙齿进行种植修复。侧切牙缺失的患者，有时候将尖牙向近中移动，刺激侧切牙部位牙槽骨改建，然后将尖牙推离侧切牙部位，拉动到正常位置，留出间隙对侧切牙进行种植治疗[4]。

虽然正畸治疗促使牙槽骨改建，但有些时候，情况却并不是这样，通过压低牙周病牙齿，有时候能使牙根更加深入牙槽窝，使牙周病牙齿获得更加深的骨性附着[5]。对

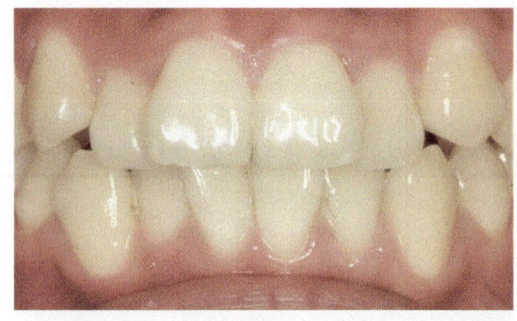
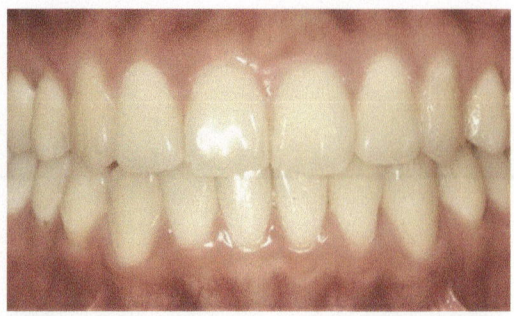

图10-19　正畸治疗中，牙槽骨水平随着牙齿的伸长、压低、移动，产生相应的改建。最后形成相对正常的龈缘弧度

折裂牙冠的牙根进行牵拉，快速伸长牙齿以后，牙槽骨水平维持在原来的位置而牙冠伸长，这种形式的冠延长术大量应用于临床。在这两种正畸治疗过程中，牙齿位置的移动并不伴随牙槽骨的改建，或者很少伴有牙槽骨的改建。

并不是所有牙槽骨的改建都十分理想，正畸治疗以后常常会发生医生所不期望的结果，如牙龈退缩、牙冠缩短、龈乳头水平降低，这些状况的发生多多少少归因于不完善的牙槽骨改建。牙槽骨随正畸治疗的改建，其运行机制尚不明确，怀疑其与正畸力的大小、牙槽骨和牙龈的生物型、正畸移动的范围，以及咬合力量的大小都有关系。

2）正畸与牙龈软组织

牙周美学的治疗是建立在健康的牙-牙槽骨-牙龈生物型联合体基础上的。除了牙槽骨的附着水平，牙龈软组织的覆盖具有两重作用：

（1）直接体现牙龈的外观，牙龈美观化是牙周美学的终极目标。

（2）牙龈软组织是整个牙-牙槽骨-牙龈生物型联合体的健康维护屏障。很多研究显示[6, 7]，在种植体修复中，Ⅰ型生物型、软组织肥厚的牙龈能更好地维持牙槽骨水平，更好地保有牙周组织的健康。

因为生物学宽度的缘故，在正畸治疗以后，随着牙槽骨的改建，牙龈软组织随之会产生一定程度的修复改建。但即使是正常人群，牙龈退缩的状况也普遍存在，正畸治疗过程有可能加重这样的现象发生，如将高位的尖牙牵拉到位，唇颊侧经常会出现令人难以忍受的牙龈退缩现象（图10-20）。

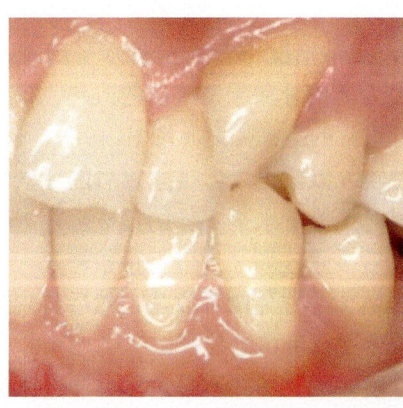
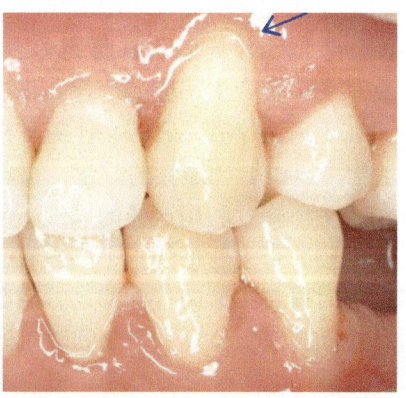

图10-20　将高位的尖牙牵拉到位以后，唇颊侧经常会出现令人难以忍受的牙龈退缩现象

如果这样的牙龈退缩只是因为生物学宽度的丧失，牙槽嵴水平没有明显的异常，或者牙槽嵴水平只是少量的退缩，可以采用牙周美学修复。牙周美学修复包括单纯的牙周组织瓣向上牵拉复位，结缔组织瓣的移植修复（一般取自于腭部供区），生物工程学材料（如釉基质蛋白衍生物、同种异体脱细胞真皮基质）的移植修复等（图10-21～图10-23）。牙周软组织修复的预后与骨水平的高低、牙槽骨骨质的厚度有关，也与咬合磨耗、咬合力、是否有楔状缺损、釉牙骨质界是否缺损有关[8]。从某种意义上来说，牙周附着程度也是咬合力、牙列关系、牙齿、牙槽骨与牙周之间是否协调的一种表现。

在正畸压低牙齿以后，大部分的牙槽骨会有所改建，牙槽骨水平有所下降，牙龈软组织的改建通常比较滞后。牙槽骨和牙龈软组织经常跟不上牙齿的移动，所以经常会导致牙冠缩短（图10-24）。这时候，临床经常会采取牙周美容冠延长术。

冠延长术可以是对牙龈组织进行简单的部分切除，但大部分的时候需要对牙槽嵴顶进行必要的修整，这取决于牙槽嵴顶的位置。这样的牙周美容手术可以采取翻瓣的方式，更多的情况并不需如此复杂，只需用金刚砂小球钻对牙槽嵴顶进行修整即可（图10-25）。

3. 邻间隙和龈乳头

1) 理想状况下的邻间隙

邻面接触区和外展隙对于微笑的展现很有意义。两个牙齿的接触更多时候不是一个点，而是一块很小的区域，称为接触区。正常情况下，两个中切牙之间的接触区最宽，

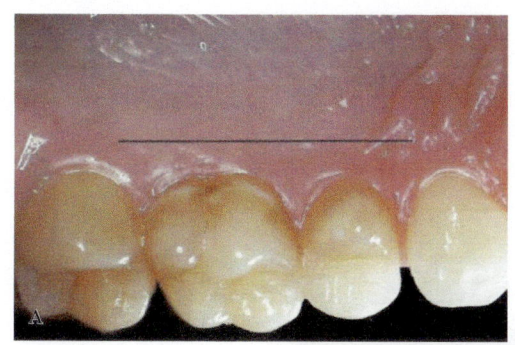
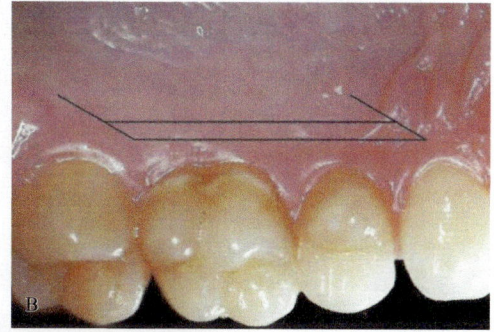
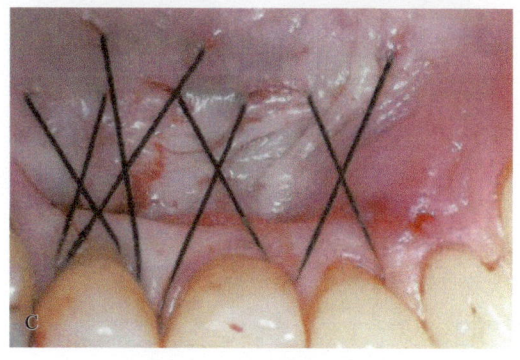

图10-21　自体软组织移植

A.一刀切口取腭部的软组织；B.四刀切口取腭部的软组织；C.腭部供区缝合后

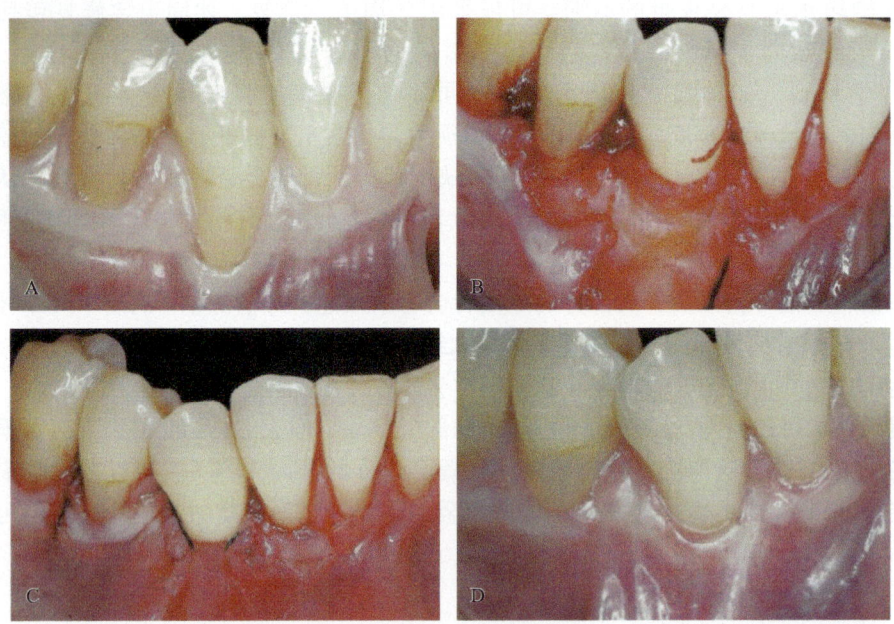

图10-22 牙龈退缩，采用自体软组织移植翻瓣手术，改变牙龈软组织外观
A.牙龈退缩；B.牙龈翻瓣后，将自体组织固定在牙根面；C.牙龈悬吊缝合；D.术后

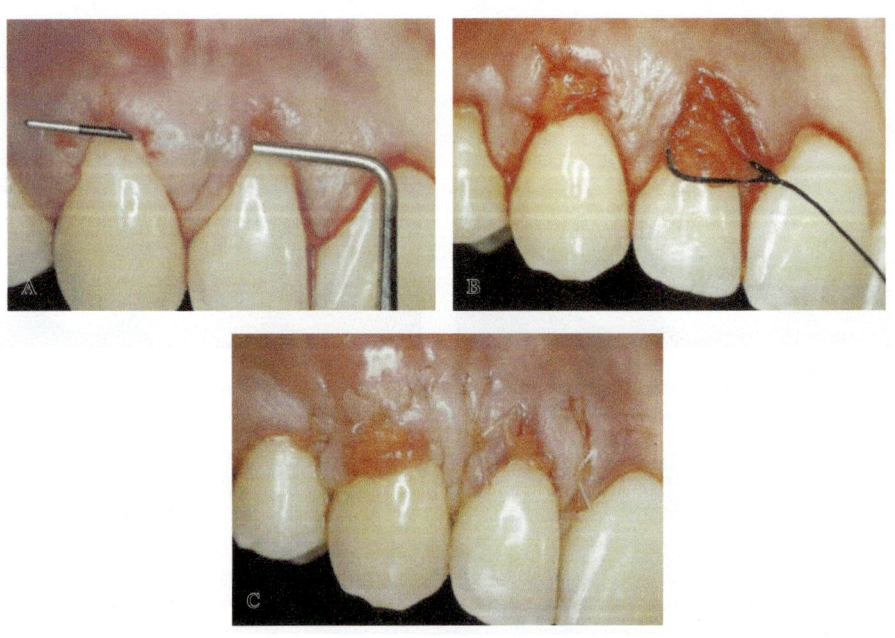

图10-23 为最大程度不对牙龈乳头造成伤害，临床上经常采用"隧道瓣"技术
A.贯通"隧道"；B.将移植物（自体式者生物工程材料）置入"隧道"内固定；C.悬吊缝合覆盖移植物

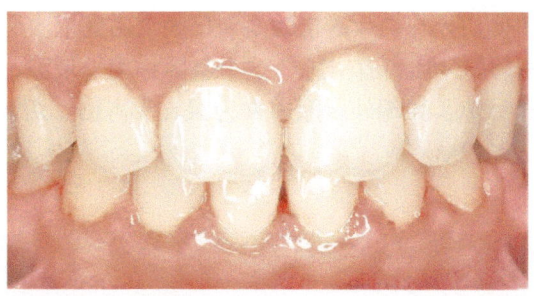

图 10-24　正畸压低牙齿以后，牙槽骨水平没有相应的下降，或者牙龈软组织没有相应的改建，导致牙冠缩短

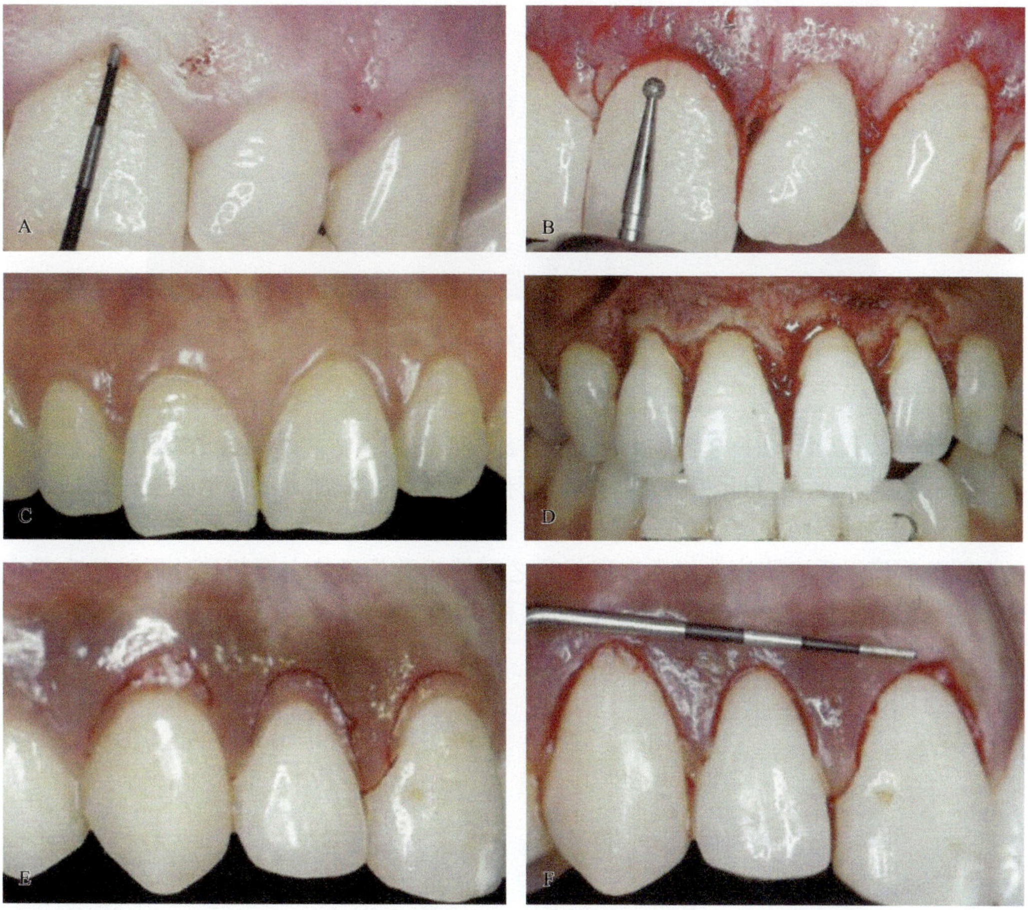

图 10-25　冠延长术

A、B.如果牙槽嵴水平较高，无需翻瓣，可以用球钻调整磨牙槽嵴形态和水平；C、D.冠延长术，很多时候需要修整牙槽嵴的形状和位置，可以手术翻瓣治疗；E、F.如果牙槽嵴水平正常，简单的龈切手术就可以修整牙龈外型，达到冠延长的效果

大概占牙冠的50%，接触点也最高，中切牙和侧切牙的接触区窄一些，大概占40%，接触点位置更偏向龈端，侧切牙与尖牙的接触面和接触点高度依次递减。

在龈向和殆向，相邻的牙齿留有空隙，这个空隙称为外展隙，切端方向为切端外展隙，龈端方向为龈端外展隙，龈端外展隙通常为龈乳头占据。切端外展隙角度由前向后逐次增大（图10-26）。

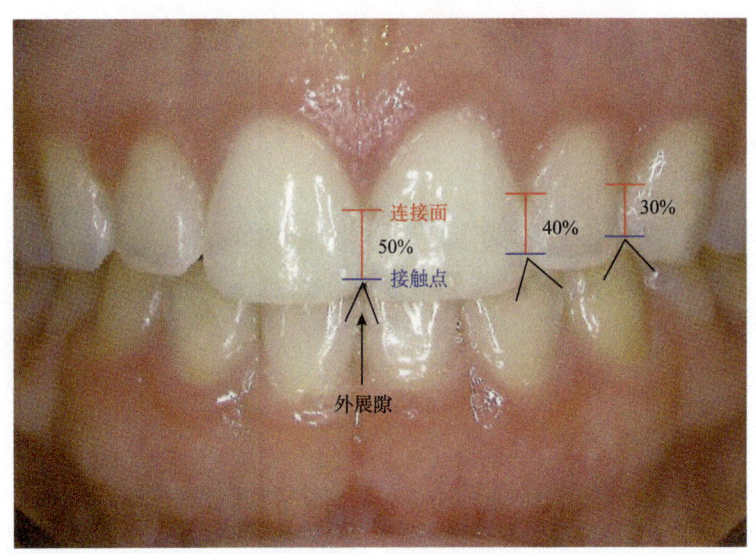

图10-26　邻面接触区

2）黑三角和龈乳头

正常情况下，因为生物学宽度的缘故，从牙槽嵴顶到龈缘的距离是相对恒定的，唇颊侧和腭侧的距离是3mm左右，但在相邻牙齿之间这个距离大概能达到5mm，所以通常牙齿龈端的外展隙会被龈乳头占据。

正畸治疗以后，临床上经常出现邻牙之间的龈乳头不能占据龈端外展隙的全部空间，导致黑三角现象的出现（图10-27）。这种状况的发生可能是因为：

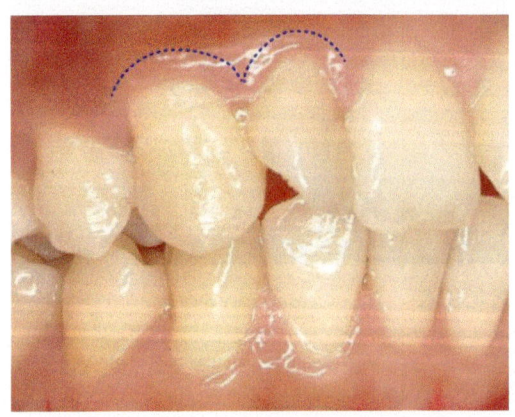 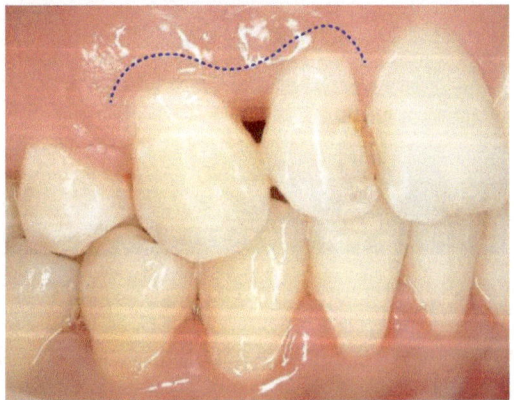

图10-27　在牙齿移动过程中，牙槽嵴没有相应的改建，菲薄的牙槽嵴顶有所破坏，导致黑三角的形成

1）牙齿移动以后，相邻牙齿的邻接点位置向切端移位。
2）相邻牙齿之间呈现过大的近远中向倾角（图10-28）。

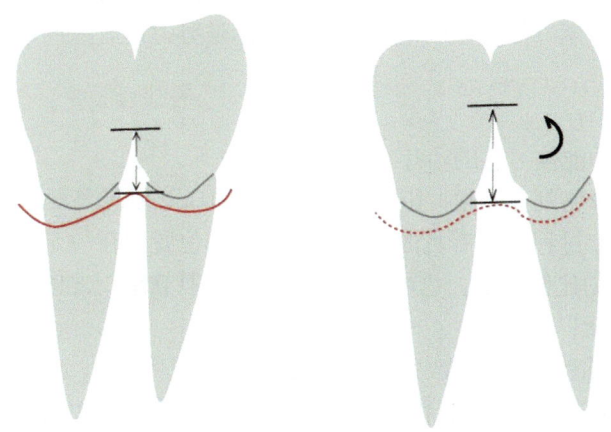

图10-28　相邻牙齿之间呈现过大的近远中向倾角，导致邻接面异常，黑三角出现

3）相邻牙齿之间的牙槽嵴顶产生骨吸收，或者骨改建没有到位，导致骨水平比较低，骨水平与邻接点之间的距离超过5mm或者更多。

龈乳头缺失引起的黑三角问题，很难通过牙周美容手术的方法予以纠正，临床上最常用的解决办法包括改变牙齿的倾角、调改牙齿的外型、降低接触点，从而增加接触面（图10-29）。有些时候，牙周病导致的骨水平下降会引起广泛的黑三角问题，并没有很好的改善办法。

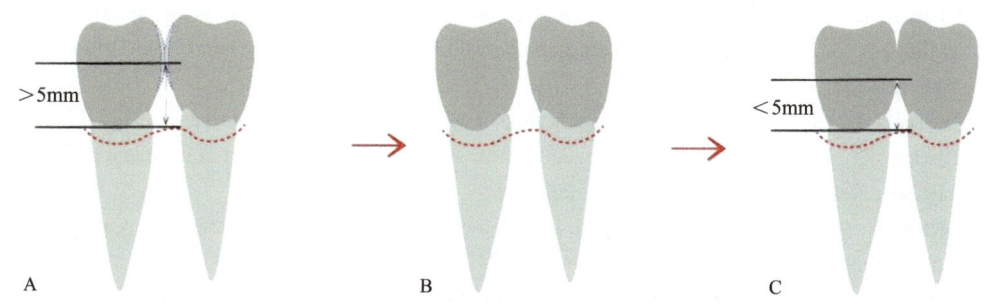

图10-29　调改牙齿的外型、降低接触点、增加接触面、治疗黑三角

A.牙槽嵴顶距邻牙接触点＞5mm，龈乳头不能填塞牙齿间隙，往往导致黑三角产生。可以设计减径；B.邻牙减径后；C.收拢间隙后，牙槽嵴顶距邻牙接触点＜5mm，从而消除了黑三角

【小　　结】

影响颜面部美观观感的主要因素：
（1）颜面部整体比例关系不协调（宏观美学）。

（2）软硬组织间不协调（直观美学）。

（3）牙齿形态和牙周问题（微观美学）。

美学评价、正畸治疗措施主要针对这三个方面展开。

在生长发育高峰期以前，正畸治疗的主要目标是努力达成颜面部整体比例关系的协调。包括以下几点：

（1）功能矫正治疗。

（2）改变口腔功能性习惯的治疗。

（3）对颌面部骨骼发育异常、影响颜面部发育的局部牙齿因素进行早期干预。

在常规正畸治疗过程中，有目的性地移动牙齿的位置，在一定程度上可以协调颜面部牙齿与骨骼之间的比例关系，也可以协调牙齿与口唇软组织之间的关系，达到颜面美观的效果。具体包括：

（1）内收和外展上下前牙，改变侧面面型。

（2）通过调整弓型、改善咬合关系、改变牙齿的局部位置、配合功能训练、改变一些口腔功能性习惯，来获得良好的微笑面容，达到一定的瘦脸效果和颏部塑型效果。

（3）必要时，正畸治疗需要结合微整形、整形手术、正颌手术。

牙齿局部形态、色泽、牙-牙龈-牙槽骨联合体结构影响美观度，微观层面的美学考量越来越受到重视。很多时候，正畸治疗需要结合相应的漂白、牙体美学修复、种植修复、牙周美学修复等治疗手段。

参 考 文 献

[1] Sheridan JJ, Ledoux PM. Air-rotor stripping ang proximal sealants. An SEM evaluation. J Clin Orthod, 1989, 23: 790-794.

[2] Thordarson A, Zachrisson BU, Mjor IA. Remodeling of canines to the shape of lateral incisors by griding: A long-term clinical and radiographic evaluation. Am J Orthod Dentofacial Orthop, 1991, 100: 123-132.

[3] Weisgold A, Coslet G.Diagnosis and classification of periodontal type. Alpha Omegan, 1977, 1: 18-23.

[4] Kokich VO, Kinzer GA. Managing congenitally missing lateral incisors, Part Ⅲ: implant replacement. J Esthetic Restorative Dent, 2005, 17: 202-210.

[5] Melsen B, Agerbark N, Markenstam G. Intrusion of incisors in adult patients with marginal bone loss. Am J Orthod Dentofac Orthop, 1989, 96: 232-241.

[6] Saadoun Ap, Touati B. Soft tissue recession around implant: is it still unavoidable? Part Ⅰ. Pract Proceed Aesthet Dent, 2007, 19（1）: 55-64, 81-87.

[7] Tucker L. Framing your masterpiece: guidelines for treatment planning the ideal soft tissue framework// Seattle Study Club Symposium Manual, 2009, 111-126.

[8] Zuchell G, Testori T. De Scanctis, et al. A method to predetermine the line of root coverage in the esthetic zone. J Periodontal, 2006, 4: 714-721.